U. Meckler

Ultraschall des Abdomen

U. Meckler

Ultraschall des Abdomen

Diagnostischer Leitfaden

Unter Mitarbeit von J. A. Bönhof, W. F. Caspary,
C. F. Dietrich, N. Gritzmann, K.-H. Hennermann,
P. Herzog, W. Stelzel, R. Strnad und J. Tuma

4. völlig neu bearbeitete und erweiterte Auflage

Deutscher Ärzte-Verlag Köln

Mit 224 Abbildungen in
448 Einzeldarstellungen,
96 Schemata und 3 Tabellen

1. Auflage 1984
2. Auflage 1989
3. Auflage 1992
4. Auflage 1998

ISBN 3-7691-0356-4

Die Deutsche Bibliothek - CIP-Einheitsaufnahme

Ultraschall des Abdomen: diagnostischer Leitfaden / U. Meckler.
Unter Mitarbeit von J. A. Bönhof... 4., völlig neu bearb. und erw. Auflage. Köln: Dt. Ärzte-Verl., 1998
ISBN 3-7691-0356-4

Satz: werkstatt für typografie, Offenbach
Druck: Warlich Druck und Verlagsgesellschaft mbH, 53340 Meckenheim
Bindung: Buchbinderei Kaspers, Krefeld

Autorenverzeichnis

Dr. med. Jörg A. Bönhof

Deutsche Klinik für Diagnostik
Aukammallee 233
65191 Wiesbaden

Prof. Dr. med. Wolfgang F. Caspary

Leiter der Gastroenterologischen Abteilung
Universitätsklinikum
Theodor-Stern-Kai 7
60596 Frankfurt/M.

Dr. med. Christoph F. Dietrich

Universitätsklinikum
Medizinische Klinik II
Theodor-Stern-Kai 7
60596 Frankfurt/M.

Univ. Dozent Dr. med. Norbert Gritzmann

Primarius der Radiologischen Klinik
des Krankenhauses der Barmherzigen Brüder
Kajetanerplatz 1
A-5010 Salzburg

Dr. med. Karl-Heinz Hennermann

Oberarzt der Medizinischen Klinik II
Stadtkrankenhaus Hanau
Leimenstraße 20
63450 Hanau

Priv.-Doz. Dr. med. Peter Herzog

Leitender Arzt der Gastroenterologischen Klinik
Reinhard-Nieter-Krankenhaus
Postfach 2255
26362 Wilhelmshaven

Dr. med. Ulrich Meckler

Schloßberg-Klinik
Schloßberg 36
63699 Gedern

Dr. med. W. Bruno Stelzel

Oberarzt der Medizinischen Klinik
Nordwestkrankenhaus
Steinbacher Hohl 2–26
60488 Frankfurt/M.

Dr. med. Rainer Strnad

Chefarzt der Röntgenabteilung
Dreieichkrankenhaus
63225 Langen

Dr. med. Jan Tuma

FMH Innere Medizin
Seilerweg 1
CH-8610 Uster

Inhaltsverzeichnis

Inhaltsverzeichnis

Inhaltsverzeichnis

Inhaltsverzeichnis

Inhaltsverzeichnis

Vorwort

Das vorliegende Lehrbuch erscheint nun bereits in vierter Auflage.

Als Grundlage für Ultraschallkurse in allen deutschsprachigen Ländern und als Systematik für den täglichen Gebrauch wird es vielerorts benutzt. Es umfaßt das Gebiet der internistischen, chirurgischen und urologischen abdominellen Sonographie und die der Schilddrüse. Neu hinzugekommen sind in dieser Auflage die nichtkardiologische Thoraxdiagnostik sowie die Mammasonographie. Das Buch richtet sich somit an sonographische Generalisten in Allgemeinmedizin, Innerer Medizin, Radiologie, Chirurgie und Urologie, die über das engere Fach eine umfassendere Darstellung wünschen.

Wiewohl grundlegend umgearbeitet und mit gänzlich neuem Bildmaterial versehen, hat es die Merkmale behalten, die seinen bisherigen Erfolg beim Leser erklären: Wir haben erneut eine knappe und präzise Darstellung angestrebt, ohne von seltenen Befunden abzusehen. Der Verzicht auf klinisches und radiologisches Füllmaterial erlaubt die Konzentration auf die reine Sonographie.

Der Aufbau der Kapitel wurde in dieser Auflage nach einem einheitlichen Schema gestaltet. Das Gerüst bilden die bekannten Bildtabellen, die eine Synopse der pathologischen Veränderungen nicht in sprachlicher, sondern in der dem Medium gerechteren optischen Abstraktion darstellen. Diese visuelle Typologie erlaubt eine klare Orientierung in der verwirrenden Vielfalt sonographischer Bilder.

Der Bildteil wurde diesmal in den Text integriert, er enthält typische und häufige Befunde. Als Ergänzung bietet sich einer der auf dem Markt befindlichen Atlanten an, unter anderen der vom Herausgeber mit Wolfram Wermke für den gleichen Verlag verfaßte differentialdiagnostische Atlas.

Zum Kreis der ursprünglichen Autoren hinzugekommen ist C. F. Dietrich. Er kommt aus der Abteilung von W. F. Caspary, dessen Anstoß vor 15 Jahren sich die 1. Auflage des Buches verdankte. Somit schließt sich für mich als Älterem eine Brücke zur nachfolgenden Generation aktiver und schöpferischer Sonographeure.

Für die Überlassung einer Reihe von Abbildungen und eine kritische Diskussion, die vor allem die Darstellung der Leber, der Gallenwege, des Pankreas und der Milz dem aktuellen Wissensstand angepaßt hat, danke ich Wolfram Wermke aus der Charité.

Zu danken ist auch den Anregungen und der Kritik unserer Leser, die oftmals auch unsere Ultraschallschüler waren.

Die Herstellung wurde in gewohnter schöpferischer Arbeitsgemeinschaft mit dem Lektorat und der werkstatt für typografie vorgenommen.

Ulrich Meckler
Zwiefalten, im April 1998

Grundlagen

Voraussetzungen

Physikalische und technische Grundlagen der Ultraschalldiagnostik zu kennen ist sinnvoll, um sonographische Bilder und Befunde zu verstehen, sowie die Möglichkeiten und Grenzen der Methode beurteilen zu können.

Ultraschall bezeichnet Schallwellen mit Frequenzen über 16 000 bis 20 000 Schwingungen pro Sekunde (16 000 bis 20 000 Hertz [Hz] oder 16 bis 20 kHz).

Folgende Eigenschaften und Merkmale von Schallwellen sind in diesem Zusammenhang interessant:

- **Schallwellen** (akustische Wellen) sind mechanische Wellen, und zwar Longitudinalwellen (im Gegensatz zu Transversalwellen) (Schema 1). Es gelten die Gesetze der Physik, insbesondere der Akustik und Wellenlehre, somit lassen sich manche Sachverhalte auch aus der Optik ableiten bzw. übertragen. So gilt z. B. die Beziehung $v = \lambda \times f$ [v = Schallgeschwindigkeit, λ = Wellenlänge, f = Frequenz].
- Schallwellen lassen sich definieren und unterscheiden durch Amplitude, Phase und Frequenz.
- **Schallintensität** bezeichnet die Schalleistung pro Fläche (z. B. in W/cm^2).
- Schallwellen breiten sich (nur) in Materie aus. Man unterscheidet eine omnidirektionale und eine gerichtete **Schallausbreitung.**
- Punktförmige Schallquellen erzeugen eine kugelförmige Schallwellenfront (mit omnidirektionaler Ausbreitung/Elementarwelle). Nach dem Huygens-Prinzip kann jeder Punkt einer Schallwellenfront wieder als Ausgangspunkt einer Elementarwelle angesehen werden. Schallwellen können sich überlagern und dabei konstruktiv und destruktiv interferieren. Konstruktive und destruktive Interferenzen von Elementarwellen ergeben eine Wellenfront.
- Mit flächigen, im Verhältnis zur Wellenlänge großen Schallquellen kann man eine gerichtete Schallausbreitung (Transmission) erzielen.
- Schall breitet sich in verschiedenen Medien mit unterschiedlichen Geschwindigkeiten aus. Die Schallaus-

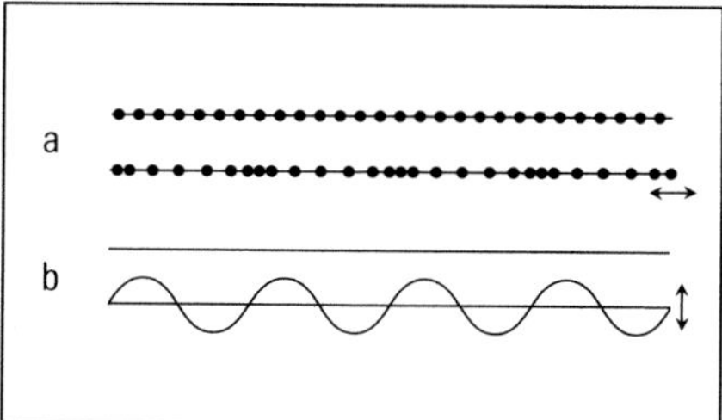

Schema 1: Schallwellen sind mechanische Longitudinalwellen, bei denen Teilchen entlang der Ausbreitungsrichtung der Welle schwingen **(a).** Häufig zeichnet man statt einer Longitudinalwelle eine Transversalwelle **(b),** weil sich eine Schwingung damit anschaulicher darstellen läßt. Die Pfeile zeigen die Richtung der Schwingung an.

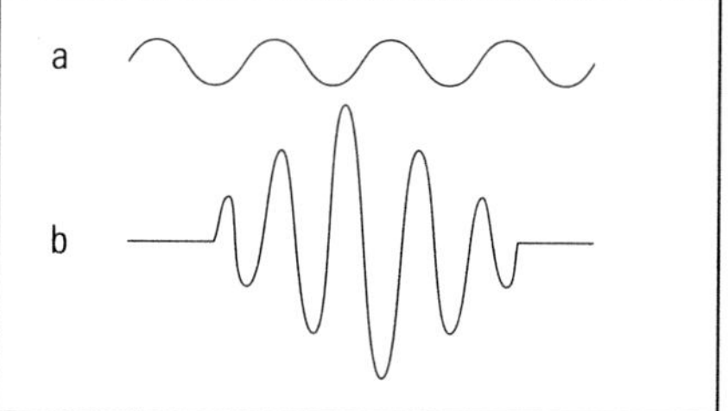

Schema 2: Man unterscheidet Dauerschall **(a)** von zeitlich und räumlich begrenzten akustischen Ereignissen wie Schallimpulsen **(b).**

Schema 1

Schema 2

breitungsgeschwindigkeit/**Schallgeschwindigkeit** [v] kann als eine materialspezifische Konstante angesehen werden; im Weichteilgewebe des menschlichen Körpers beträgt sie durchschnittlich ca. 1540 m/s (in Fettgewebe ca. 1430 m/s, in Knorpel ca. 1760 m/s).

— Man unterscheidet Dauerschall (z. B. „cw“ von „continuous wave“) von **Schallimpulsen** (z.B. „pw“ von „pulse wave“) (Schema 2). Schallimpulse sind als zeitlich und räumlich begrenzte akustische Ereignisse definiert durch Dauer, räumliche Ausdehnung, Frequenzbereich und diesem zugeordnete Schallintensitäten/Amplituden. Dieser Frequenzbereich (z. B. 2–4 MHz) wird meist vereinfachend durch Angabe einer einzigen Frequenz, der sog. **Nennfrequenz** (z. B. 3 MHz) charakterisiert.

— Schallwellen erfahren bei ihrer Ausbreitung im Raum und auch im Gewebe eine Schwächung (Abnahme von Amplitude und Intensität): durch die Verteilung im Raum, Absorption (Umwandlung in Wärme), Reflexion, Streuung, Beugung und Brechung.

Schema 3

— Die **Schallschwächung** wird oft in Dezibel (dB) angegeben. Sie ist (bei den Frequenzen des diagnostisch verwendeten Ultraschalls) linear frequenzabhängig. Schall mit höherer Frequenz wird stärker geschwächt als Schall mit niedrigerer Frequenz; im Weichteilgewebe ca. 0,5–1 dB pro MHz × cm.

— **Dezibel** (dB) dient als Einheit, um Größenverhältnisse auszudrücken. Beim diagnostischen Ultraschall werden damit die Schallschwächung im Gewebe, die Einstellung des Verstärkers, der abgebildete Dynamikbereich und die transmittierte Schallintensität angegeben.

— Grenzflächen oder -schichten zwischen Materialien unterschiedlichen Wellenwiderstandes (= Impedanz, definiert als Z = r × v [r = Dichte, v = Schallgeschwindigkeit]) sind **akustische Grenzen,** an denen Schall reflektiert wird und Brechung vorkommen kann.

— Der Anteil von reflektiertem zu weiter transmittiertem Ultraschall hängt u. a. einerseits vom Verhältnis der Impedanzen der beiden die akustische Grenze bildenden Materialien ab (Reflexionsfaktor $R \sim Z_1/Z_2$); andererseits spielt der Einfallswinkel eine Rolle: Ab einem vom Materialpaar abhängigen Grenzwinkel kommt es zur sog. Totalreflexion („Spiegelung“).

— Akustische Grenzflächen bzw. **Reflektoren,** die bezogen auf die Wellenlänge groß und glatt sind, reflektieren Schall gerichtet und damit stärker als rauhe Grenzflächen, die ungerichtet, „diffus“ reflektieren.

— Im Vergleich zur Wellenlänge kleine Reflektoren verursachen Streuung.

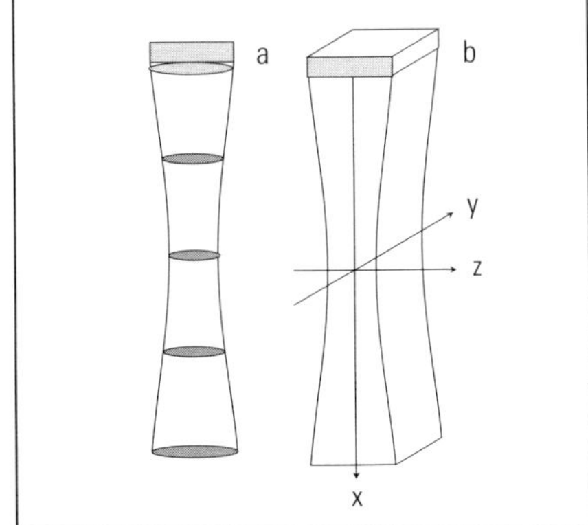

Schema 3: Den Raum, der von einem Schallimpuls durchflogen wird, nennt man Schallkeule oder Schallbündel **(a);** diesem räumlichen Gebilde lassen sich demnach eine Ausdehnung in Schallausbreitungsrichtung (x-Achse) entsprechend der Tiefe und jeweils senkrecht dazu eine Breite (y-Achse, in Richtung des Bildaufbaus) und eine Dicke (z-Achse) zuordnen **(b).**

Prinzipien und Realisation der Echographie

Zur **Erzeugung von Schallwellen** für die Sonographie eignen sich Materialien (elektromechanische Wandler), die sich – legt man eine geeignete elektrische Spannung an – verformen (umgekehrter piezoelektrischer Effekt). Andererseits läßt sich an diesen eine elektrische Spannung abgreifen, wenn das Material mechanisch verformt wird (piezoelektrischer Effekt). Elektromechanische Wandler sind die wichtigsten Bauteile von Schallköpfen.

Zur Sonographie wird in der Regel Ultraschall mit Frequenzen zwischen 1 und 15 MHz verwendet.

Sonographie ist häufig ein **Impuls-Echo-Verfahren** (Echographie): Ein elektromechanischer Wandler (Antenne) erzeugt einen kurzen Schallimpuls, der sich (mehr oder weniger) gerichtet ausbreitet (Sendefall, Transmission).

Form und Ausmaß des Raumes, den ein solcher Schallimpuls durchläuft, wird abstrahierend **Schallkeule** oder Schallbündel genannt (Schema 3a). Ihr läßt sich eine Tiefe (in Richtung der Schallausbreitung), sowie eine Breite (in Richtung der Bildbreite) und eine Dicke (senkrecht zu den beiden anderen Dimensionen) – entsprechend den drei Raumkoordinaten – zuordnen (Schema 3b).

Innerhalb einer Schallkeule liegende Reflektoren (echogebende/reflektierende Strukturen) können **Echos** entstehen lassen, die wegen **Rückreflexion** und **Rückstreuung** zum Ursprungsort zurückkehren und sich mittels piezoelektrischem Effekt wieder in elektrische Signale verwandeln lassen (Empfangsfall) (Schema 4).

Schema 4

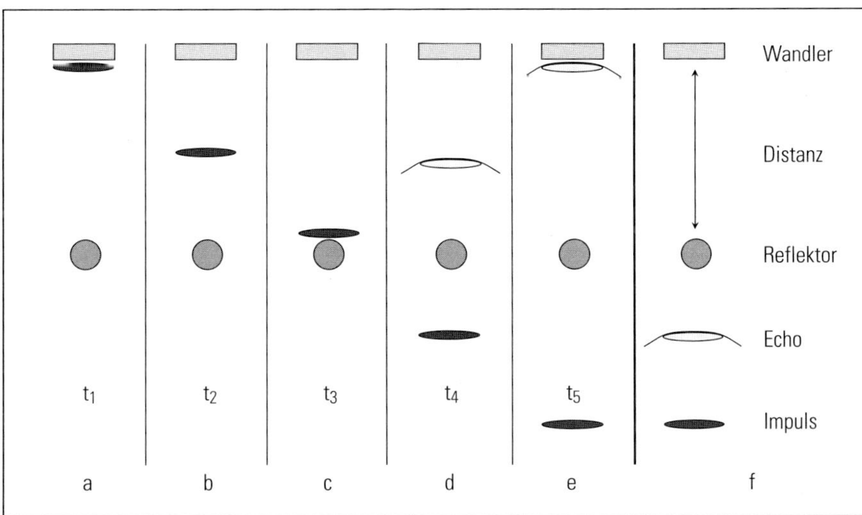

Schema 4: Impuls-Echo-Verfahren im Schema: Zum Zeitpunkt t_1 wird der Schallimpuls vom als Sender wirkenden elektromechanischen Wandler abgeschickt **(a)**, etwas später (zum Zeitpunkt t_2) hat der Schallimpuls die halbe Strecke zu einem Reflektor zurückgelegt **(b)** und erreicht diesen zum Zeitpunkt t_3 **(c)**. Das am Reflektor entstehende Echo wird zurückreflektiert und bewegt sich in Richtung auf den Wandler zu, der transmittierte Impuls kann sich in etwas abgeschwächter Form weiter bewegen **(d)**. Schließlich trifft das Echo auf den Wandler (Zeitpunkt t_5) **(e)**. Aus der zwischen t_1 und t_5 vergangenen Zeit kann die Entfernung [d] zwischen Wandler und Reflektor errechnet werden, wenn man die Schalleitungsgeschwindigkeit [v] des Mediums kennt, in dem sich der Schallimpuls bewegt hat: $d = 0{,}5 \times v \times t$.

Die Zeit zwischen Impuls-Senden und Echo-Empfangen hängt von der Schallgeschwindigkeit im untersuchten Medium und der Entfernung [d] des Reflektors von der Antenne ab. Damit läßt sich bei bekannter Schallausbreitungsgeschwindigkeit [v] durch Messung der Zeit [t] zwischen Senden und Rückkehr des Echos die **Entfernung** einer echogebenden Struktur vom Sender bestimmen ($d = 0,5 \times v \times t$) (Schema 4).

Die **Lage** eines Reflektors im menschlichen Körper ist so aus seiner Entfernung vom Schallkopf auf der Linie der Schallausbreitungsrichtung zu ermitteln.

Die von verschiedenen Faktoren (Schallschwächung im betreffenden Medium, Entfernung der echogebenden Struktur, Reflektorbeschaffenheit und -größe, Einfallswinkel der Schallwelle, u. a.) abhängige unterschiedliche **Stärke der Echos** kann durch den piezoelektrischen Effekt mit einer geeigneten Elektronik erfaßt und abgebildet werden (Schemata 5 und 6).

Unterschiedliche Abbildungsarten der durch die Echos vermittelten Informationen sind möglich, so in Form von Bildern, Kurven, u. a.; z. B. Echostärke als **Funktion von Zeit und Raum** (Schemata 4, 5, 6 und 8):

— A-Bild-Sonographie **(A-Mode):** Amplitudendarstellung („A" – Amplitude): Die Echos werden als Zacken auf einem Oszilloskop angezeigt, die Zackenhöhe proportional zur Echostärke, deren Ort entsprechend der Entfernung vom Sender (Schemata 5b und 6a–d).

— B-Bild-Sonographie **(B-Mode):** Helligkeitsmodulation („B" – brightness): Verschiedene Echostärken werden als unterschiedliche Helligkeiten (Graustufen) abgebildet (Schemata 5c, 6e–h).

— Per **M-Mode** („M" – motion) kann die Bewegung von Reflektoren in einer Kurvendarstellung aufgezeichnet werden.

Schema 5

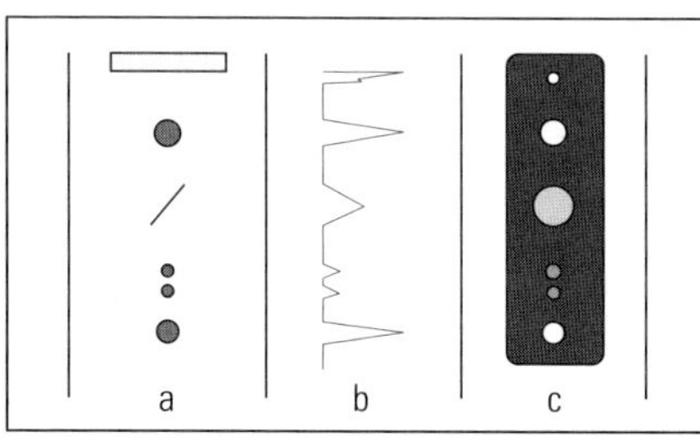

Schema 5: Die Darstellung von Echos kann auf unterschiedliche Weise erfolgen: Verschiedene Reflektoren bei **(a)** unterhalb des Wandlers als unterschiedlich große Punkte und eine schräge Linie symbolisiert, werden beim A-Mode **(b)** entsprechend ihrem Abstand vom Wandler als Zacken an verschiedenen Stellen dargestellt; die unterschiedlichen Echostärken werden durch unterschiedliche Zackenhöhen (Amplituden) repräsentiert. Im B-Bild **(c)** sind die Abstände der Echos auf dem Monitor ebenfalls proportional zu denen der Reflektoren abgebildet; die unterschiedliche Stärke der Echos wird als unterschiedliche Helligkeit der Bildpunkte dargestellt.

Schema 6

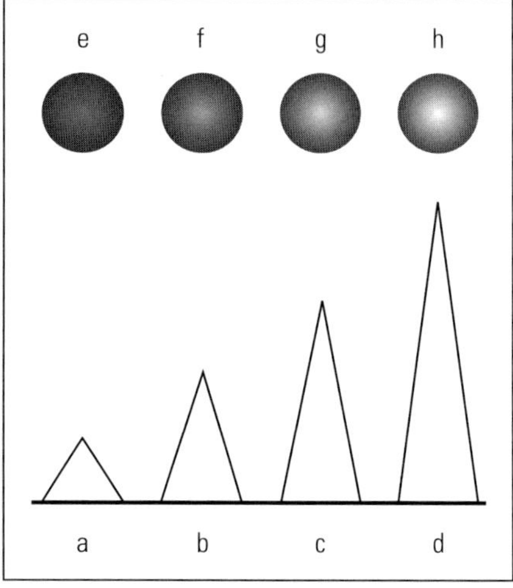

Schema 6: Beim A-Mode werden schwache Echos **(a)** mit einer Zacke geringerer Amplitude abgebildet als stärkere **(b)–(d).** Im B-Mode werden schwache Echos mit dunkleren Bildpunkten repräsentiert **(e)** als stärkere, denen hellere Bildpunkte zugeordnet werden **(f)–(h).**

B-Bild-Sonographie

Das vorliegende Buch befaßt sich mit der B-Bild-Sonographie. Die so gewonnenen **Sonogramme** stellen maßstabsgetreue Schnittbilder der untersuchten Organe bzw. Körperregionen dar.
Um mit Ultraschall und dem Impuls-Echo-Prinzip Schnittbilder zu erhalten, werden die resultierenden Echos eines jeden transmittierten Impulses auf einer dessen Schallausbreitungsrichtung entsprechenden **Bildzeile** zugeordnet (Schemata 5 und 8). Durch zeitlich und räumlich versetztes Senden und Empfangen (Abtasten oder Scannen) können mehrere bis viele Schallkeulen und damit Bildzeilen nebeneinander gesetzt und – oft als zweidimensional bezeichnete – tomographische Bilder konstruiert werden (Schema 8). Der von allen Schallkeulen eines Bildes ausgefüllte Raum wird auch **Schallfeld** genannt. (Schema 7). Das Bild kann so schnell aufgebaut werden, daß Bildfolgen (frame rates) in Echtzeit (real time) möglich sind.
Dazu gibt es verschiedene Abtast- oder Scan-Techniken. Einerseits unterscheidet man **mechanische** von **elektronischen Abtastverfahren.**
Bei den mechanischen Scannern wird ein (manchmal sind es auch zwei oder mehrere) piezoelektrischer Wandler z. B. oszillierend oder auf einer Kreisbahn rotierend bewegt. Bei der rein elektronisch gesteuerten Abtastung sind in einem **Schallkopf** viele Wandler dicht aneinandergereiht (Array).
Andererseits unterscheidet man die Scanner nach der Geometrie der Abtastung, der äußeren Form des Schnittbildes oder der Anordnung der Wandler. So sind u. a. die Bezeichnungen Linear- (Parallel-) und Sektor-Scanner, Phased array, Curved array und Annular array gebräuchlich (Schema 9).

Schema 7

Schema 8

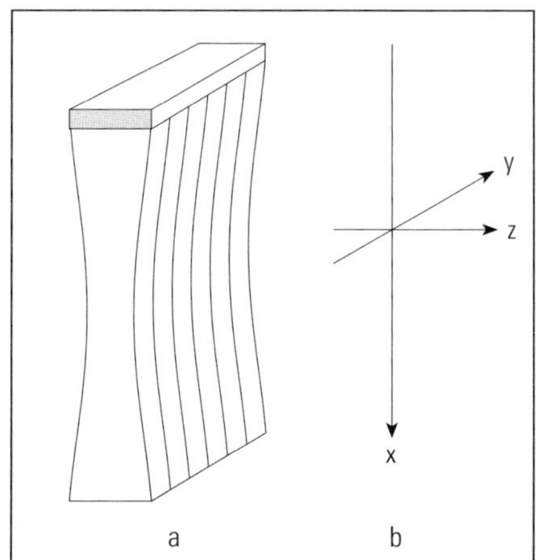

Schema 7: Der Raum, den alle Schallkeulen ausfüllen, die für den Aufbau eines Bildes erforderlich sind, wird Schallfeld genannt **(a). (b)** zeigt die Koordinaten: x – Schallausbreitungsrichtung, y – Richtung des Bildaufbaus, z – senkrecht zur Bildebene die der Schallkeulendicke entsprechende Schichtdicke.

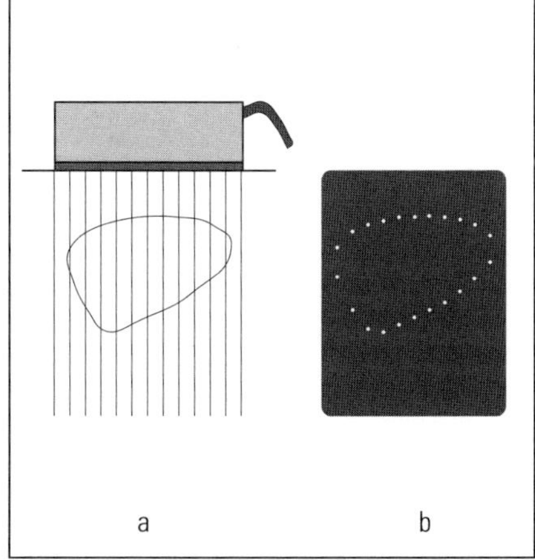

Schema 8: Ein Objekt/Organ und die Bildzeilen eines Schallfeldes **(a),** dazu die repräsentierenden Echos in B-Bild-Darstellung **(b).**

Schema 9

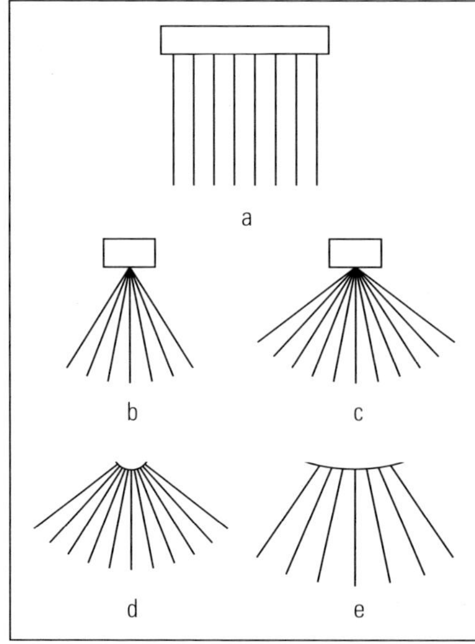

Schema 9: Darstellung verschiedener Abtast- bzw. Scan-Verfahren: **(a)** Linear- oder Parallel-Scan, Abstrahlung senkrecht zur Schallkopfoberfläche, Bildzeilen „parallel" angeordnet; **(b)** Phased array (Sektor-Scanner) mit 60 ° und mit 90° **(c)** Bildwinkel, die Bildzeilen divergieren, die Abstrahlrichtung ist bis zu 30° bzw. 45° schräg zur Schallkopfoberfläche; **(d)** Beispiel für einen Sektor-Scanner mit kleinem Radius, kleiner Auflagefläche und größerem Bildwinkel, wie bei einem mechanischen Schallkopf und **(e)** mit größerem Radius, größerer Auflagefläche und kleinerem Winkel, wie z. B. bei einem Curved array.

Bildqualität

Zur Diskussion über die Bildqualität und die Abbildungsleistung der Ultraschallgeräte ist ein Schema der Abbildungsprozesse und der Betrachtungsebenen hilfreich, weil es erkennen läßt, an welcher Stelle und auf welche Weise Verbesserungen möglich sind (Schema 10). Es werden dabei drei Betrachtungsebenen definiert: das abzubildende Objekt – die Realität (Objektebene), das Bild auf dem Monitor des Ultraschallgerätes (erste Bildebene), und das Bild des auf dem Monitor Gezeigten (zweite Bildebene). Zusätzlich werden an zwei Stellen die Bildqualität beeinflussende Faktoren festgestellt: (I) solche, die die erste Bildebene beeinflussen, und (II) weitere, die Einfluß auf die Transskription vom Monitorbild in die zweite Bildebene haben.
Die Faktoren (I) lassen sich in drei unterschiedliche Gruppen aufteilen: objektbedingte (patientenseitige), untersucherseitige (arztbedingte) und gerätebedingte Faktoren. Tabelle 1 gibt einen Überblick.
Bei der Umsetzung des Monitorbildes in ein Foto, Print o. ä. spielen anwenderbedingte und gerätebedingte Faktoren (II) eine Rolle.

Tabelle 1

Patientenseitig	Untersucherseitig	Gerätebedingt
Vorbereitung zur Untersuchung Manöver während der Untersuchung	„Rechte Hand": Applikation und Führen des Schallkopfes „Linke Hand": Bedienung des Geräts „Auge und Hirn": Sehen und Verstehen, Ausbildung, „Erfahrung"	Auflösung, Abbildungsleistung Einsetzbarkeit, Anwendungsspektrum Einstellmöglichkeiten Bedienbarkeit/Handling

Tabelle 1: Faktoren, die die Bildqualität beeinflussen

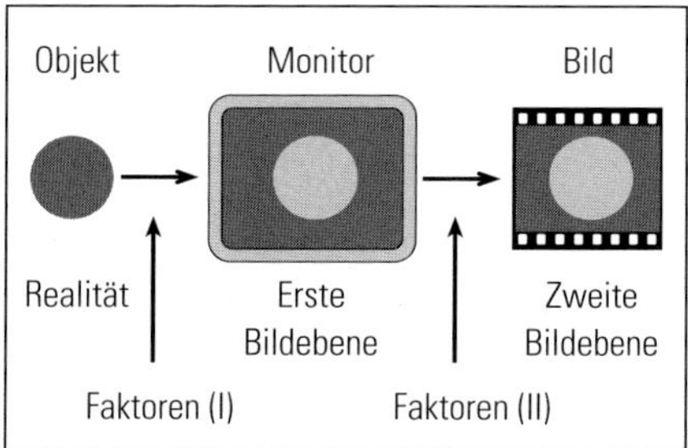

Schema 10: Schematisierte Darstellung der Abbildungsprozesse und Betrachtungsebenen

Die **Abbildungsleistung** von Sonographiegeräten wird häufig am Begriff **Auflösung** diskutiert, hierbei gibt es zwei Ansätze, die sich gegenseitig ergänzen:

Ansatz (1):

— räumliche Auflösung – in den drei Raumdimensionen axial, lateral, Schichtdicke: um so besser, je kleiner die Abstände von Strukturen sein können, die noch separat abgebildet werden.

— Graustufen-/(Echo-)Amplitudenauflösung: um so besser, (a) je größer der Kontrastumfang, also der Bereich zwischen minimaler und maximaler Echostärke ist, der abgebildet werden kann, und (b) je mehr Abstufungen zwischen minimaler und maximaler Echostärke unterscheidbar sind.

Ansatz (2):

— Detailauflösung – Unterscheidung benachbarter gleich stark echogener Strukturen: um so besser, je näher die noch getrennt darstellbaren Strukturen nebeneinander sein können.

— Kontrastauflösung – Differenzierung benachbarter unterschiedlich stark echogener Strukturen: um so besser, je geringer die Echostärkenunterschiede sind, die noch differenziert werden.

Zu beiden Konzepten gehört als dritter Parameter die

— zeitliche Auflösung. Sie bezeichnet die Fähigkeit, zeitlich aufeinanderfolgende Zustände zu unterscheiden; sie ist um so besser, je kürzer das Zeitintervall zwischen aufeinanderfolgenden Ereignissen ist, die noch als zeitlich getrennt wahrgenommen werden.

Schema 10

Bildoptimierung

Sonographiegeräte bieten vielfältige Einstellmöglichkeiten, um Befunde wirklichkeitsnah und repräsentativ abbilden zu können.

Monitoreinstellung zur Optimierung von Helligkeit und Kontrast, entsprechend den Augen, Sehgewohnheiten und der Umgebungshelligkeit (anpassen und sonst nicht verstellen).

Schallkopfauswahl: Je nach Anwendungszweck und Untersuchungsbedingungen sollten Schallköpfe unterschiedlicher Abtastgeometrie und Nennfrequenz zum Einsatz kommen.

Zur Bildgestaltung bedarf es einstell- und regelbarer Parameter:

Bildtiefe dient der Bestimmung der ab zubildenden maximalen Bildtiefe.

Bildausschnitt erlaubt Vergrößerung eines umschriebenen Bereichs (bei ggf. höherer Bildaufbaugeschwindigkeit).

Preprocessing für Anpassung von Bildparametern zur Optimierung am „laufenden" Bild.

Postprocessing zur Optimierung von Bildparametern auch am „stehenden" Bild: z. B. Änderungen an der Kennlinie im Verhältnis Echostärke zur Bildpunkthelligkeit für die Verbesserung des Bildkontrastes.

Dynamikbereich definiert den Bereich relativer Echostärken (z. B. 50 dB), die als unterschiedliche Graustufen abgebildet werden ; er beeinflußt den Bildkontrast.

Echographische Schnittbilder kann man nur dann gut lesen und verstehen, wenn gleichartige Strukturen und Gewebe trotz Schallschwächung, Schallkeulengeometrie und anderer Faktoren an jeder Stelle des Bildes, so besonders in der Nähe wie auch in größerer Entfernung vom Schallkopf und an den lateralen Bildrändern, (möglichst) gleich aussehen.

Gesamtverstärkung (Gain): Nicht alle Objekte lassen sich bei einer gegebenen Sendeleistung gleich gut abbilden. Mit der Gesamtverstärkung kann man alle für ein gesamtes Bild empfangenen Signale in gleicher Weise regulieren: Alle Echos können stärker (heller) oder schwächer (dunkler) wiedergegeben werden; (entsprechend der Lautstärkeregelung bei einem Radioempfänger).

Tiefenausgleich (TGC): Die Schallschwächung ist nicht bei allen zu untersuchenden Objekten in jeder Tiefe gleich. Deshalb haben die Geräte Verstärker, die die empfangenen Signale laufzeitabhängig – also jeweils über die gesamte Bildbreite einer bestimmten Bildtiefe wirksam – entsprechend den Gegebenheiten einstellen lassen, um ein in jeder Tiefe gleichmäßig helles Bild erzeugen zu können.

Fokus und elektronische Fokussierung: Schallkeulen haben eine u. a. von der Antennengröße abhängige Form. In einer bestimmten Tiefe ist eine „Taille", die man Fokus nennt; dort hat die Schallkeule den geringsten Durchmesser. Schallköpfe, die mit einzelnen Wandlern arbeiten, haben einen fixen Fokus, der weder für den Sende- noch für den Empfangsfall verändert werden kann. Da dies zu sehr unterschiedlichen Bildqualitäten im Bereich des Fokus einerseits und im Nah- (zwischen Fokus und Antenne) und Fernfeld (jenseits des Fokus) andererseits führt, benutzt man bei Array-Schallköpfen elektronische Vorrichtungen, die beim Senden oder Empfangen, ggf. auch bei beidem, die Form der Schallkeule entsprechend der Anwendung optimieren lassen.

Artefakte

Bei der Sonographie müssen – wie bei allen bildgebenden Verfahren – Voraussetzungen gemacht werden, um in einem Abbildungsprozeß eine Umsetzung von Aspekten der Wirklichkeit in die sie repräsentierenden Abbildungen zu ermöglichen. Ein solcher Abbildungsalgorithmus bedingt Reduktionen; ein Abbild ist nicht identisch mit dem abgebildeten Objekt, es berücksichtigt nur bestimmte Teilaspekte. Abbildungen enthalten somit typische, dem jeweiligen Abbildungsverfahren entsprechende Vereinfachungen und (logische, nicht zufällige, systemimmanente) „Fehler" – letztere nennt man Artefakte (i. e. S.). Kenntnisse über die Artefakte bei der Sonographie sind hilfreich zum Verstehen der Methode und zur Einschätzung von Gerätequalitäten. Artefakte sind häufig zu sehen; sie sind diagnostisch und differentialdiagnostisch bedeutsam. Einige wichtige Artefakte:

Relativität der Echostärke

Die Stärke eines Echos hängt u. a. vom Winkel ab, mit dem die transmittierte Schallwelle auf einen Reflektor trifft. Bei einem Winkel von 90° zwischen der Reflektoroberfläche und dem einfallendem Schallstrahl ist die Echostärke am größten, sie ist um so geringer, je kleiner dieser Winkel ist (Schema 11).

Auch die beiden folgenden Artefakte sind Beispiele für die Relativität der Echostärke.

Schatten und Verstärkung

Die Konstruktion der Sonographiegeräte setzt voraus, die Schallschwächung wäre in jeder bestimmten Tiefe, über die gesamte Bildbreite, gleich stark. In biologischen Geweben und Körpern kommen aber Regionen mit geringerer oder vermehrter Schwächung vor. Dies

Schema 11

Schema 12

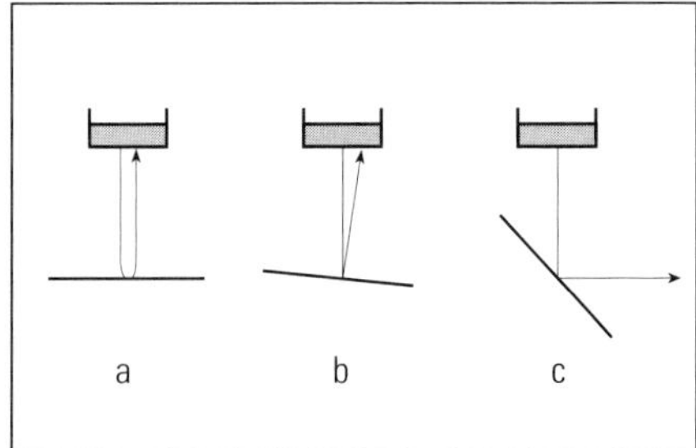

Schema 11: Die Stärke eines Echos hängt u. a. vom Winkel ab, mit dem die transmittierte Schallwelle auf einen Reflektor trifft. Bei einem Einfallswinkel von 0° (gegen das Lot gemessen, entspricht einem Winkel von 90°zwischen Reflektoroberfläche und einfallendem Schallstrahl) ist die Echostärke am größten, sie ist um so geringer, je größer (stumpfer) der Einfallswinkel ist.

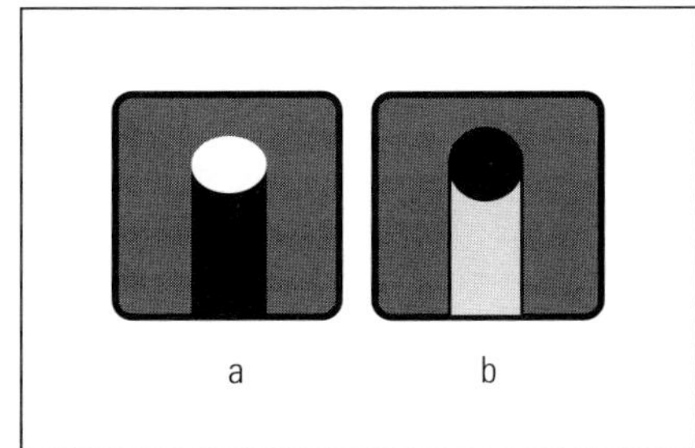

Schema 12: Schatten – Areale mit schwächeren Echos oder echofreie Zonen – entstehen durch Strukturen mit vermehrter Schwächung **(a).** Strukturen mit geringerer Schwächung verursachen eine Verstärkung – Areale mit stärkeren Echos **(b).**

führt zu stärker oder schwächer reflektierenden Zonen, die entsprechend der Schallausbreitungsrichtung immer – vom Schallkopf aus gesehen – jenseits der abweichend von der Umgebung abschwächenden Stellen liegen.
Bei Strukturen mit vermehrter Schwächung resultieren **Schatten** – Zonen mit schwächeren Echos oder echofreie Areale. Strukturen mit geringerer Schwächung verursachen eine **Verstärkung** – Areale mit stärkeren Echos (Schema 12).

Bogenartefakt und Schichtdickenartefakt

Eine Bildzeile enthält die Information über sämtliche Reflektoren, die innerhalb einer Schallkeule liegen. Diese vereinfachende, aber nötige Reduktion von der dreidimensionalen Schallkeule auf einen eindimensionalen Schallstrahl führt zu charakteristischen Artefakten.
Die Vernachlässigung der tatsächlichen Schallkeulenbreite führt zum **Bogenartefakt,** dessen Form gerätetypisch ist und tiefenabhängig variiert (Schema 13).

Echos von außerhalb der Bildebene aber innerhalb der Schallkeulen- bzw. Schallfelddicke liegenden Reflektoren können im sonographischen Bild als **Schichtdickenartefakt** erkennbar sein (Schema 14).

„Wiederholungsechos" und Spiegelbilder

Sonographiegeräte erzeugen Bilder unter der Voraussetzung, daß sich die Ultraschallimpulse immer geradlinig und in der gewünschten Richtung ausbreiten und in gleicher Weise auch von Reflektoren im Körperinneren zurückkehren. Dies ist aber nicht immer so. Echos aus den unterschiedlichen Tiefen der untersuchten Regionen zu erhalten, ist nur möglich, wenn sich die gesendeten Ultraschallimpulse im Gewebe einerseits ausbreiten können, andererseits aber in Anteilen reflektiert bzw. zurückgestreut werden.
Dabei können Transmission und/oder Reflexion nicht nur bei der Schallausbreitung weg vom Schallkopf, sondern auch bei zurückkehrenden Impulsen vorkommen. Dies führt zu charakteristischen Artefakten:

Schema 13

Schema 14

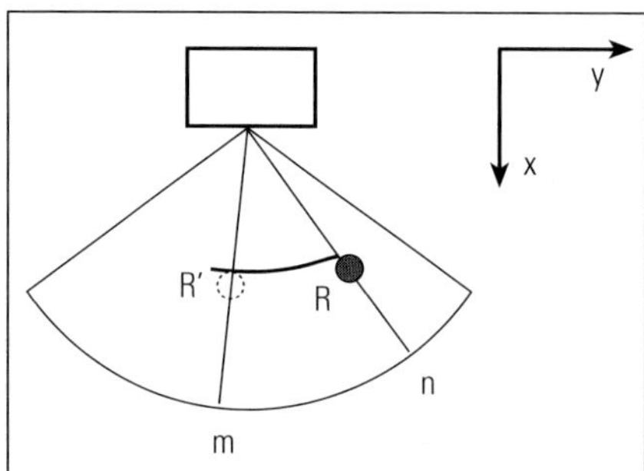

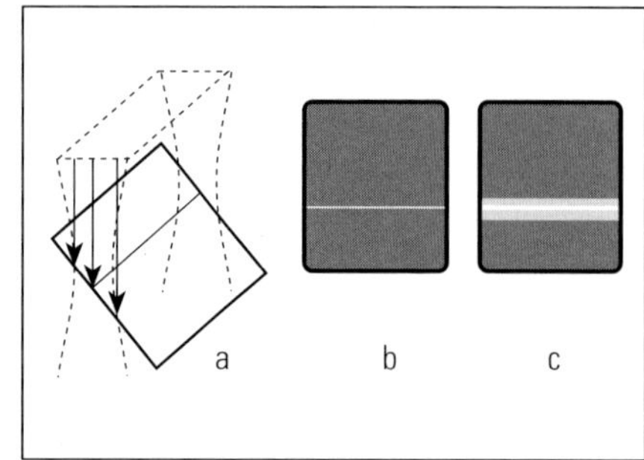

Schema 13: Bogenartefakte entstehen, weil die Schallkeulen breiter sind, als von den Geräten beim Bildaufbau angenommen wird. Eigentlich sollte R nur vom Schallimpuls auf der Bildzeile n getroffen und das Echo von R nur auf dieser positioniert werden. Doch kann auch der für die Bildzeile m gesendete Impuls auf den Reflektor R treffen, das dabei entstehende Echo wird in der Bildzeile m in entsprechender Entfernung vom Schallkopf bei R' zugeordnet. Da dies nicht nur für die Scanlinie m, sondern auch für weitere Bildzeilen zutrifft, kann es zu einer bogenförmigen Linie derartig fehlplazierter Echos kommen. Die Form dieser Bogen hängt ab vom Abtastverfahren (z. B. nach oben offener Kreisbogen bei Sektor-Scannern, Hyperbeln bei Linear-Scannern) und von der Schallkeulengeometrie des jeweiligen Gerätes.

Schema 14: Schichtdickenartefakte kommen zustande, weil die Entfernung zwischen Wandler und z. B. einem schräg im Schallfeld positionierten Reflektor in der z-Achse unterschiedlich sein kann (symbolisiert durch drei Pfeile unterschiedlicher Länge), so daß aus unterschiedlichen Tiefen Echos empfangen werden **(a).** Hätten die Schallkeulen bzw. das Schallfeld keine Dicke (Ausdehnung in der z-Achse), würden nur in der dem mittleren Pfeil entsprechenden Entfernung Echos abgebildet **(b).** Wegen der Schichtdicke ergibt sich aber ein Band von Echos, das wegen der Schallintensitätsverteilung innerhalb der Schallkeulendicke mittig heller ist als am oberen und unteren Rand **(c).**

„Wiederholungsechos“ sind Spiegelungen in Richtung der Schallausbreitung an und von semipermeablen Strukturen bei (zum Lot hin gemessenen) Einfallswinkeln von etwa 0° (Schema 15).

Spiegelbilder entstehen an für Ultraschallwellen praktisch unpassierbaren „spiegelnden“ Grenzflächen (bei Totalreflexion, deshalb auch einem Einfallswinkel > 0° bzw. bei einem Auftreffen des Schallimpulses in einem Winkel < 90° zwischen Schallstrahl und Reflektoroberfläche). Es gilt „Einfallswinkel = Ausfallswinkel“, die Schallwelle weicht entsprechend von ihrer bisherigen Ausbreitungsrichtung ab, was aber vom Ultraschallgerät nicht registriert werden kann, so daß alle Echos, die jenseits der Reflexionsstelle entstehen, fehlplaziert in der ursprünglichen Ausbreitungsrichtung abgebildet werden (Schema 16 und Tabelle 2).

Schweifartefakte

Man kann zwei Arten von Schweifartefakten unterscheiden: Das sog. Comettail- und das Ring-down-Artefakt. Bei beiden Artefakten sieht man vom verursachenden Reflektor ausgehende „Schweife“: band- oder V-förmig angeordnete, dicht beieinander liegende starke Echos. Der Entstehungsmechanismus ist verschieden: Das **Comettail-Artefakt** beruht auf vielfachen Spiegelungen, es tritt z.B. bei Metall auf; **Ring-down-Artefakte** entstehen typischerweise zwischen kleinen Luftbläschen.

Artefakte durch Unterschiede in der Schalleitungsgeschwindigkeit

Für den Bildaufbau kalkulieren B-Bild-Geräte die Abstände der Reflektoren vom Schallkopf unter der Annahme einer konstanten Schalleitungsgeschwindigkeit (v = 1540 m/s) im untersuchten Gewebe. Da es davon Abweichungen gibt, kann es zu Fehlplazierungen von Echos kommen. Bei Schallgeschwindigkeiten, die höher sind, kann es zur scheinbaren Verkürzung, bei langsamer schalleitenden Geweben zur scheinbaren Verlängerung von Entfernungen kommen (Schema 17).
Haben solche schneller oder langsamer schalleitenden Strukturen konvexe oder konkave Formen, können sie als akustische Zerstreuungs- oder Sammellinsen wirken (Schema 18). Dies hat einerseits Auswirkungen auf die Echostärke der jenseits der betreffenden Struktur liegenden Areale (vgl. Schatten und Verstärkung) als auch andererseits (durch Brechung) einen Einfluß auf die Richtung der Ausbreitung des Schallimpulses und kann u. a. zu „Doppelbildern“ (zur zweifachen Abbildung einer Struktur) führen (Schema 19).

Schema 15

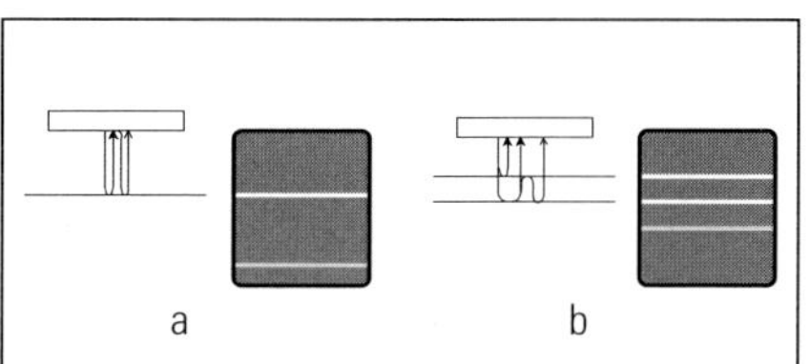

Schema 15: Wiederholungsechos sieht man oft, weil Schallimpulse zwischen großflächigen relativ stark reflektierenden schallkopfnahen Strukturen (z. B. Faszien im Bereich der Bauchwand) und dem Schallkopf hin- und herlaufen, was zur einfach **(a)** oder mehrfach wiederholten Abbildung der Struktur in immer gleichen Abständen führt. Auch zwischen zwei Strukturen im Körper können Ultraschallimpulse hin- und herlaufen und zu Mehrfachabbildungen führen **(b).**

Schema 16

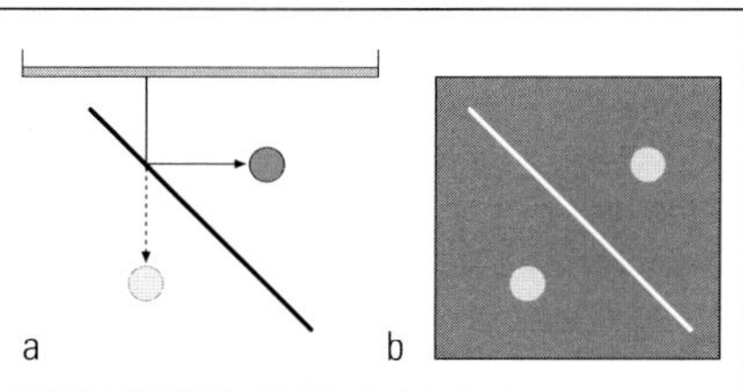

Schema 16: Spiegelbilder können entstehen, wenn die transmittierten Impulse durch Totalreflexion von ihrer intendierten Ausbreitungsrichtung abweichen.

Tabelle 2

Ursache	transparenter, semipermeabler Spiegel	undurchlässiger Spiegel
Einfallswinkel	meist ca. 0°	auch > 0°
Folge	x-axiale Spiegelung	auch nicht-x-axiale Spiegelung und Fehlplazierungen in der y- und z-Achse möglich
Bild	„Wiederholungsecho“	„Spiegelung“
Vorkommen	z. B. Grenzflächen im Nahfeld	z. B. Spiegelungen an Luft, Knochen etc.
Schema	15	16

Tabelle 2: Wiederholungsechos und Spiegelbilder

Schema 17

Schema 18

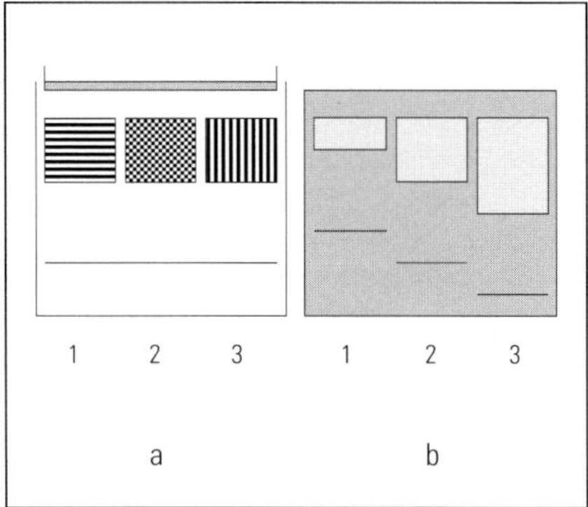

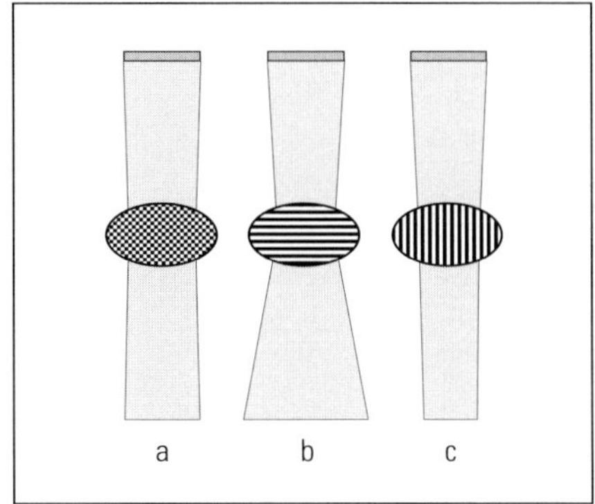

Schema 17: Artefakte durch Unterschiede in der Schalleitungsgeschwindigkeit entstehen, weil die Geräte die Abstände der Reflektoren vom Schallkopf unter der Annahme einer konstanten Schallleitungsgeschwindigkeit (v = 1540 m/s) errechnen **(a** und **b2).** Bei Abweichungen kann es zu Fehlplazierungen kommen: Strukturen mit höheren Schallgeschwindigkeiten **(a1)** verursachen Verkürzungen **(b1),** bei langsamer schalleitenden Geweben **(a3)** kann es zur scheinbaren Verlängerung von Entfernungen kommen **(b3).**

Schema 18: Strukturen mit Schalleitungsgeschwindigkeit höher bzw. niedriger als 1540 m/s und konkaver bzw. konvexer Form können als akustische Zerstreuungs- **(b)** oder Sammellinsen **(c)** wirken. Entsprechend die Auswirkungen eines im Querschnitt bikonvexen Körpers auf die Schallkeulengeometrie: **(a)** keine Veränderung der Schallkeule bei Schalleitungsgeschwindigkeit wie in der Umgebung; leitet die Struktur schneller, bewirkt sie eine Verbreiterung **(b);** eine Fokussierung resultiert, wenn die Schallgeschwindigkeit niedriger ist **(c).**

Schema 19

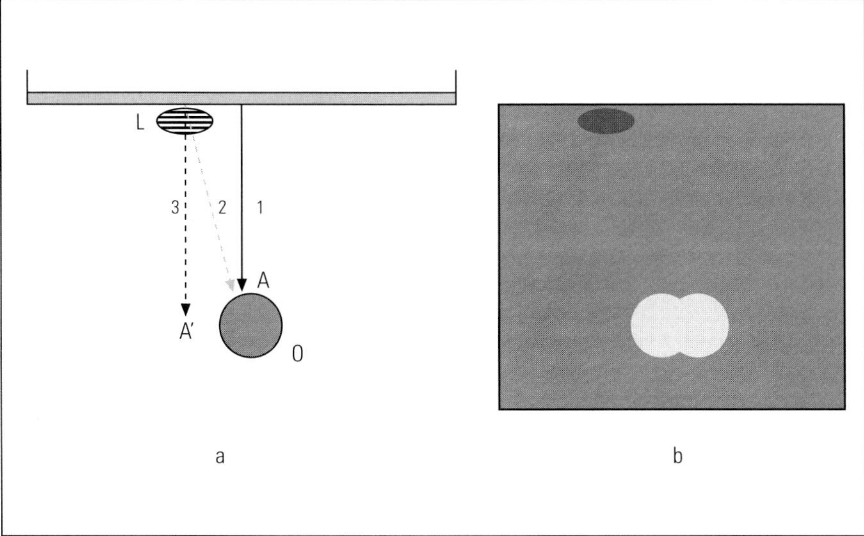

Schema 19: Eine akustische Zerstreuungslinse kann zur doppelten Abbildung führen: **(a)** ein Punkt A auf der Oberfläche des Objektes O wird vom Schallimpuls entsprechend Pfeil 1 getroffen und korrekt bei A abgebildet. Wegen der akustischen Zerstreuungslinse L wird der Schallstrahl 2 abgelenkt und trifft O ebenfalls bei A. Da das Gerät die Ablenkung nicht registrieren kann, gibt es eine zweite Abbildung von A auf dem angenommen Weg 3 bei A'. **(b)** zeigt schematisch ein entsprechendes Sonogramm.

Beurteilungskriterien und Befundbeschreibung

Anatomische und pathologisch-anatomische Gegebenheiten lassen sich erstaunlich wirklichkeitsgetreu in sonographischen Schnittbildern wiedergeben. Ihr Verständnis basiert auf dem Sehen und Erkennen von unterschiedlichen Helligkeiten und Formen, der Gestaltwahrnehmung, Kenntnis der Anatomie, Makropathologie und Physiologie, dem Wiedererkennen typischer Bilder, dem Erfassen der Bedeutungen des Abgebildeten, sowie der Erfahrung mit der Methode.

Elemente einer strukturierten Wahrnehmung eignen sich auch als Basis für ein allgemein anwendbares Konzept zur Beschreibung und Kommunikation über Bilder – dies gilt auch für Sonographiebilder.

Die Orientierung beginnt mit dem Feststellen der **Lage** eines Organs oder einer Veränderung. Diese läßt sich mit allgemein in der Anatomie gebräuchlichen Termini angeben.

Die **Form** eines Organs oder einer Veränderung kann bestimmt und deren **Größe** ausgemessen werden. Verständliche Formangaben ergibt der Vergleich mit geometrischen Figuren oder Körpern. Maße in Millimetern oder Zentimetern sind, wenn sinnvoll und möglich, anderen Größenangaben vorzuziehen.

Echomuster können mit den im folgenden erläuterten Begriffen beschrieben werden.

Grundlagen der Terminologie

Als Grundlage für eine Terminologie der Sonogrammbeschreibung können die im Schema 20 dargestellten Verhältnisse dienen. Neben der Echostärke als primärem Parameter lassen sich zwei weitere Merkmale bezüglich der Anordnung von Echos (eines Echomusters) charakterisieren:

Schema 20

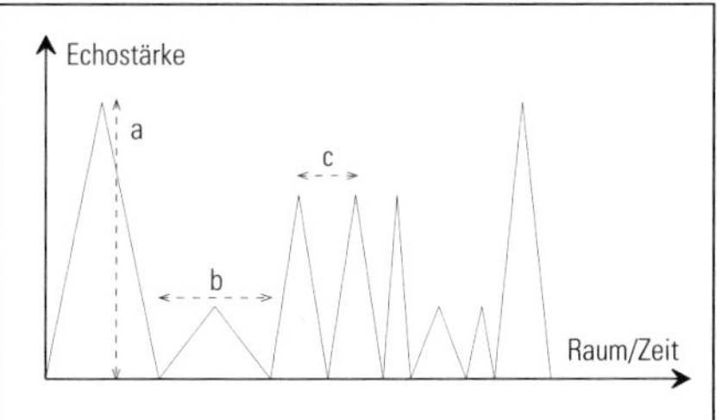

Schema 20: Grundlage für die A-Mode- und B-Bild-Sonographie ist die Darstellung der Echostärke als Funktion von Raum und Zeit. Während sich die Echostärke als primäre Größe im A-Mode aus der Amplitudenhöhe **(a)** und im B-Bild aus der Helligkeit des Bildpunktes ableiten läßt, ergeben sich die Dauer, Größe bzw. Ausdehnung eines Echos aus der Entfernung zwischen 2 Kurvenminima (bzw. zwischen den Flanken zweier Zacken) **(b).** Der Abstand zwischen benachbarten Maxima (bzw. deren Flanken) kennzeichnet den Abstand der Echos voneinander **(c).**

— die **Echostärke** entspricht der Höhe der Zacke im A-Mode bzw. der Helligkeit eines Bildpunktes im B-Bild
— die Entfernung zwischen zwei Kurvenminima repräsentiert die Dauer, im A- bzw. B-Mode die **Größe** eines Echos; beim B-Bild wird für die Größe auch die seitliche/laterale Ausdehnung mit bewertet
— die Distanz zwischen zwei Maxima (bzw. zwischen den Flanken der Zacken) kennzeichnet die **Abstände der Echos** voneinander.

Damit können folgende 3 Dimensionen eines Sprachraumes zur Beschreibung von Echos definiert werden:
— Stärke (echofrei, schwache, mittelstarke, starke Echos)
— Größe (feine, mittelgrobe, grobe Echos)
— Abstände (weite, mittelweite, geringe Abstände; bzw.: vereinzelt, mitteldicht, dicht angeordnete Echos) (Schema 21).

Schema 21

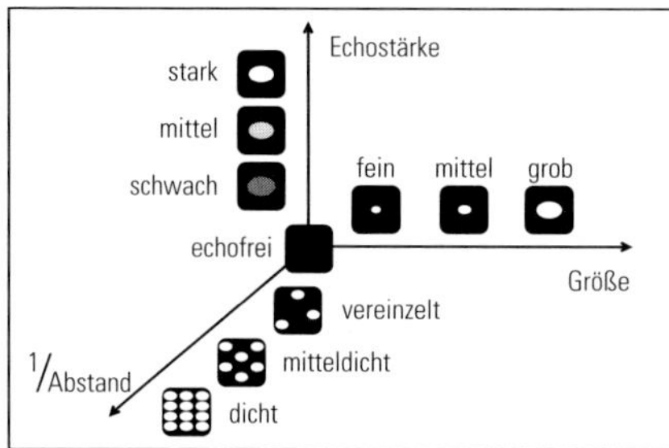

Schema 21: Zur Beschreibung von Echos bzw. einem Echomuster kann ein dreidimensionaler Sprachraum dienen, dessen Koordinaten „Stärke", „Größe" und „Abstände" vom Begriff „echofrei" ausgehen.

Schema 22

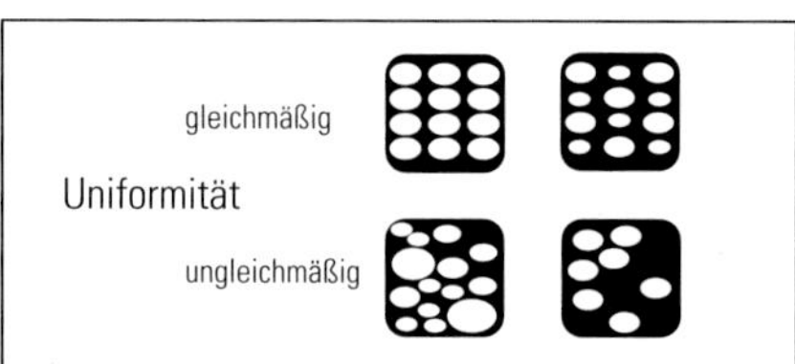

Schema 22: Der Parameter „Uniformität"/„Gleichmäßigkeit" gibt weitere Möglichkeiten zur Differenzierung und Beschreibung eines Echomusters.

Zur Beschreibung eines einzelnen Echos eignen sich die Dimensionen Stärke und Größe.

Bei mehreren Echos bzw. einem Echomuster läßt sich neben den Abständen auch die Gleichmäßigkeit oder Uniformität der Verteilung beschreiben. Damit steht mit gleichmäßig – ungleichmäßig eine vierte Dimension zur Charakterisierung eines Echomusters zur Verfügung (Schema 22).

Schema 23

So wie von der Helligkeit eines einzelnen Bildelements auf die (relative) Stärke des repräsentierten Echos geschlossen werden kann, so weisen auch jeweils insgesamt unterschiedlich helle Regionen in einem B-Bild-Sonogramm auf unterschiedlich stark echogene Materialien hin (Schema 23).

Zum Vergleich und der Beschreibung pathologischer Befunde eignen sich Komparative (z. B. stärker echogen).

Für umschriebene Veränderungen **(fokale Läsionen)**, gelten die gleichen (allgemeinen) Kriterien: Lage, Form, Größe, Echomuster.

Auf **organspezifische Besonderheiten** – durch Anatomie und Aufbau („Architektur", „Struktur") der Organe bedingt – ist zu achten (z. B. Gefäße in der Leber, Wand der Gallenblase, etc.) und in der Befundbeschreibung einzugehen.

Ggf. sind weitere Beobachtungen wichtig und zu notieren, wie z. B. das Auftreten von Artefakten. Obgleich kein primär sonographischer Befund, kann auch das Auslösen von Schmerzen (Ort, Art und Stärke) entscheidende differentialdiagnostische Hinweise geben.

Die **Befundinterpretation** beruht (bewußt oder unbewußt) auf einer derart strukturierten Wahrnehmung, meist und möglichst unter Einbeziehen von anamnestischen und klinischen Daten.

Probleme der Terminologie

In der Kommunikation über Ultraschallbefunde werden häufig die Begriffe „echoarm" sowie „echoreich"/„echodicht" verwendet. So wird vereinfachend das, was „dunkel" auf dem Monitor erscheint, „echoarm" genannt,

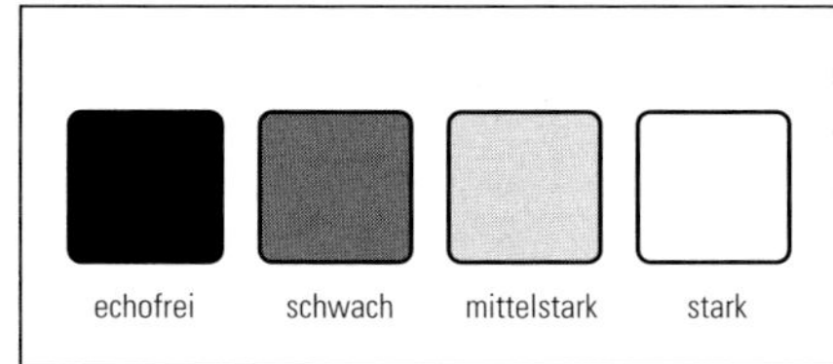

Schema 23: Im B-Bild-Sonogramm kann man nicht nur von der Helligkeit eines einzelnen kleinen Bildpunktes auf die (relative) Stärke des repräsentierenden Echos und ggf. der Echogenität einer kleinen Struktur schließen. Auch die Helligkeit eines Areals bzw. einer größeren Region im Bild zeigt unterschiedlich stark reflektierendes Material oder Gewebe an (echofrei, schwach echogen, mittelstark echogen und stark echogen).

Schema 24

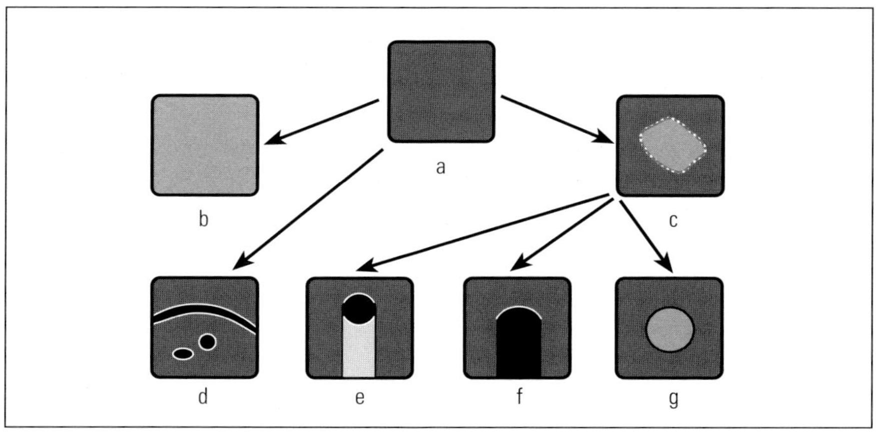

Schema 24: (a) symbolisiert einen Normalbefund, **(b)** eine diffuse Veränderung, **(c)** eine umschriebene Veränderung, **(d)** zeigt schematisch die typischen Aspekte von Gefäßen im sonographischen Bild, **(e)** Bild einer Zyste, **(f)** Konkrement, Stein, Verkalkung mit Schatten, **(g)** symbolisiert einen Tumor.

hell aussehende Bezirke dagegen „echoreich" oder „echodicht".
Doch begibt man sich dabei in die Gefahr, mißverstanden zu werden. Denn manchmal wird „echoarm" synonym mit „schwach reflektierend" oder auch unabhängig von der Echostärke für wenige Echos pro Fläche benutzt. „Echoreich" steht gelegentlich für „dicht angeordnete Echos", wird aber auch für „starke Echos" gebraucht. Zusätzlich werden die Begriffe „echoarm" für Echomuster mit schwachen Reflexen und großen Abständen der Echos voneinander und „echoreich" für dicht angeordnete starke Echos verwendet. (Einmal werden „echoreich" und „echoarm" auf die Abstände der Echos voneinander, zum anderen aber auf die Stärke der Reflexion bezogen, oder beides miteinander verbunden.) Manchmal wird auch ein „verhältnismäßig hell/dunkel" mit „echoreich"/ „echoarm" bezeichnet, wobei dann z. B. (relativ) „echoreich" durchaus noch „echoarm" sein kann !
Begriffe wie „liquide", „solide", „zystisch", u. ä. sollten zur Befundbeschreibung nicht verwendet werden, denn sie sind eher Befundinterpretationen; zur Beschreibung sind sie allenfalls mit dem Zusatz „wie" zu versehen.
Um Mißverständnisse und Informationsverluste zu vermeiden, wird die hier vorgestellte präzisere Terminologie empfohlen; sie erlaubt eine wesentlich differenziertere Betrachtung und Beschreibung.

Typische Befunde

Die Kenntnis typischer Ultraschallbilder von Körperregionen, von normalen Organen, Varianten und pathologischen Befunden (siehe die jeweiligen Kapitel), sowie von häufigen organunabhängig charakteristischen Befunden („Archetypen") ist für das Lesen und Verstehen von Sonogrammen erforderlich.
Allgemein läßt sich zwischen sog. diffusen Veränderungen und fokalen Läsionen unterscheiden:
Diffuse Veränderungen betreffen meist das gesamte Organ und zeigen sich z. B. an Form- und Größenänderungen, auch am veränderten Echomuster (z. B. am stärker echogenen Parenchym) (Schema 24b) bzw. an organspezifischen Merkmalen (z. B. weite Lebervenen bei Stauungsleber).

Fokale Läsionen/umschriebene Veränderungen bezeichnen räumlich begrenzte Abweichungen (Schema 24c) vom (typischen bzw. idealen) Normalbefund (Schema 24a).

Eine **Zyste** als kugeliges bis ellipsoides flüssigkeitsgefülltes Gebilde stellt sich echographisch typischerweise rund oder oval, echofrei, glatt begrenzt und meist mit Verstärkung sowie gelegentlich mit einem Randschatten dar (Schema 24e).

Tumoren sind im sonographischen Bild ggf. an der Form- und Strukturveränderung des betroffenen Organs sowie an dem vom normalen Befund und von der Umgebung differenten Echomuster zu erkennen (Schema 24g).

Konkremente und **Verkalkungen** erkennt man an den starken Echos, die ihre Oberfläche markieren und am Schatten, der die überdurchschnittliche Schwächung des Schalls anzeigt (Schema 24f).

Sonographiebilder von **Gefäßen** sind abhängig vom Schnitt: Quergetroffen sieht man sie als runde oder ovale echofreie Gebilde, im Längsschnitt erscheinen sie als bandförmige Strukturen, die meist durch eine dünne Linie mittelstarker Echos begrenzt sind (Schema 24d). Arterien, Venen und andere Gefäße (z. B. Gallengang, Pankreasgang und Harnleiter) können oft schon mit der B-Bild-Sonographie unterschieden, durch Lage und typischen Verlauf erkannt werden. Zusätzlich helfen weitere Kriterien zur Differenzierung: Große Arterien pulsieren, haben meist einen kreisrunden Querschnitt und sie sind kaum komprimierbar. Große Venen können pulsieren, kleinere tun dies kaum. Venen können im Querschnitt oval sein, fast immer sind sie relativ leicht kompressibel. Gallengang, Pankreasgang und Harnleiter können ebenfalls Lumenschwankungen aufweisen, diese spielen sich aber langsam ab.

Ergänzend ist anzumerken, daß echofrei nur „keine Echos“, evtl. „keine Reflektoren“ bedeutet und nicht „liquide“ – obgleich sich viele Flüssigkeiten sonographisch charakteristischerweise

Tabelle 3

Echostärke	Beispiele normaler Befunde	Beispiele abnormaler Befunde
echofrei	Blutgefäße, Gallenblase, Harnblase, Knorpel	Zyste, Aszites
schwach	Markpyramiden	Lymphom, akute Pankreatitis
schwach bis mittelstark	Leber, Milz, Nierenrinde, Pankreas, Muskulatur	fokale noduläre Hyperplasie der Leber, Nierenkarzinom
mittelstark	Schilddrüse, Hoden, Pankreas	Fettleber, Sinusfibrolipomatose, Hämangiom
mittelstark bis stark	Organoberflächen, Sinus renalis, Ligamentum teres, Pankreas	Hämangiom, Angiomyolipom
stark	Luft, Gas, Knochen	Konkrement, Verkalkung, Metall, Aerobilie

Tabelle 3: Echostärken typischer Befunde

echofrei darstellen. Umgekehrt bedeuten Echos nicht zwangsläufig, daß es sich um „solides" Gewebe handelt, auch wenn dies der typische Aspekt ist, – (in) Flüssigkeiten können ebenfalls echogebende Materialien sein. Starke Echos bedeuten nicht zwangsläufig ein „hartes" Material und schwache Echos nicht notwendigerweise „weiches" Gewebe. Tabelle 3 listet, abhängig vom Parameter „Echostärke", Beispiele typischer normaler und pathologischer Befunde auf. Diese Aufstellung kann darüber hinaus auch als Richtlinie für die Erstellung und Bewertung von B-Bild-Sonogrammen dienen.

Dokumentation

Soll eine sonographische Untersuchung nicht nur „Sonoskopie" sondern „Sonographie" sein, dann sind die Befunde – sich jeweils ergänzend – in Wort und Bild zu dokumentieren. Dokumentation ist aus verschiedenen Gründen erforderlich: Sie dient zur Erinnerung an Untersuchung und Ergebnis, ist ein Mittel zur Kommunikation und Befundmitteilung, auch ein forensischer Aspekt kann hinzu kommen, formal ist sie der Beleg für die Untersuchung, evtl. sind Vorschriften z. B. der kassenärztlichen Vereinigungen zu beachten.

An die Text- und Bilddokumentation werden formale und inhaltliche Ansprüche gestellt.

Schriftliche Dokumentation

Bei der schriftlichen Dokumentation sonographischer Befunde sollten Patient, Untersuchungsart, Ort bzw. Institution, Datum und Untersucher angegeben sein. Indikation (warum soll sonographiert werden), Fragestellung (welche Fragen soll die Sonographie beantworten), Befundbeschreibung (Lage, Form, Größe, Echomuster, u. a.) und -interpretation bzw. die sonographische(n) Diagnose(n) gehören ebenfalls dazu. Gegebenenfalls sind Anmerkungen, Kommentare, sowie differentialdiagnostische Überlegungen etc. erforderlich.

Bilddokumentation

Formale Anforderungen: Die Bilddokumentation (z. B. Foto, Print, Video) soll Patient, Institution und Untersucher erkennen lassen. Die Untersuchungsart ist aus den Bildern zu ersehen, Datum, Uhrzeit und Maßstab sind meist automatisch enthalten. Die Angabe der Schnittebene und der Patientenposition (per Text oder „body marker") ist nützlich.

Inhaltlich wird gefordert, die Befunde repräsentativ abzubilden. Dies ist nur bei guter Bildqualität und mit einer angemessenen Anzahl von Bildern zu verwirklichen.

Sonographische Anatomie

Die uns vertrauten anatomischen Vorstellungen beziehen wir aus der Anatomie, der Pathologie, aus der Praxis als Chirurg oder Radiologe. Vertraut ist uns

— eine räumliche sowie
— eine manipulierbare (mit Händen greifbare) Vorstellung des menschlichen Körpers.

Demgegenüber bereitet die Technik, den Körper ohne Rücksicht auf seine innere Struktur in starre Quer- oder Längsschnitte zu zerteilen, unserer Vorstellungskraft große Schwierigkeiten.

Die Sonographie ist wie Computer- und Kernspintomographie ein Schnittbild-

Schema 25

verfahren. Durch die Echtzeittechnik gewinnt sie einen

— räumlichen Aspekt durch variable, sich inneren Strukturen anpassende Schnittführung, und einen
— dynamischen Aspekt durch die Wiedergabe realer Abläufe und Manipulationen.

Es ist daher nicht sinnvoll, sich an starren Sagittal- und Transversalschnitten zu orientieren: Die Orientierung an der gewohnten Oberbauchanatomie, und hier vor allem an den Leitstrukturen der Gefäße, ist ein Weg, die dynamische und die räumliche Eigenart der Sonographie mit Echtzeitgeräten auszuschöpfen.

In Schema 26 ist zusammengefaßt, was wir an Gefäßleitstrukturen für eine systematische Oberbauchanatomie im Schall benötigen:

— die V. portae und ihre Zuflüsse, die V. lienalis und die V. mesenterica superior
— die V. cava mit Lebervenen und Nierenvenen
— die Aorta mit den Abflüssen des Truncus coeliacus und der A. mesenterica superior.

Wir bedienen uns dieser Gefäßleitstrukturen in zwei großen Untersuchungsgängen, einer subkostalen und einer longitudinalen Schnittführung. Die Untersuchung wird nicht nur in der gängigen Rückenlage, sondern auch in anderen Positionen und im Stehen, durchgeführt.

In einem Untersuchungsgang sollen Leber, Gallenwege und Gallenblase, Pankreas, rechte Niere und die sonographisch erkennbaren Abschnitte des Magen-Darm-Traktes in ihrer typischen Gestalt und Lage erfaßt werden. Dazu wird der Schallkopf entlang dem rechten Rippenbogen angelegt und zuerst nach kranial gekippt (Schema 25).

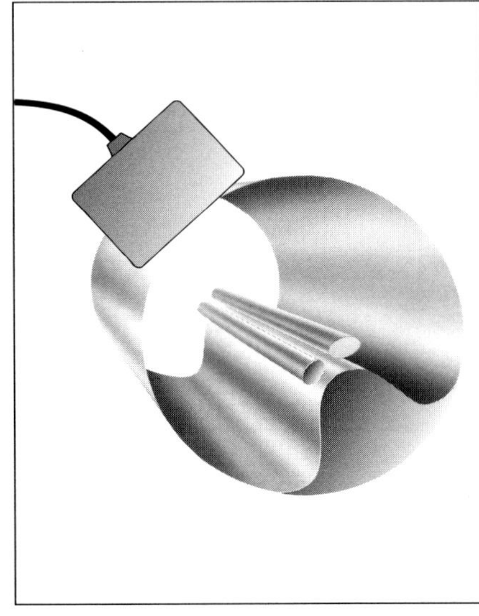

Schema 25: Subkostale Schnittführung.
Der Schallkopf wird am rechten Rippenbogen angelegt. Er schneidet den Körper schräg von vorn nach hinten durch. Dieser ist hier als Röhre mit den dorsal gelegenen großen Gefäßkanälen der Aorta und V. cava dargestellt. Die Schrägschnitte werden von unten betrachtet, so daß alles, was im Körper rechts liegt, auf dem Bildschirm links erscheint. Durch Kippen der Schnittebene und des Schallkopfes nach kranial oder kaudal entstehen fächerförmig angeordnete Schnitte durch die Leber und die wesentlichen Organe des Oberbauchs.

Schema 26

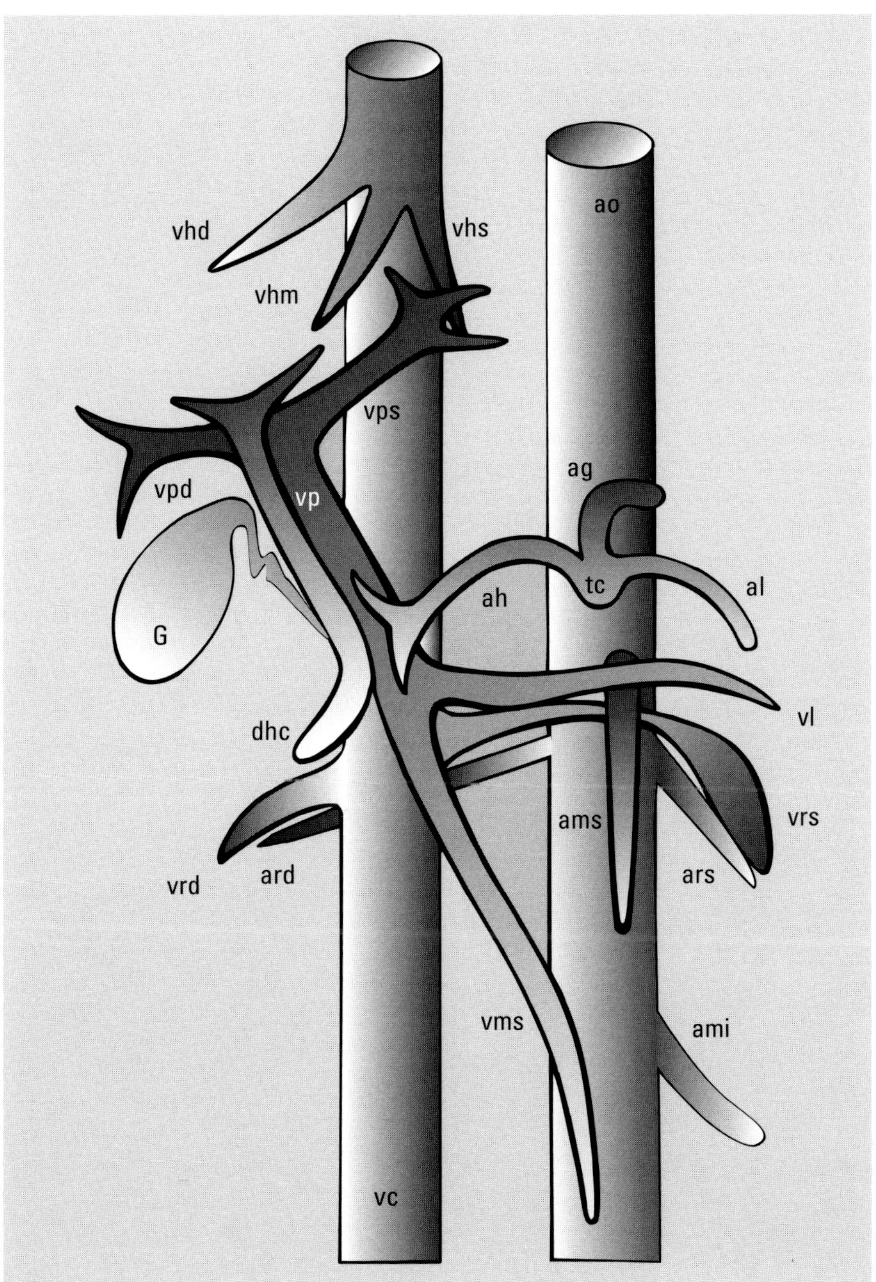

Schema 26: Gefäßleitstrukturen des Oberbauchs.
ao = Aorta; vc = V. cava; vp = V. portae; tc = Truncus coeliacus; ah = A. hepatica; al = A. lienalis; ag = A. gastrica sinistra; ams = A. mes. sup.; ars, ard = A. renalis sin. et dextra; ami = A. mes. inf.; vhs = V. hepatica sin.; vhm = V. hepatica med.; vhd = V. hepatica dextra; vrs = V. renalis sin.; vrd = V. renalis dextra, vl = V. lienalis; vms = V. mes. sup.; vps = V. portae sin.; vpd = V. portae dextra; dhc = D. hepatocholedochus; G = Gallenblase.

Sonographische Anatomie

Gefäßorientierte subkostale Schnittführung

Leitstrukturen

Die Lebervenen

In Schema 27 wird der nach kranial gewinkelte Schnitt verdeutlicht, mit dem wir – unterstützt durch die Inspiration des Patienten – die drei großen Hauptäste der Lebervenen darstellen, wie sie auf die V. cava inferior zulaufen. Wir erkennen außerdem den Übertritt der V. cava in den rechten Vorhof, gelegentlich die Trikuspidalklappe, das rechte Herz und die kaudal-ventral gelegenen Perikardabschnitte. Die Leber wird kranial vom Zwerchfell begrenzt, das wir, durch weitere Kippung nach kranial, oft bis in die Kuppel verfolgen können. Sie wird durch die in den Segmentgrenzen verlaufenden Lebervenen unterteilt.

Dabei trennt die mittlere Lebervene den rechten vom linken Leberlappen, die linke unterteilt den linken Lappen in einen medialen und einen lateralen Anteil, die rechte den rechten Lappen in einen anterioren und einen posterioren (Abb. 1).

Die intrahepatische Pfortaderaufzweigung

Der Schallkopf verbleibt subkostal; er wird lediglich nach kaudal gekippt, bis mitten in der Leber ein Gefäßsystem erscheint, das sich in die Lebersegmente aufzweigt.
In Schema 28 wird gezeigt, daß der Hauptstamm der Vena portae sich in einen rechten und einen linken Ast auf-

Schema 27

Schema 28

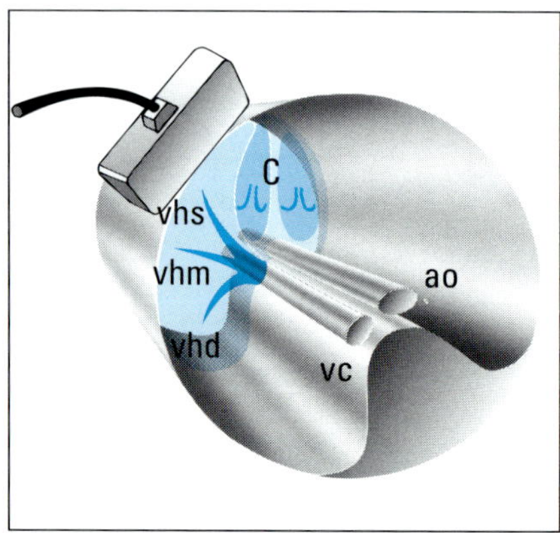

Schema 27: Lebervenen.
Der Schallkopf wird hier ganz nach kranial gekippt. Die Schnittebene weist von kaudal vorn nach kranial hinten und ist zugleich parallel zum Rippenbogen, also schräg gelegt. Dadurch werden folgende Strukturen erfaßt:
ao = Aorta; vc = V. cava; vhs = V. hepatica sin.; vhm = V. hepatica med.; vhd = V. hepatica dextra; C = Herz.

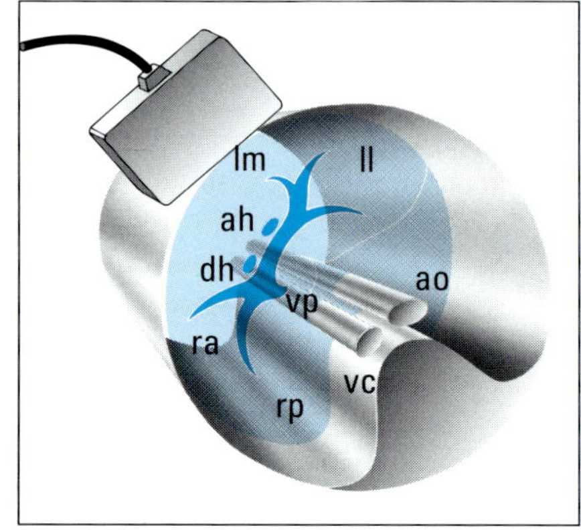

Schema 28: Intrahepatische Pfortaderaufzweigung. Immer noch streng am Rippenbogen gelegen, wird der Schallkopf langsam nach kaudal gekippt, so daß ein weniger schräg nach oben gekippter Schnitt entsteht. Vom Pfortaderhauptstamm (vp) mit dem rechten und linken Ast werden Äste ins rechts-anteriore (ra), ins rechts-posteriore (rp), ins links-mediale (lm) und ins links-laterale (ll) Lebersegment abgegeben. Ventral der Pfortader erkennt man Anschnitte des D. hepaticus (dh) oder der A. hepatica (ah). ao = Aorta; vc = V. cava.

Abb. 1

Abb. 2

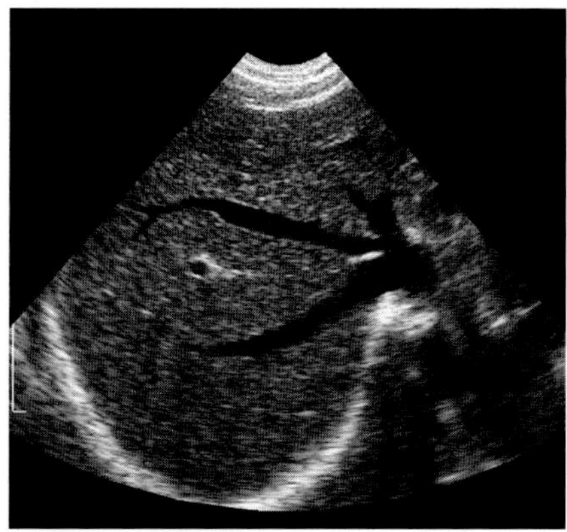

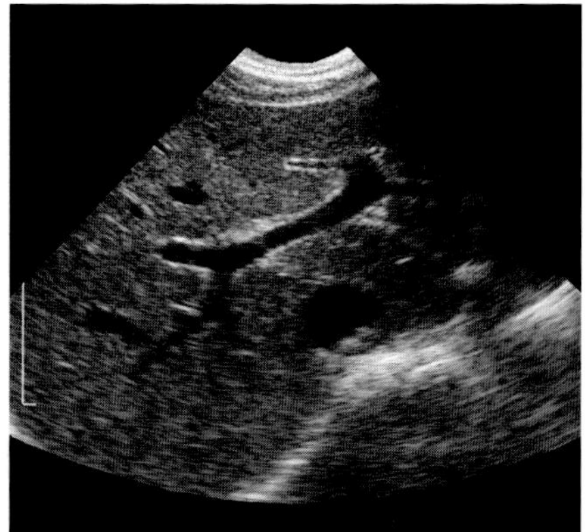

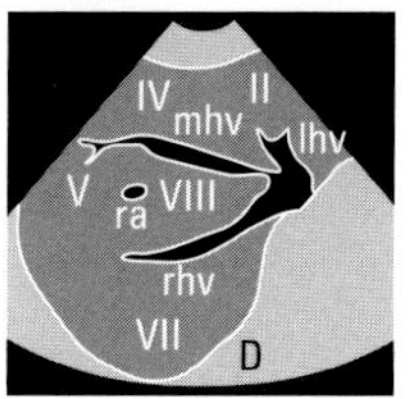

Abb. 1: Subkostalschnitt über dem Lebervenenstern: rechte, mittlere und linke Lebervene (rhv, mhv, lhv) laufen zur Vena cava. ra = Pfortaderast. II, IV, V, VII, VIII = Lebersegmente; D = Diaphragma.

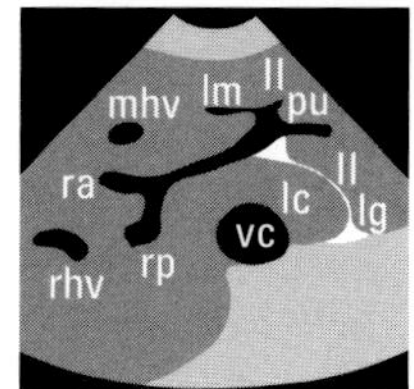

Abb. 2: Subkostalschnitt über die Lebermitte mit Pfortader: rechter anteriorer (ra) und posteriorer (rp) Ast, links-lateraler (II) und -medialer (lm) Ast mit Pars umbilicalis (pu). mhv, rhv: mittlere und rechte Lebervene. lc = Lobus caudatus; lg = Lig. hepatogastricum; vc = V. cava.

Abb. 3

Abb. 4

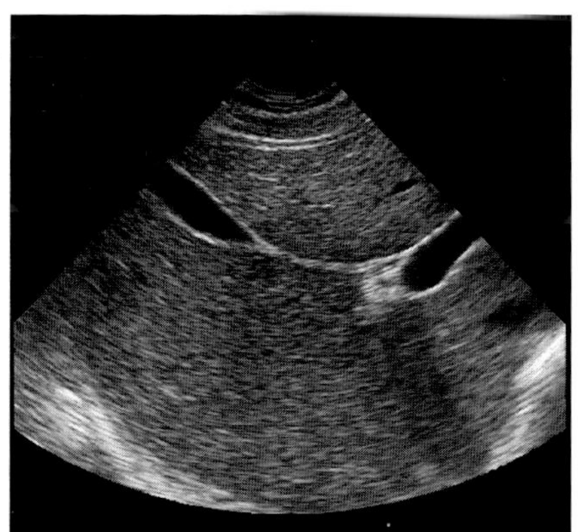

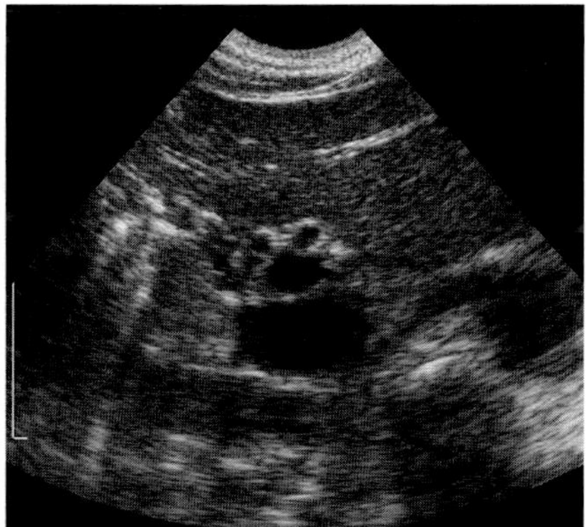

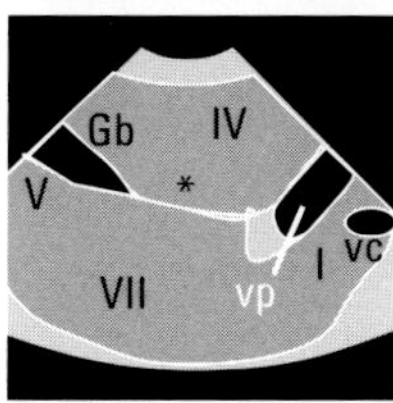

Abb. 3: Subkostalschnitt über der Interlobärfissur (*) mit Gallenblase (Gb). vp = Pfortaderast; vc = V. cava; I, IV, V, VII = Lebersegmente.

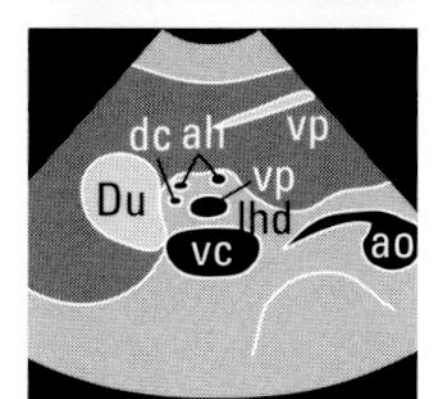

Abb 4: Subkostalschnitt über die Leberpforte. Lig. hepatoduodenale (lhd) mit V. portae (vp), rechter und linker Leberarterie (ah) und D. choledochus (dc). Du = Duodenum; ao = Aorta; vc = V. cava. In der Leber ein Pfortaderast.

Schema 29

teilt und diese wiederum Äste in das Zentrum der Lebersegmente abgeben: einen rechts-anterioren, einen rechts-posterioren, einen Ast zum Lobus quadratus, der dem ventralen Anteil des links-medialen Leberlappens entspricht und Äste zum links-lateralen Lappen. Besonders zu beachten ist die zumeist Z-förmig verlaufende Pars umbilicalis des linken Astes, die sich geradlinig in das Lig. teres mit der obliterierten Umbilikalvene fortsetzt (Abb. 2).

Die Pfortaderäste und von ihnen abgehend Bänder und Fissuren vermitteln noch weitere topographische Hilfen: Das Lig. teres trennt den Lobus quadratus vom links-lateralen Lappen; die vom rechten Hauptstamm nach lateral-ventral ziehende Interlobärfissur trennt nicht nur den rechten vom linken Lappen (in Fortsetzung der mittleren Lebervene), sondern ist auch der Ansatzpunkt für das Aufsuchen der Gallenblasenregion (Abb. 3). Von der Basis der Umbilikalportion zieht ein Reflexstreifen nach dorsal und medial: Das Lig. hepatogastricum ist die linke Begrenzung des Lobus caudatus, dem nach rechts eine sonographisch erkennbare Grenze fehlt.

Die Leberpforte

Immer noch ist der Schallkopf subkostal angelegt, also parallel zum Rippenbogen. Durch weitere Kippung nach kaudal, eventuell auch schon durch ein zusätzliches Verschieben nach kaudal und medial, verfolgen wir retrograd die V. portae aus der Leber heraus als quergetroffenes Gefäßlumen bis in die eigentliche Leberpforte im Lig. hepatoduodenale.

Schema 29 zeigt die quergeschnittene V. portae, rechts lateral und ventral den ebenfalls quergetroffenen Ductus choledochus, ventral und eher medial die sich verzweigende A. hepatica propria. Innerhalb der Leber sind die peripheren Pfortaderäste zu sehen (Abb. 4).

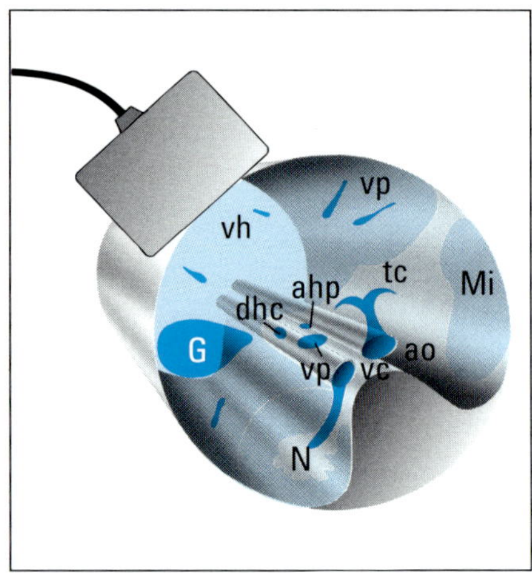

Schema 29: Leberpforte.
Der Schallkopf folgt jetzt der V. portae entgegen ihrer Flußrichtung. Er wird dann weiter nach kaudal gekippt, liegt dem Rippenbogen aber immer noch schräg parallel an. Dabei entsteht ein typischer Querschnitt durch die Leberpforte.
ao = Aorta; vc = V. cava inf.; vp = V. portae; tc = Truncus coeliacus; ahp = A. hepatica propria; dhc = D. hepatocholedochus; vh = Lebervenen; G = Gallenblase; N = rechte Niere mit Nierenvene; Mi = Milz.

Rechts neben der Leberpforte erkennt man die Gallenblase; am Unterrand des rechten Leberlappens erscheint der obere Nierenpol. Würde man weiter nach links schwenken, so könnte man den Truncus coeliacus mit seiner Aufzweigung in die A. hepatica communis und die A. lienalis erfassen.

Von der Leberpforte in die V. lienalis

Nun folgt man mit dem Schallkopf der quergetroffenen V. portae rückwärts in die V. lienalis, die entlang ihrer Achse dargestellt ist, da sie ja im Körper quer verläuft. Dazu wird der Schallkopf in eine fast transversale Achse gebracht und muß weiter nach kaudal gekippt werden.

Schema 30 zeigt die Leitstruktur der V. lienalis dorsal und kranial im Pankreas. Sie begleitet dieses Organ in dieser Position ab ihrem Abgang aus dem Milzhilus. Retropankreatisch liegen die quergetroffenen Gefäße Aorta, V. cava und A. mesenterica superior vor der Wirbelsäule. Zwischen A. mesenterica superior und Aorta zieht die linke Nierenvene in die V. cava, die vor der Kreuzung mit den beiden Arterien oft weit erscheint und links neben der Wirbelsäule fast parallel zur V. lienalis verläuft.

Das Pankreas wird ventral und kranial vom linken Leberlappen, der Pankreaskopf kranial vom Lobus caudatus der Leber begrenzt. Links neben dem Pankreaskorpus erkennt man den Magenkorpus, der den Schwanz zum großen Teil überlagert und damit der Darstellung entziehen kann. An den Magenkorpus schließt sich nach rechts das Antrum an (Abb. 5).

Rechts neben dem Pankreaskopf, diesen manchmal durch Luftinhalt überla-

Abb. 5

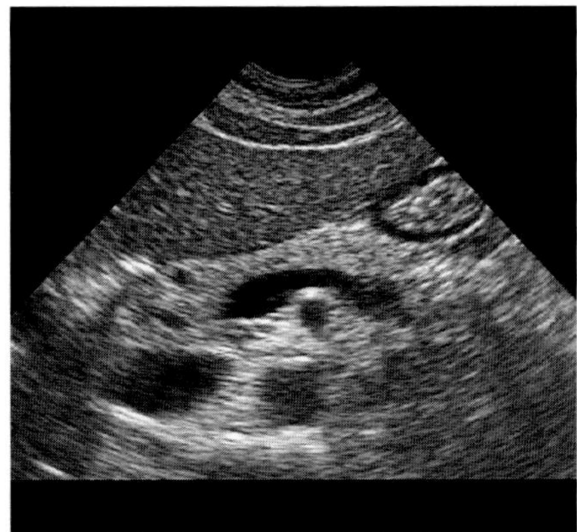

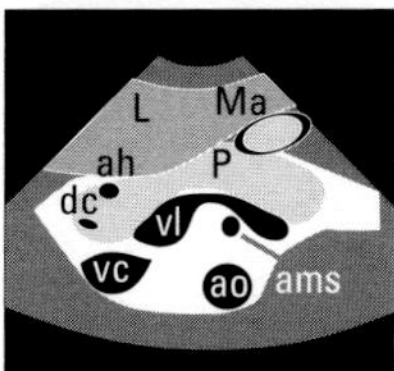

Abb. 5: Querschnitt über dem Pankreas (P). Dorsal die Vena lienalis (vl), die Aorta (ao), die V. cava (vc) und die A. mes. sup. (ams). Ventral Leber (L) und Magen (Ma). Im Pankreaskopf D. choledochus (dc) und Leberarterie (ah).

Schema 30

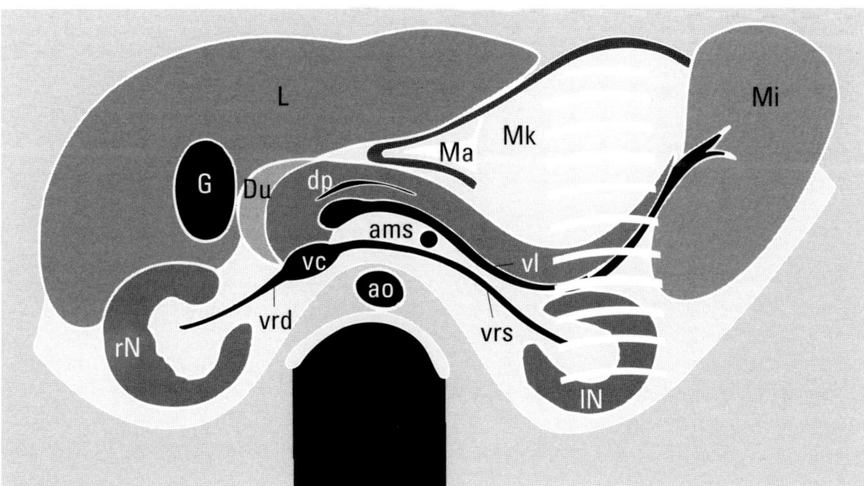

Schema 30: Vena lienalis.
Der Schallkopf folgt nun entgegen ihrer Flußrichtung der im Schrägschnitt getroffenen V. portae, bis er die V. lienalis erreicht. Dazu muß er fast in die Transversalachse des Körpers gebracht werden. Oft ist er jetzt auch nach kaudal-dorsal gekippt.
ao = Aorta; vc = V. cava; ams = A. mes. sup.; vl = V. lienalis; vrs = V. renalis sin.; vrd = V. renalis dextra; dp = D. pancreaticus; L = Leber; G = Gallenblase; Mi = Milz; Ma = Magenantrum; Mk = Magenkorpus; Du = Duodenum; rN = rechte Niere; lN = linke Niere.

gernd, findet man Bulbus und Pars descendens des Duodenum. Processus uncinatus wird der die V. mesenterica superior von hinten umgreifende Anteil des Pankreaskopfes genannt. Im Pankreas sieht man oft eine feine tubuläre Struktur, den Ductus pancreaticus, der im Korpus am besten identifizierbar ist, da er dort senkrecht beschallt wird. Außerdem ist nicht nur der dilatierte, sondern oft auch der normal weite Gallengang im Pankreaskopf als quergetroffenes Lumen erkennbar.

Abgebildet werden außerdem die kaudalen Anteile des linken und rechten Leberlappens, die quergetroffene Gallenblase, rechts subkostal die Niere mit dem Eintritt der Gefäße quer zu ihrer Organachse. Zwischen oberem Nierenpol und V. cava liegt die Region der rechten Nebenniere.

Dieser Übergang aus der intrahepatischen Pfortaderverzweigung in die V. lienalis ist der schwierigste und zugleich der ergiebigste Schritt in einem kontinuierlichen Untersuchungsablauf, der uns aus der Leberkuppel (geleitet durch den „Lebervenenstern") über die Hauptmasse der Leber ins längsgetroffene Pankreas führt und dabei alle Oberbauchorgane und Gefäße in ihrer topographischen Beziehung erfaßt.

Longitudinale Schnittführung

Aorta und V. cava sind die aufgrund ihres strengen Längsverlaufs einfach darzustellenden Leitgefäße eines Untersuchungsgangs, der im linken Leberlappen beginnt und durch Parallelverschiebung des Schallkopfes bis in die rechte Flanke führt (Schema 31). Zusätzlich bringt der Verlauf der V. portae aus der V. mesenterica superior eine weitere Gefäßachse in die Untersuchungstechnik ein.

Aus Schema 26 ergibt sich, wie die V. mesenterica superior als echofreies kompressibles Lumen noch vor der Aorta liegt, dann nach rechts vor die V. cava zieht, sich mit der V. lienalis vereinigt, als V. portae rechts dorsal neben die Hohlvene und mit einer Bewegung nach links in den linken Hauptstamm und die Pars umbilicalis verfolgt werden kann.

Abb. 6

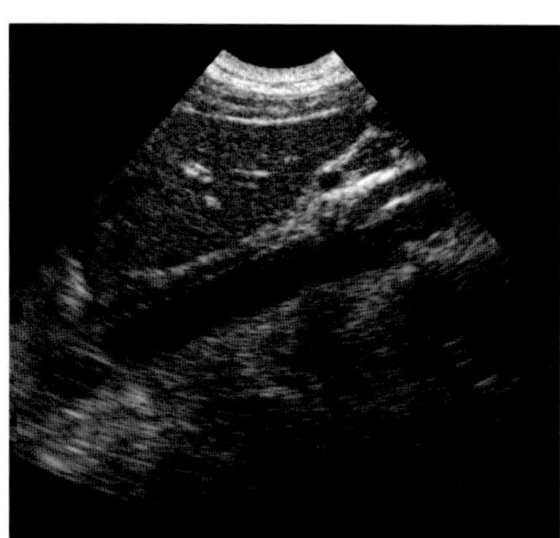

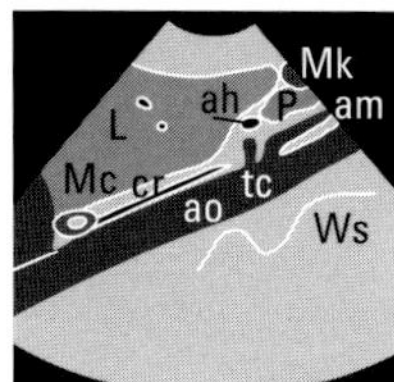

Abb. 6: Aorta. Längsschnitt über der Aorta als parallel begrenztes, nach kaudal ansteigendes Gefäß mit den Abgängen des Truncus coeliacus (tc) und der A. mes. sup. (am). L = linker Leberlappen; ah = A. hepatica; P = Pankreaskorpus; Mk = Magen; Ws = Wirbelsäule; cr = Crus diaphragmatici; Mc = Kardia.

Längsschnitt über der Aorta

Der Schallkopf wird in der Sagittalebene so unter dem Rippenbogen angelegt, daß durch leichte Kompression am unteren Ende das Herz am linken Bildschirmrand (links bedeutet im Längsschnitt kranial) sichtbar wird (Abb. 6).

Die Aorta verläuft mit zwei parallelen Grenzlinien, der vorderen und hinteren

Schema 31

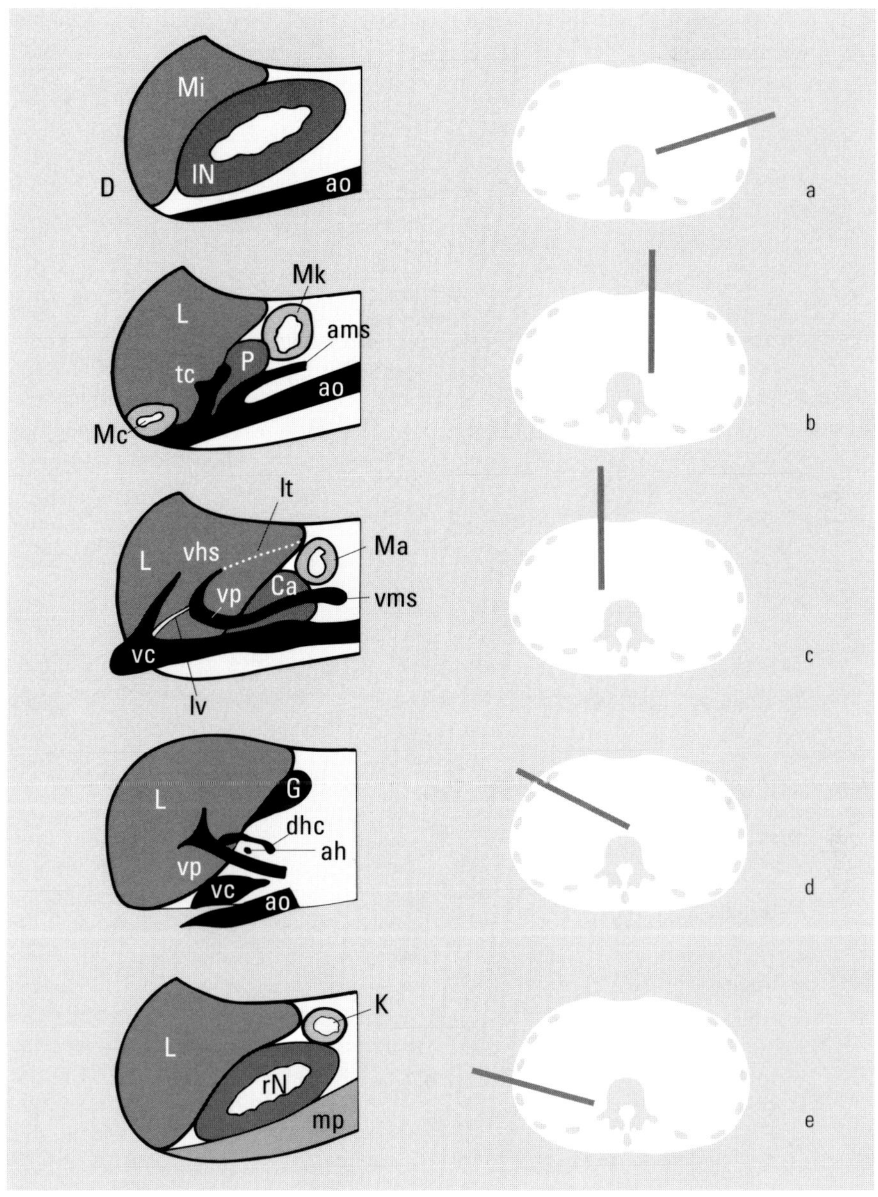

Schema 31: Die longitudinalen Schnitte

a) Flankenschnitt links: ao = Aorta; IN = linke Niere; Mi = Milz; D = Diaphragma.

b) Schnitt über der Aorta: ao = Aorta; tc = Truncus coeliacus; ams = A. mes. sup.; L = Leber; P = Pankreaskorpus; Mk = Magenkorpus; Mc = Magenkardia.

c) Schnitt über die V. cava: vc = V. cava; vhs = linke Lebervene; vp = V. portae; vms = V. mes. sup.; lv = Lig. venosum; lt = Lig. teres; L = Leber; Ca = Pankreaskopf; Ma = Magenantrum.

d) Rechtsseitiger Interkostalschnitt: ao = Aorta; vc = V. cava; vp = V. portae; ah = A. hepatica; dhc = D. hepatocholedochus; L = Leber; G = Gallenblase.

e) Flankenschnitt rechts: L = Leber; rN = rechte Niere; mp = M. psoas; K = linke Kolonflexur.

Kontur, nach kaudal und nähert sich je nach Konstitution dabei der Bauchdecke. Ihr kräftiger Puls ist gut zu erkennen. Aus ihr entwickelt sich der Truncus coeliacus, dessen weitere Verzweigungen mit dem Schallkopf verfolgbar sind: die A. gastrica sinistra kurzstreckig nach kranial, die A. hepatica communis quer getroffen nach rechts bis in die Leberpforte und die A. lienalis etwas kranial neben der V. lienalis verlaufend.
Kaudal, manchmal auch gemeinsam mit dem Truncus, entspringt die A. mesenterica superior. Sie zieht in spitzem Winkel vor die Aorta und ist nur wenig komprimierbar.
Häufig kann man die rechte Nierenarterie quer treffen und unter der Vena cava hinweg bis in ihr Zielorgan verfolgen.
Die genannten Arterien variieren allerdings in ihren Aufzweigungsmodi sehr: So kann die rechte Leberarterie aus der A. mes. sup. entspringen, die Nierenarterie ventral der V. cava verlaufen u. a. m.
Vor der Aorta liegt der linke laterale Leberlappen, dessen Form vor allem hier gut beurteilbar ist. An seinem oberen dorsalen Rand ist gelegentlich die Magenkardia als typische Kokarde (geschichtete Ringfigur) zu sehen, an seinem Unterrand ist ventral das Magenkorpus, oft nur als Luftsichel, zu suchen.
Das Pankreaskorpus liegt zwischen Truncus coeliacus und A. mesenterica superior. Weiter kaudal folgt das Colon transversum, das an seinen Luftsicheln zu erkennen ist und das die distale Aorta überlagert, bis diese im Bereich des Nabels in der Bifurkation durch leichte Drehung des Schallkopfes in die Aa. iliacae verfolgbar ist. Natürlich werden auch die noch links von der Aorta liegenden Leberanteile durch Parallelverschiebung erfaßt, bevor der Schallkopf nach rechts vor die V. cava gebracht wird.

Längsschnitt über der V. cava inferior

Kranial kann man wieder das Herz erkennen, vor allem das Durchtreten der V. cava inferior in den Vorhof. Der Zufluß der linken Lebervene wird erfaßt, die V. portae aus der V. mesenterica superior entwickelt und der Gallengang kurzstreckig vor der V. portae dargestellt.
Der Lobus quadratus und Teile des rechten Leberlappens werden untersucht. Das Lig. teres zieht zur kaudalen vorderen Leberkontur, das Lig. venosum grenzt den Lobus caudatus in der Tiefe der Leber ab. Pankreaskopf, Antrum des Magens und nach rechts Duodenum werden identifiziert.
Die V. cava unterscheidet sich auch morphologisch von der Aorta. Sie weist Kaliberschwankungen und einen typischen, der A- und V-Welle des Vorhofs entsprechenden Doppelschlag auf. Sie ist echofrei und komprimierbar, ihre Konturen verlaufen nicht parallel (Abb. 7).

Schrägschnitt über der Leberpforte

Nachdem durch weitere Parallelverschiebung nach rechts die Gallenblase und die rechte Kolonflexur erreicht wurden, verlassen wir die starre Längsorientierung und richten den Schallkopf nach inneren Leitstrukturen aus: Aus der V. mesenterica stellen wir die V. portae entlang ihrer Achse ein (sog. Schulter-Nabel-Schnitt). Dabei liegt vor der oval angeschnittenen V. cava die V. portae, rechts vor dieser der D. choledochus, vor ihr die quer getroffene, sehr variable A. hepatica. Wenn dies nicht gelingt, weil diese Strukturen auch in Inspiration nicht tief genug ins Abdomen treten, gehen wir zu den Interkostalschnitten über (Abb. 8).

Interkostalschnitte

Der Applikator wird in die Interkostalräume, parallel zu den Rippen, pla-

Abb. 7

Abb. 8

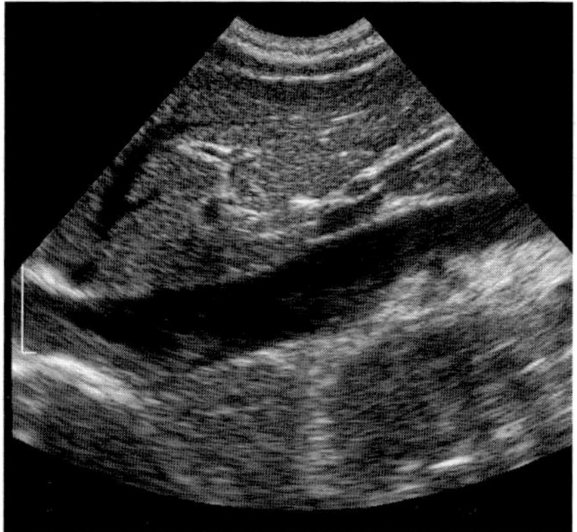

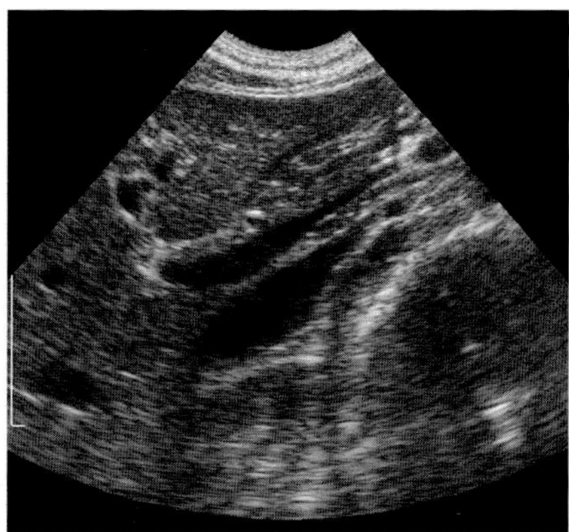

Abb. 7: Longitudinalschnitt über der V. cava (vc): vp = Vena portae intra- und extrahepatisch; ah = Leberarterie; lhv = linke Lebervene. Dorsal das Segment VII. Dorsal kreuzt die rechte Nierenarterie (ard).

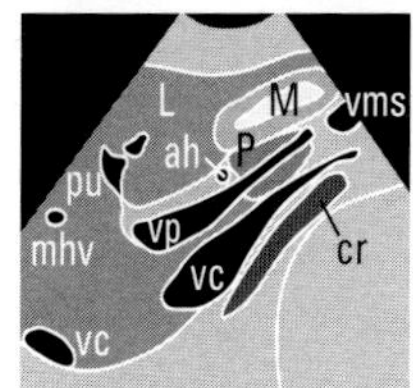

Abb. 8: Schräger Längsschnitt („Schulter-Nabel") über dem Verlauf der V. portae (vp) aus der V. mes. sup. (vms) in die Leber (L) zur Pars umbilicalis (pu). vc = V. cava; cr = Crus diaphragmatici; ah = A. hepatica; mhv = mittlere Lebervene; P = Pankreas; M = Magen.

Abb. 9

Abb. 10

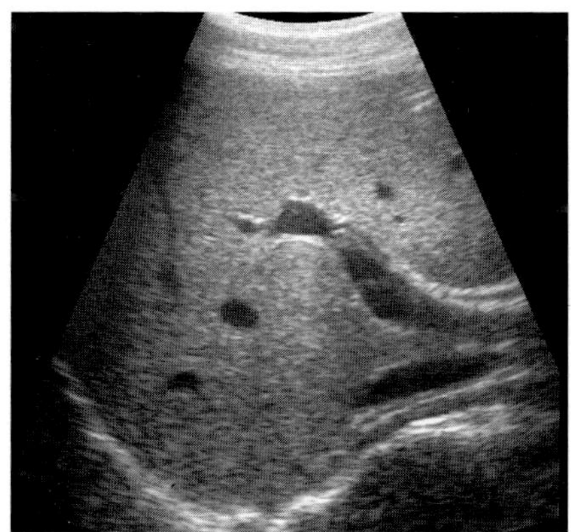

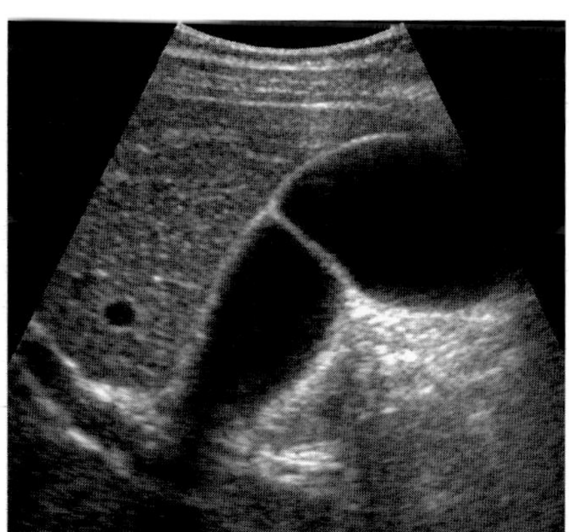

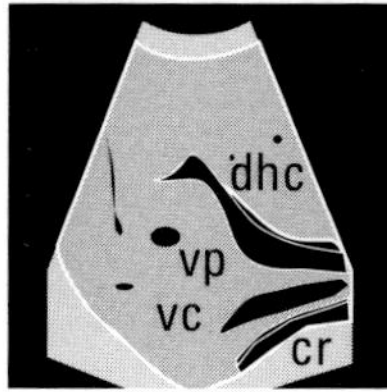

Abb. 9: Interkostalschnitt über der Pfortader (vp). Ventral der Hauptgallengang (dhc). Dorsal-medial die V. cava (vc); dahinter das Crus diaphragmatici (cr). Angeschnittene Lebervenenäste. Die Schallrichtung ist von ventral-lateral nach dorsal-medial im Interkostalraum.

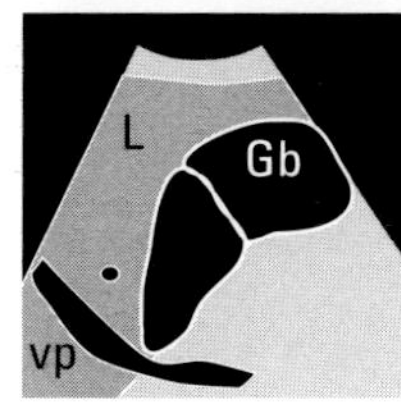

Abb. 10: Nach medial-dorsal gerichteter schräger Längsschnitt über der Gallenblase (Gb), wodurch die Pfortader (vp) in ihrem Eintritt in die Leber (L) abgebildet wird. *(Bild: W. Wermke).*

ziert. Diese Schnitte werden ventral, etwa in der Medioklavikularlinie, begonnen und es wird nach lateral von Interkostalraum nach Interkostalraum verschoben, bis die störende Lunge aus dem Bild verschwindet (Abb. 9).
Dadurch ist es möglich, die V. portae langstreckig extra- und intrahepatisch zu verfolgen, und zwar ihren rechten Hauptstamm.
Der Ductus hepatocholedochus ist hier sicher zu identifizieren, zumeist schon in normaler Weite, erst recht aber wenn er dilatiert ist.
D. cysticus und Gallenblasenhals, aber auch die ganze Gallenblase, sind gut zu untersuchen (Abb. 10). Durch Verschieben und fächerförmiges Kippen des Applikators kann man große Anteile des Leberparenchyms, vor allem die rechts und subphrenisch gelegenen, erfassen.
Die V. cava erscheint in diesen Schnitten als oval getroffenes Lumen. Selten kann man über den Wirbelkörper auf die linke Seite hinüber zur Aorta schallen, die dann „hinter" der V. cava erscheint.

Längsschnitt der rechten Flanke

Schon im Interkostalschnitt erscheint lateral die rechte Niere. Der Schallkopf wird nun in deren Längsachse gekippt, wodurch wieder Rippenschatten ins Bild kommen. Die typische Längsachse der Niere mit dem von Parenchym umgebenen Sinus schreibt die Lage des Applikators vor, der somit im Normalfall leicht nach kaudal-ventral gehalten werden muß (siehe Kapitel Niere).
Da von lateral nach medial geschallt wird, erscheint hinten im Bild, medial der Niere, der M. psoas, auf dem diese sich bei der Atmung verschiebt (Abb. 11).

Längsschnitt der linken Flanke

In gleicher Weise wird die linke Niere zuerst im Längsschnitt untersucht:

Abb. 11

Abb. 12

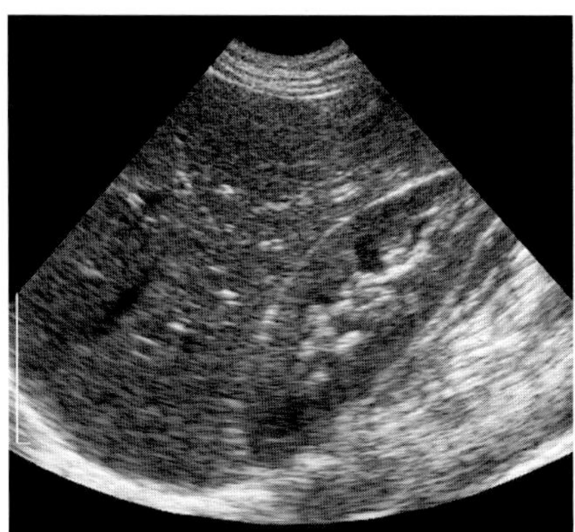

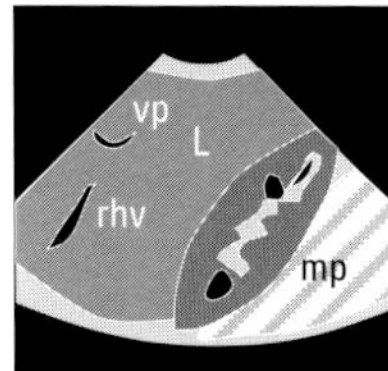

Abb. 11: In der rechten Flanke folgt auf die Leber (L) mit rechter Lebervene (rhv) und Pfortaderast (vp) die Niere. In ihr lassen sich das Rindenparenchym von den zystisch wirkenden Pyramiden und dem verzweigten echoreichen Sinus abgrenzen. Medial, im Bild hinten, folgt der M. psoas (mp).

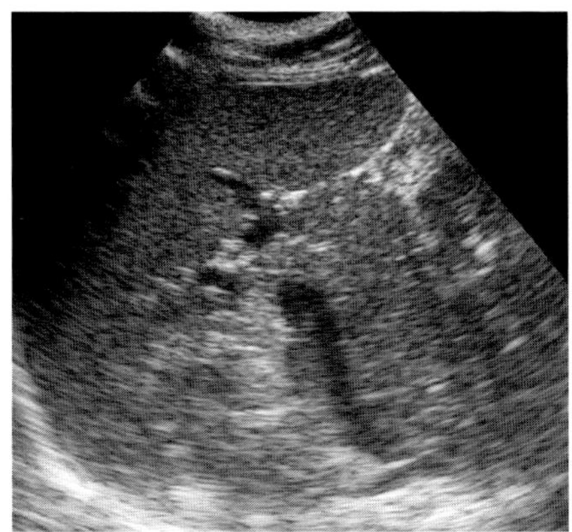

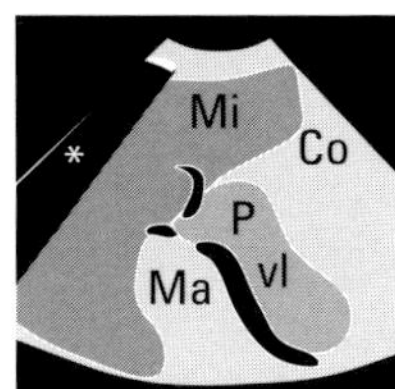

Abb. 12: Milz im Interkostalschnitt links. Die kranialen Abschnitte sind von einem Rippenschatten (*) überlagert. In der Milz (Mi) und kranial des Pankreasschwanzes (P) läuft die Milzvene (vl). Medial der Milz der Magenkorpus (Ma) und kaudal das Kolon (Co).

Wenn das typische Oval mit dem echostarken Sinus eingestellt ist, weist der Applikator am unteren Ende etwas nach ventral, der Achsenrichtung der Niere entsprechend.
Die Milz liegt kranial der Niere. Durch die Milz kann man medial-ventral Magenanteile sehen, nach kaudal-ventral schließt die linke Kolonflexur an. Die linke Nebennierenregion liegt zwischen oberem Nierenpol und Aorta (Abb. 12).

Querschnitt der linken Flanke

Oft ist eine Rechtsseitenlage des Patienten nötig, um senkrecht zur beschriebenen Längsachse die Querachse der linken Niere und der Milz darzustellen. Im Interkostalschnitt können die Milz und der Milzhilus mit Pankreasschwanz gezielt untersucht werden. Der subphrenische Raum ist oft von der Lunge, die in den Sinus phrenicocostalis tritt, also durch Luft, überlagert. Die Milz wird dadurch nicht immer ganz eingesehen.

Bänder und Spalträume im Abdomen

Für die topographische Zuordnung pathologischer Veränderungen ist die Kenntnis der Bänder und Spalträume des Abdomen wichtig (Schema 32).
Die ventrale Aufhängung der Leber ist das Lig. falciforme, von dem der verdickte kaudale Rand, das Lig. teres regelhaft im Längs- und Querschnitt sichtbar ist. Das Lig. hepatoduodenale entspricht der Leberpforte. Es ist Teil des Lig. hepatogastricum (Omentum minus), das als echoreiche Verbindung

Schema 32

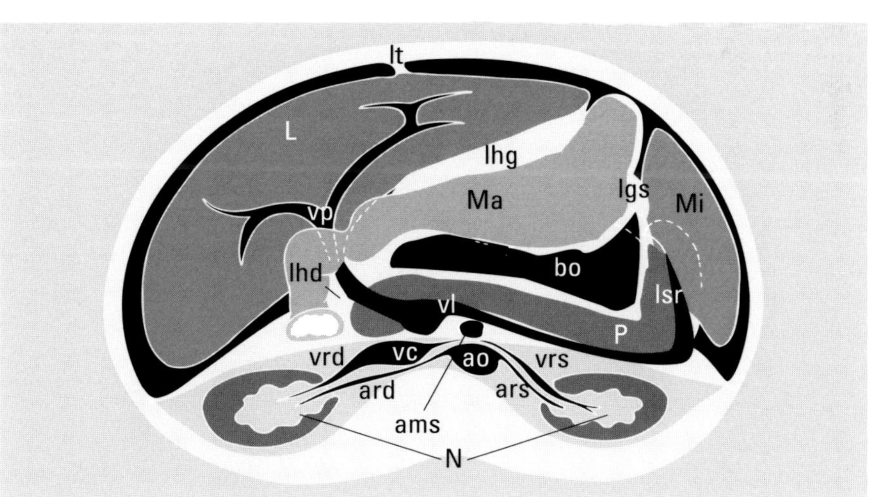

Schema 32: Organe und Organverbindungen im oberen Abdomen
lt = Lig. teres; lhg = Lig. hepatogastricum; lhd = Lig. hepatoduodenale; lgs = Lig. gastrosplenicum; nicht gezeigt: Lig. gastrocolicum (Omentum majus) und Lig. splenocolicum.
lsr = Lig. splenorenale; bo = Bursa omentalis; L = Leber; Ma = Magen; Mi = Milz; P = Pankreas; N = Nieren.
vp = Vena portae; vl = Vena lienalis; vc = Vena cava; vrd, vrs = Vena renalis dextra und sinistra; ao = Aorta; ard, ars = Arteria renalis dextra und sinistra.

von Leber und Magen besonders gut bei Flüssigkeit in der Bursa omentalis sichtbar ist. Das Lig. gastrosplenicum wird nur bei flüssigkeitsreicher Bursa und ventralem Aszites gut sichtbar. Das Lig. splenorenale entspricht dem Verlauf des Pankreasschwanzes in den Milzhilus. Das Lig. splenocolicum ist in einer echoreichen Platte zwischen Milz und Kolon im linken nach ventral gerichteten Interkostalschnitt repräsentiert. Sonstige Rezessus werden bei Aszites sichtbar.

Leber

Topographie

T

Schema 33

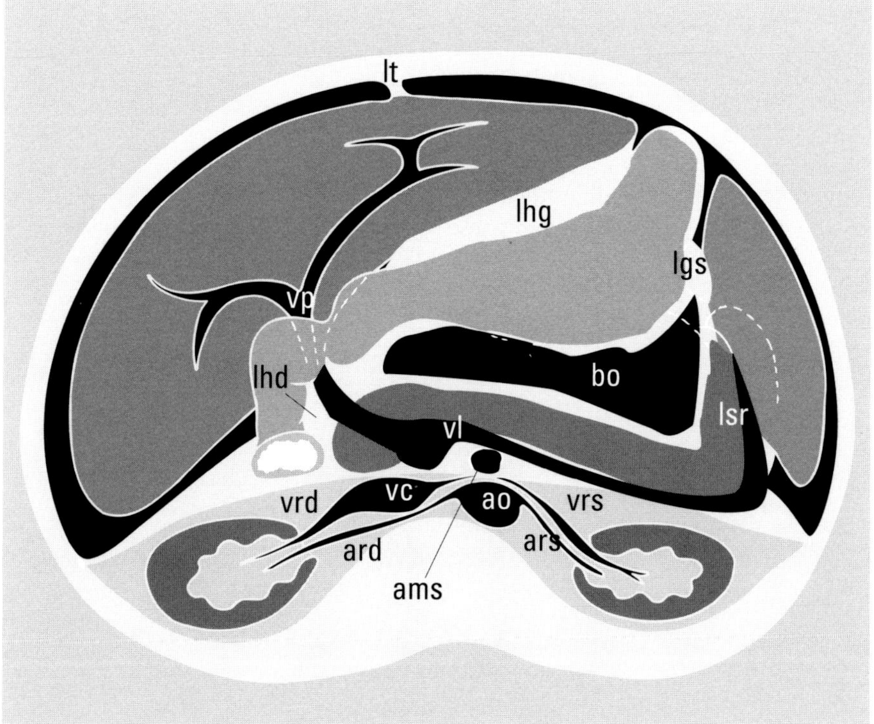

Schema 33: Die Lagebeziehungen der Leber im Oberbauchquerschnitt.
ao = Aorta; vc = V. cava; vp = V. portae; vl = V. lienalis; ams = A. mes. sup.; vrd, vrs, ard, ars = Aa. und Vv. renales; bo = Bursa omentalis; lt = Lig. teres und falciforme; lhd = Lig. hepatoduodenale; lhg = Lig. hepatogastricum; lgs = Lig. gastrosplenicum; lsr = Lig. splenorenale.

Die Leber liegt intraperitoneal in der Kuppel des rechten und partiell auch des linken Zwerchfells. Mit diesem ist sie in der Pars affixa bindegewebig verbunden; mit der Bauchdecke durch das Ligamentum falciforme und dessen verdickten kaudalen Anteil (Ligamentum teres).

Zum Magen zieht das Ligamentum hepatogastricum (Omentum minus), zum Pankreas das Ligamentum hepatoduodenale (Leberpforte).

Die Lebervenen drainieren direkt in den Retroperitonealraum. Teile der Leber (Segment VII) findet man dorsal der Vena cava.

Manchmal reicht der linke laterale Leberlappen bis über die Milz in die linke Flanke.

Oberhalb der Leber sind der Pleura- und der Perikardspalt zu beachten, dorsal und lateral der Leber die rechte Niere und Nebenniere. Benachbarte Darmabschnitte sind das proximale Duodenum und die rechte Kolonflexur.

Bei partiellem oder komplettem Situs inversus kehren sich die topographischen Verhältnisse um.

Leber

A Anatomie

Der anatomische Aufbau der Leber ist durch ihre Gefäßarchitektur bestimmt. Pfortaderäste, Gallengänge und Leberarterien verlaufen gemeinsam und teilen sich segmental in der Leber auf. Ihre peripheren Verzweigungen liegen im Zentrum der Segmente, die Lebervenenstämme zwischen den Segmenten. Der Lobus caudatus (Segment I) nimmt unter den Lebersegmenten eine Sonderstellung ein, da er variabel aus der Pfortader versorgt wird und separat in die Vena cava drainierende kleine Lebervenen besitzt.

Die drei Hauptstämme der **Lebervenen** münden sternförmig in die V. cava. Sie enden kranial dorsal und kommen von ventral (linke Lebervene), von ventrallateral (mittlere Lebervene) und lateral (rechte Lebervene). Die linke Lebervene vor allem variiert in Verlauf und Anzahl erkennbarer Seitenäste deutlich. Bei asthenischen Menschen mit einer nach links lateral über die Milz reichenden Leber kommt sie von links lateral. Umgekehrt sind die Lebervenen bei Pyknikern und einer rechts unter dem Rippenbogen versteckten Leber

Schema 34

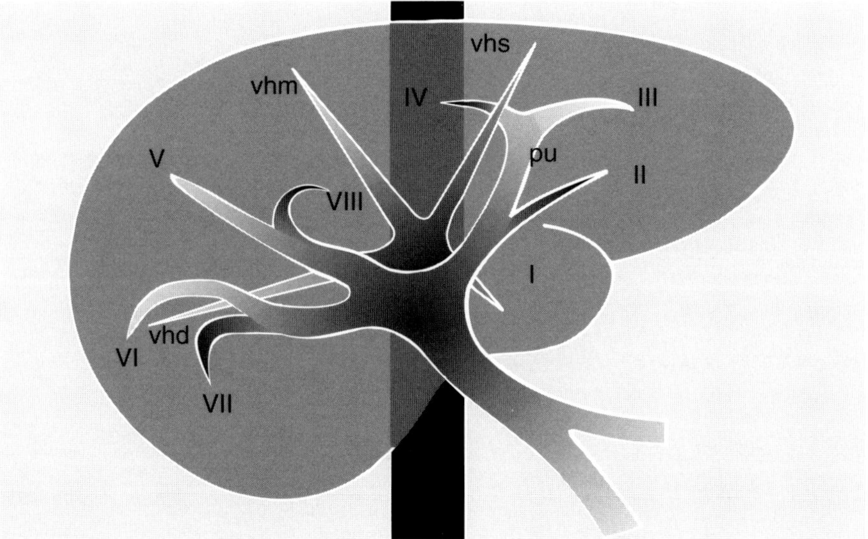

Schema 34: Lebersegmentanatomie
Die Aufteilung in rechten und linken Leberlappen ermöglicht eine Linie, die von der mittleren Lebervene (vhm) zur Interlobärfissur und Gallenblase gezogen wird. Die rechte Lebervene (vhd) unterteilt den rechten Leberlappen in ein anteriores oder auch mediales und ein posteriores oder auch laterales Segment. Die linke Lebervene (vhs) unterteilt den linken Leberlappen in ein mediales und ein laterales Segment. Die Pfortaderäste ziehen in die Segmente der Leber hinein.
Die Segmente werden nun entgegen dem Uhrzeigersinn numeriert: Segment I entspricht dem Lobus caudatus, Segment II dem kranialen und dorsalen linkslateralen Segment, in das der Pfortaderast vom Fuß der Pars umbilicalis (pu) verfolgt werden kann. Segment III schließt sich kaudal-ventral an und wird vom Pfortaderast aus der Spitze der Pars umbilicalis gespeist, während nach rechts von gleicher Stelle der Segmentast ins Segment IV zieht. Auf der rechten Seite spaltet sich der anteriore Zweig der rechten Pfortader in ein kaudales ventrales Segment V und ein kraniales dorsales Segment VIII, sowie der posteriore Zweig in ein ventrales Segment VI und ein dorsales Segment VII auf.

gegen die Uhr gedreht und weisen nach lateral.
Die **Pfortader** stammt aus der Vereinigung von V. lienalis und V. mesenterica superior. Sie erreicht die Leber über das Ligamentum hepatoduodenale: Dies entspricht dem Mesenterium der Leber, der Pforte, die zum Leberhilus führt. Zugleich ist es der laterale rechte Rand des Omentum minus (Lig. hepatogastricum) und dadurch eine Verbindung zu intraperitoneal gelegenen Organen wie dem Magen, dem Kolon und indirekt der Milz.
Die Pfortader teilt sich in einen rechten und linken Hauptstamm. Der rechte Ramus principalis zweigt sich weiter in einen rechts anterioren und posterioren Ast auf, diese wieder in Segmentäste (V-VIII). Der linke Ramus principalis versorgt manchmal zuerst den Lobus caudatus (I), sodann im Bereich der Pars umbilicalis die links lateralen Segmente (II und III) und wendet sich dann nach medial in die Segmente IVa und IVb.
Die **Leberarterie** entspringt der A. hepatica communis, die meist aus dem Truncus coeliacus stammt, seltener aus der A. mesenterica superior. Hier gibt es noch andere Varianten. Die A. hep. communis gibt die A. pancreaticoduodenalis ab, die am lateralen Rand des Pankreaskopfes entlang läuft, und die A. hepatica propria, die ventral die V. portae begleitet und sich variabel in ihre Hauptstämme aufteilt.
Auch die **Gallengänge** begleiten die Pfortaderäste, vereinigen sich ventral vor ihr im Leberhilus, liegen im Lig. hepatoduodenale eher lateral-ventral von der Pfortader und biegen im Pankreaskopf nach dorsal-lateral ab. Der Ductus cysticus schließt sich dem Ductus hepaticus communis unterschiedlich tief in der Pforte an; dabei kommt er meist von dorsal und lateral aus dem Infundibulum der Gallenblase.
Sonographisch erkennbare **Fissuren und Bänder** sind die erwähnte Interlobärfissur, das Lig. teres, das Lig. hepatoduodenale und das Lig. hepatogastricum. Dessen kranialer Anteil kann in die Leber hinein verfolgt werden als ein zur Magenkardia nach kranial, links und dorsal ziehendes Band. Es begrenzt im Transversalschnitt den Lobus caudatus nach links und überdacht ihn im Längsschnitt. Hier erstreckt es sich vom Pfortaderhauptstamm nach kranial zur V. cava (Lig. venosum).

Normalbefund

Größe
Die Lebergröße kann nur geschätzt werden, da man vor allem die vergrößerte Leber selten ganz ins Bild bekommt. Die maximale Länge und Tiefe beträgt 14 bzw. 12 cm (gemessen in der MCL) (Abb. 13).
Um den Variationen von einer langen, schmalen bis zu einer kurzen, aber tiefen Leber gerecht zu werden, kann man die Summe beider Maße bilden: Sie sollte unter 20 cm betragen. Reproduzierbare Meßorte sind:

- Tiefendurchmesser des linken Leberlappens im epigastrischen Winkel
- Querdurchmesser des L. caudatus
- Lot, das im Interkostalraum von der Leberkontur auf den Eintrittspunkt der V. portae in die Leber gefällt wird (Abb. 14).

Wichtig ist das Verhältnis der Lappen zueinander: Im Falle chronischer Lebererkrankungen wird der linke im Vergleich zum rechten Leberlappen manchmal deutlich größer, vor allem der Lobus caudatus.

Leber

Form und Kontur
Die normale Leberform ist gerade bis konvex, sie ist vom Schallkopf verformbar und wird dann ventral konkav. Die Ränder sind spitz (Abb. 15).
Eine steilgestellte normale Leber kann abgerundet wirken.
Die Kontur der Leber ist glatt. Physiologisch eingekerbt ist sie an der großen Interlobärfissur, am Gallenblasenlager, am Lig. venosum.
Akzessorische Leberlappen gehen vom linken lateralen Leberlappen nach dorsal und kaudal aus. Vom L. caudatus schiebt sich manchmal der Processus papilliformis über den Pankreaskopf. Als Riedel-Lappen wird ein weit nach kaudal reichender rechter Leberlappen bezeichnet, der den unteren Pol der rechten Niere überragt. Häufig ist dann der linke Leberlappen nur gering ausgebildet.

Echomuster
Die normale Leber ist mäßig echogen und homogen.
Hinter Rippenschatten, hinter den Periportalfeldern und Bändern kann sie artefiziell echoarm werden (Abb. 16).

Architektur
Die Lebergefäße, die Ligamenta und Fissuren und die Proportionen der Leberlappen sind die sonographischen Architekturmerkmale.

Abb. 13
Abb. 14

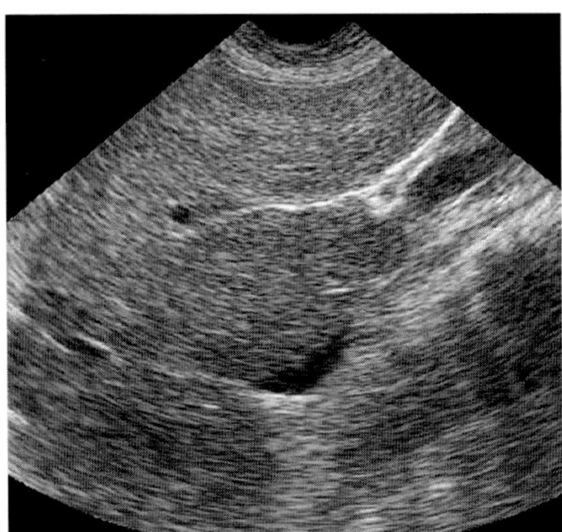

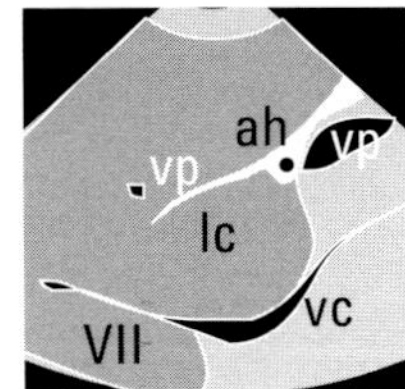

Abb. 13: Vergrößerte Leber. Die genaue Ausmessung des Längsdurchmessers ist schwierig, da trotz eines nur bei wenigen Geräten vorhandenen 105°-Schallwinkels nicht das ganze Organ erfaßt wird. Die individuelle Verlaufsbeurteilung wäre aber möglich, indem man den Lobus caudatus (lc) standardisiert ausmißt. Längsschnitt über einer komprimierten V. cava (vc). vp = V. portae; ah = A. hepatica; VII = Segment VII.

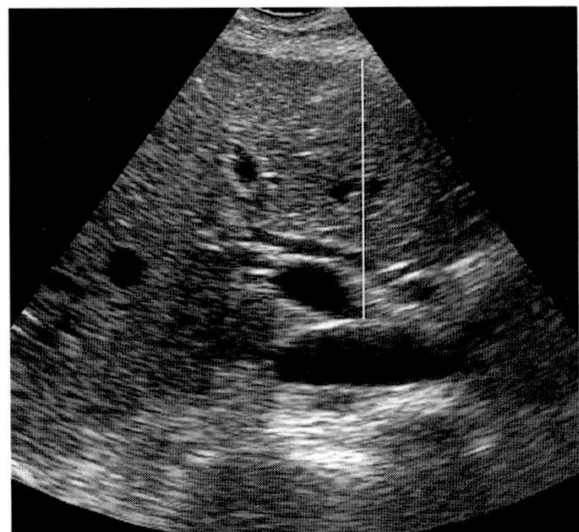

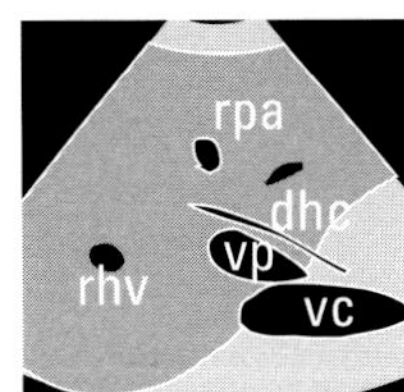

Abb. 14: Interkostalschnitt zur Festlegung eines reproduzierbaren Maßes für die Lebergröße im individuellen Verlauf. In einem definierten Interkostalraum wird das Lot von der Leberkontur zum Eintrittspunkt der V. portae (vp) in die Leber gefällt.
rpa = anteriorer rechter Pfortaderast; rhv = rechte Lebervene; dhc = Ductus hepaticus communis; vc = V. cava.

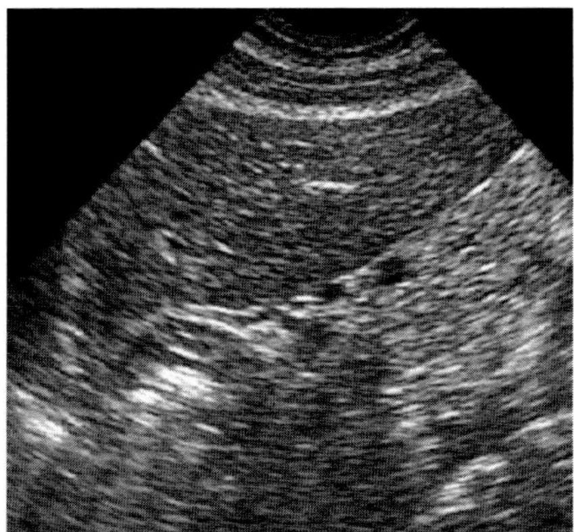

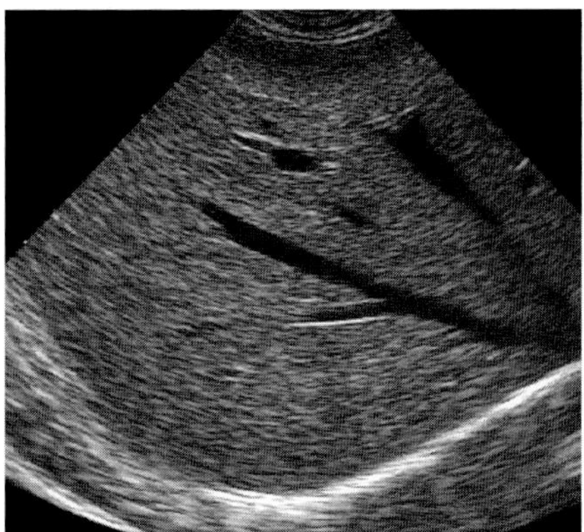

Abb. 15

Abb. 16

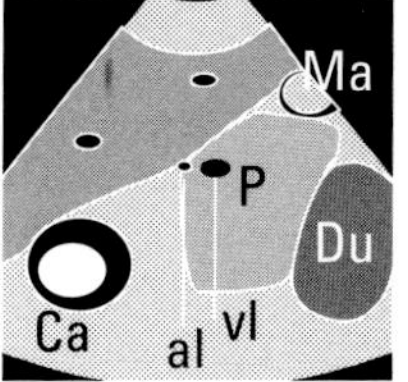

Abb. 15: Längschnitt lateral der Aorta über dem linken Leberlappen. Die Kontur der Leber läßt sich hier am ventralen Peritonealspalt bei Atmung gut beurteilen, sowie dorsal vor dem Pankreas. Der proximale Pankreasschwanz läßt sich in diesem leicht nach links lateral gekippten Schnitt gut bis zu seinem tiefsten Punkt verfolgen, von wo das Pankreas dann im Lig. splenorenale zum Milzhilus hin ansteigt (und von lateral durch die Milz dargestellt wird). Der Magen ist mit der Kardia (Ca) dargestellt, zieht dann in einem Bogen nach lateral und wird wieder im Korpus (Ma) erfaßt. Der IV. Teil des Duodenum (Du) vor dem Übergang ins Jejunum wird oft als echoarmer Pseudotumor des Pankreas abgebildet. al und vl = A. und V. lienalis.

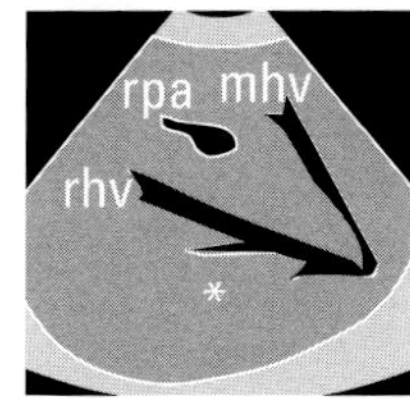

Abb. 16: Das normale Echomuster ist homogen, gleichmäßig, mittelstark und eher fein. Durch den automatischen Tiefenausgleich der im Gewebe entstehenden Schallabschwächung bleibt die Echogenität bis in die Tiefe die gleiche. Ein senkrecht vom Schallstrahl getroffener Lebervenenast (*) hat aus physikalischen Gründen eine deutliche echoreiche Kontur (wenig Streuung, viel Reflexion). rpa = rechter anteriorer Pfortaderast; rhv, mhv = rechte und mittlere Lebervene.

Untersuchungstechnik

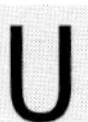

Im Kapitel über sonographische Anatomie haben wir erläutert, wie eine gefäßorientierte Untersuchungstechnik eine systematische Untersuchung der Leber erlaubt.

In **Längsschnitten** beim liegenden Probanden werden dazu die Aorta und die V. cava benutzt. Von hier aus verschieben wir den Schallkopf in strenger Längsrichtung bis in die rechte Flanke und vollziehen damit eine Kreisbewegung über den rechten Oberbauch, als deren Mittelpunkt die V. cava angesehen werden kann.

Schräge Längsschnitte in der Achse der V. mesenterica superior zur Pfortader, sowie in den Interkostalräumen über der Achse V. portae – Ramus dexter erlauben eine auf die wesentlichen Gefäße der Leber gerichtete Untersuchungstechnik.

Im **Subkostalschnitt** über der Leber wird zuerst ihr kranialer Anteil mit den Lebervenen eingestellt. Darauf wird

der Schallstrahl nach kaudal gekippt, über die intrahepatische Pfortaderverzweigung, dann in die quer getroffene Leberpforte, zuletzt in den Konfluensbereich.
Der linke laterale Leberlappen wird vor allem bei schlanken Menschen durch einen linksgerichteten Subkostalschnitt erfaßt.

Eine Umlagerung des Patienten, Untersuchung bei tiefstehendem Zwerchfell (in Inspiration und bei herausgedrücktem Bauch) und vor allem im Stehen erleichtern die Untersuchung.
Eine systematische Untersuchung der Leber schließt die Analyse der Pfortaderzuflüsse und allfälliger Kollateralen bis zur Milz sowie die gezielte Beurteilung der Leberarterien ein.

P Allgemeine sonographische Pathologie

Schema 35

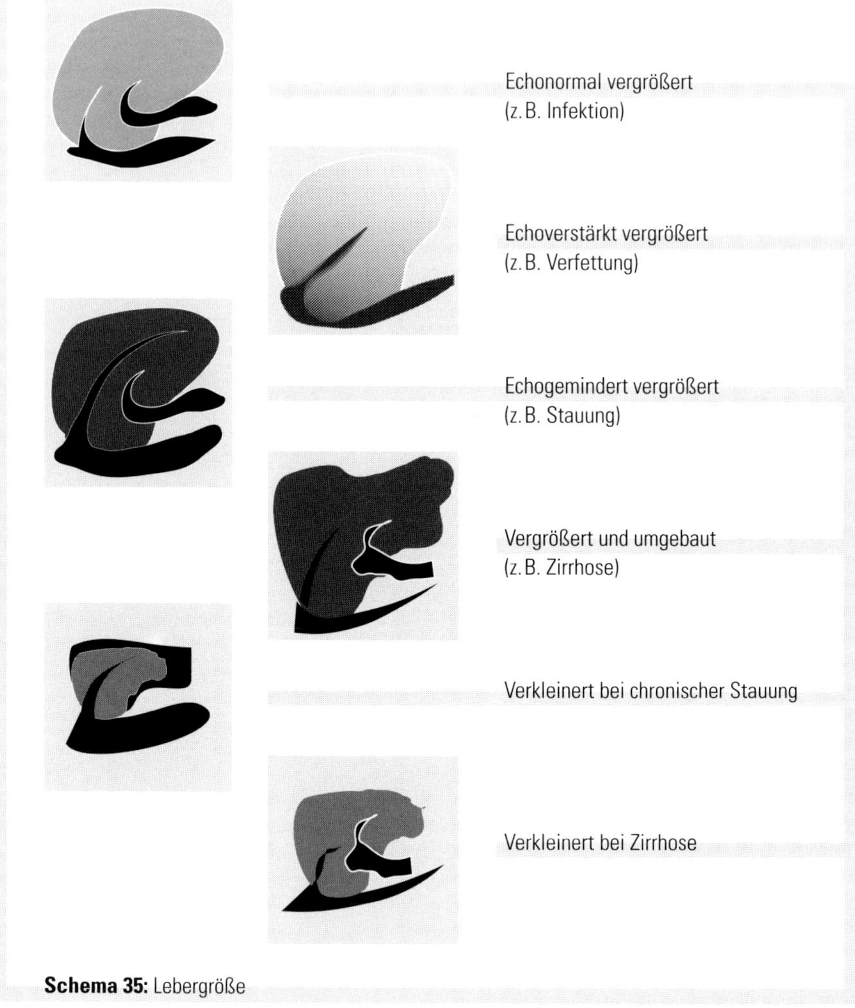

Schema 35: Lebergröße

Größe
Eine Lebervergrößerung hat verschiedene Ursachen:
- akute Infektionskrankheiten mit Leberbeteiligung oder primäre Hepatitiden meist ohne Änderung von Echogenität oder Architektur, mit abgerundeter Form, jedoch normaler Kontur und Verformbarkeit
- Stoffwechselerkrankungen wie die Fettleber, Hämochromatose oder Porphyrie, bei denen zugleich die Echogenität zunimmt oder inhomogen wird
- vaskuläre Erkrankungen mit Erhöhung des Lebervenendrucks wie die kardiale Stauung oder umgekehrt der Lebervenenverschluß, wobei die Echogenität und später auch Form und Kontur beeinflußt werden
- Leberzirrhosen, die durch die gleichzeitigen Umbauvorgänge an Form, Kontur und Gefäßarchitektur gekennzeichnet sind.

Einige Erkrankungen verkleinern die Leber:
- die chronische kardiale Stauung mit Umbau im Sinne der Cirrhose cardiaque
- die Leberzirrhose im Endstadium. Hier sind neben dem Umbau der Form und Gefäßarchitektur ausgeprägte Disproportionen der Lebersegmente zu sehen.

Form und Kontur
Nimmt das Volumen der Leber zu, ändert sich auch die Leberform: Die vergrößerte Leber ist abgerundet. Dies betrifft auch den L. caudatus.
Bei vermehrter Konsistenz ist die Leber weniger verformbar.
Bei Umbau der Leber durch Zirrhose, bei chronischem Lebervenenverschluß, durch chronische kardiale Stauung werden die Ränder plump aufgeworfen, gut sichtbar am linken Lappen.
Es entsteht eine unterschiedlich grobe

Schema 36

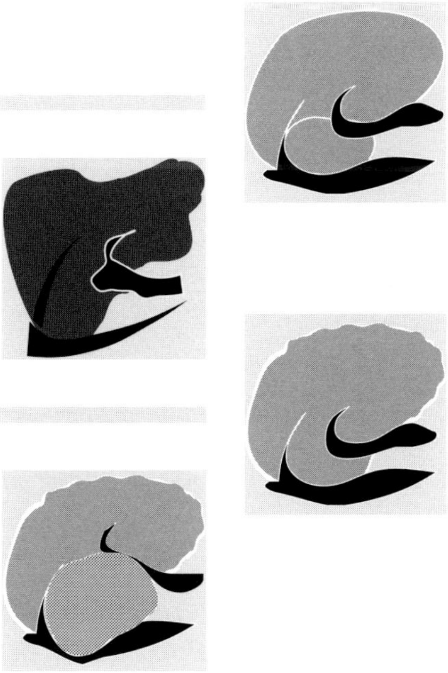

Abgerundet mit glatter Kontur, verformbar (z. B. Fettleber)

Grobhöckrig umgebaut (grobknotige Zirrhose)

Feinhöckrig umgebaut (kleinknotige Zirrhose)

Segmentgröße disproportioniert (Zirrhose, chronischer Lebervenenverschluß)

Schema 36: Form- und Konturänderungen

Höckerung. Der Kapselreflex wird inhomogen verdickt. Nach Infarkten und Abszessen kann die Kontur narbig eingezogen sein (Schema 36).

Echomuster

Bei vielen Erkrankungen wird die Leber stärker echogen, oftmals auch mit gröberer und inhomogener Struktur.

Der Begriff „echoreich" ist eine Vereinfachung. Mit neueren Geräten und wenn man gezielt höhere Frequenzen einsetzt, versucht man genauer zu beschreiben: die Echogenität, die Grobheit oder Körnigkeit, die Verteilung der Reflexe.

So unterscheiden wir ein homogen verstärktes „echoreiches" Muster bei Fettleber von einer inhomogenen Echostruktur.

Schwächer echogen wird die Leber bei kardialer Stauung oder einigen Formen der (postnekrotischen) Zirrhose, hier mit einem groben und ungleichmäßigen Echomuster.

Das Echomuster kann inhomogen sein: entweder weil die einzelnen Reflexe in der ganzen Leber ungleichmäßig in Stärke und Körnigkeit sind oder weil ganze Segmente oder umschriebene Areale eine ungleiche Echogenität aufweisen.

Diese herdförmigen Befunde bei diffusen Leberkrankheiten (wie die inhomogene Verfettung, die Narben- oder die Porphyrieleber) sind von eigentlichen

Schema 37

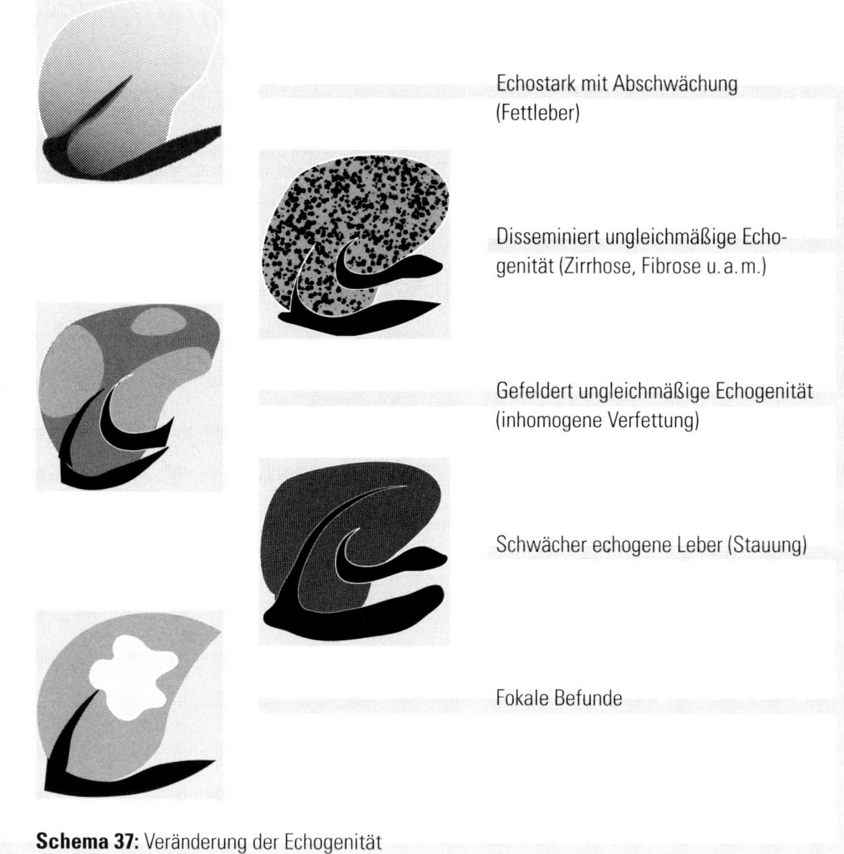

Schema 37: Veränderung der Echogenität

Schema 38

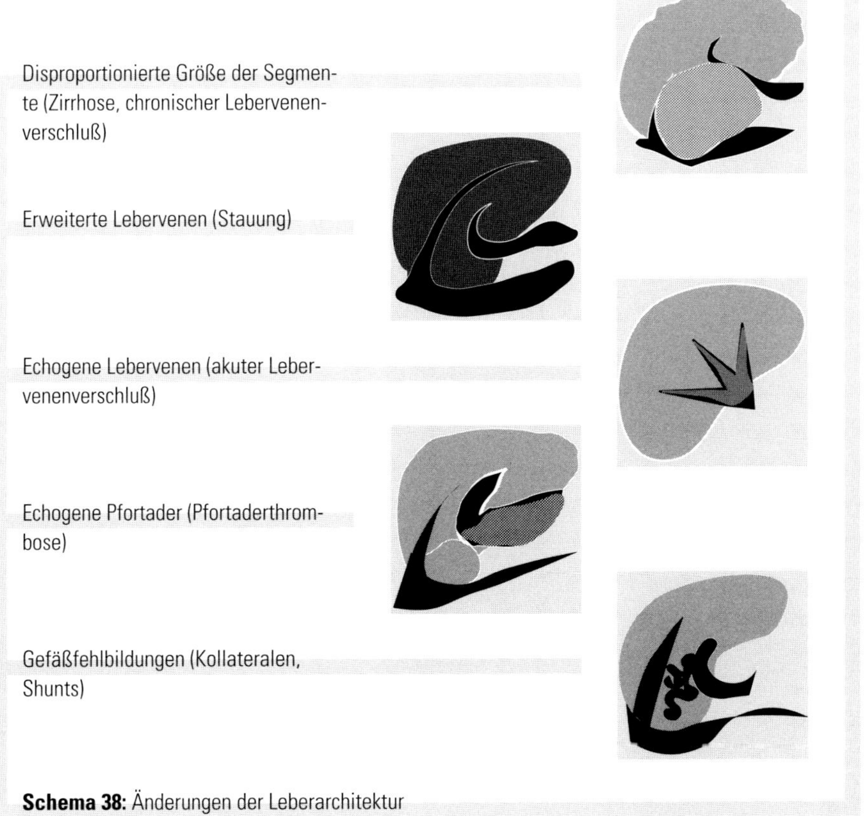

Schema 38: Änderungen der Leberarchitektur

Raumforderungen (wie Tumoren) oder fokalen Prozessen (wie Abszessen) zu unterscheiden (Schema 37).

Architektur

Leberkrankheiten wie die Zirrhose haben Auswirkungen auf die Gefäßarchitektur.

Vaskuläre Erkrankungen nehmen von den Gefäßen ihren Ausgang (Stauungsleber, Lebervenenverschluß, Pfortaderthrombose) und verändern sekundär die Segmentarchitektur, die Form, Kontur und Echogenität.

Es gibt noch weitere wichtige Veränderungen an den Lebergefäßen wie Varianten der Gefäßversorgung, intrahepatische Shunts, Arterio- und Phlebosklerose, Aneurysmen, Thrombosen, Kollateralkreisläufe, Tumorvaskularisation. In diesen Fällen ist die farbcodierte Duplex-Sonographie eine wesentliche Ergänzung.

Viele Erkrankungen verändern die Proportionen der einzelnen Lebersegmente (z.B Atrophie des rechten Leberlappens bei gleichzeitiger Hypertrophie des Lobus caudatus), (Schema 38).

B Spezielle sonographische Befunde

Diffuse Lebererkrankungen

Schema 39

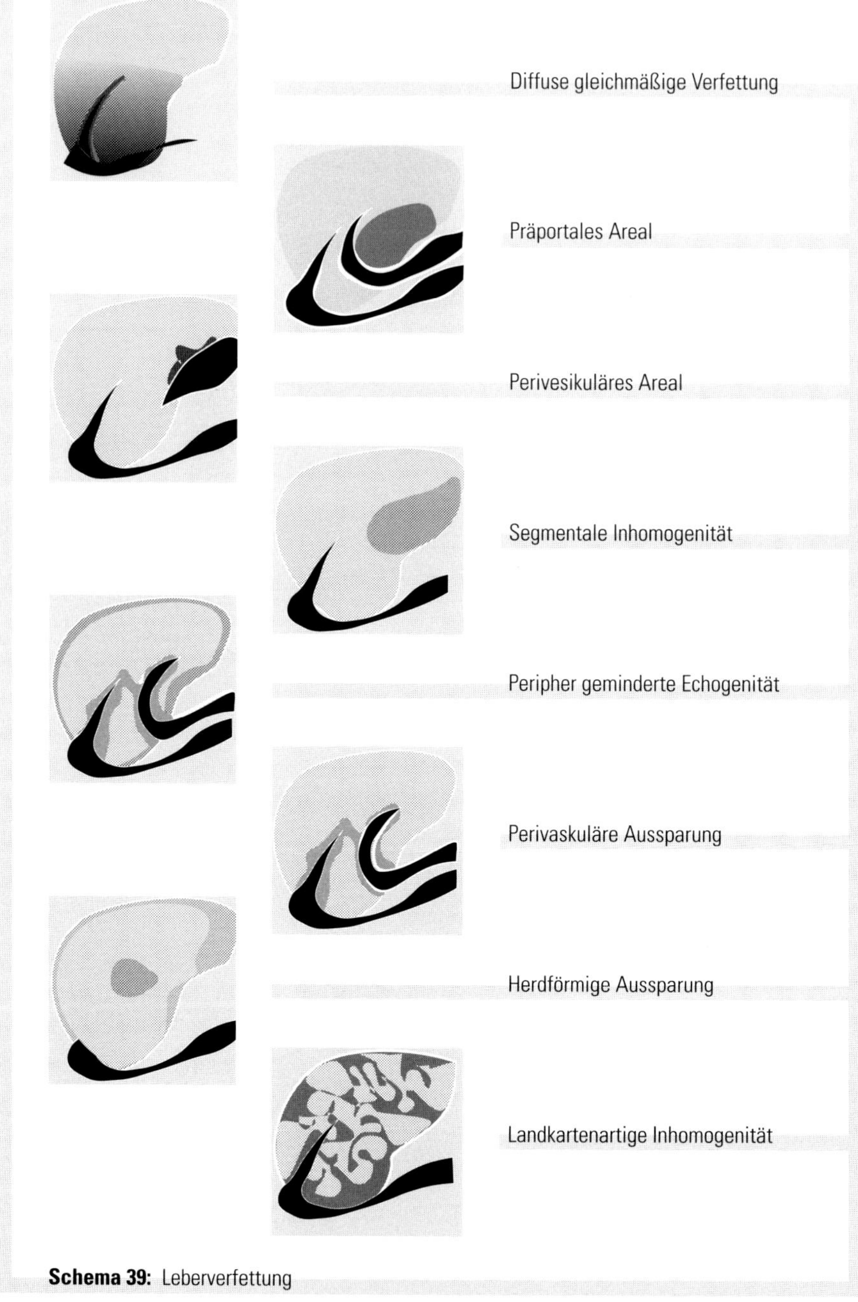

Schema 39: Leberverfettung

■ Leberverfettung

Bei einer vermehrten Fetteinlagerung in den Hepatozyten wird die Leber durch starke, dicht und gleichmäßig angeordnete Einzelreflexe „heller“ als normal, auch als die normale Nierenrinde. Die Leber ist wenig bis sehr viel größer; ihre Form ist rund; sie bleibt gut verformbar. Die Kontur ist glatt, die Proportionen der Segmente und die Anlage der Gefäße sind erhalten.
Mit zunehmender Fetteinlagerung bis hin zur Fettleber werden aufgrund höherer Streuung die Gefäßkonturen verwaschen, in der Tiefe oft nicht mehr abgrenzbar; die Echogenität nimmt in die Tiefe kontinuierlich ab (Abb. 17).
Die Einzelreflexe beginnen bei Fibrosierung gröber zu werden, das Organ ist unter dem Druck des Schallkopfs starrer, seine Form wird bikonvex.

Differentialdiagnose
Das Bild „echoreiche, vergrößerte Leber“ entsteht auch bei anderen Erkrankungen: Speicherkrankheiten wie Glykogenosen oder Hämochromatose, Amyloidose, AIDS-Hepatopathie.
Ein ähnliches, nicht gleichartiges, Bild erzeugen der diffuse Befall bei malignen Lymphomen, disseminierte echoreiche Metastierungen, kleinknotige Leberzirrhose, chronische Stauungsinduration.

■ Inhomogene Leberverfettung

Die vermehrte Fetteinlagerung muß nicht gleichmäßig erfolgen; einzelne Leberareale oder Segmente können unterschiedlich verfettet sein.
Man kennt typische Erscheinungsbilder:

— Präportale „Minderverfettung“ oder „Mehrverfettung“. Häufig findet man ventral der intrahepatischen Pfortaderaufzweigung einen ovalen „echoarmen“ oder „echoreichen“ Bezirk, der benachbarte Gefäße nicht verlagert, ja von erkennbaren Gefäßen gespeist wird (Abb. 18).
— Perivesikale „Minderverfettung“. Auch im Gallenblasenbett können solche schwächer echogenen Areale und rundlich herdförmigen Befunde beobachtet werden.
— Segmental inhomogene Verfettung. Eine Leberhälfte, ganze Lebersegmente oder Subsegmente können mehr oder weniger echogen als die restliche Leber sein. An den nicht verlagerten Gefäßen, die die Grenze solcher Echogenitätsunterschiede bilden, ist die Unterscheidung von einer wirklichen Raumforderung möglich (Abb. 19).
— Zentral betonte Leberverfettung. In anderen Fällen ist die Peripherie der Leber weniger echoverstärkt als das Zentrum der Segmente.
— Perivaskuläre Minderverfettung. Hier kann sich die Umgebung der Lebergefäße unscharf schwächer echogen vom stärker echogenen Parenchym abheben.
— Fokale Minder- oder Mehrverfettung. Manchmal erscheinen in einer diffus echoreichen Leber rundliche echoarme Herde wie kleine Tumoren oder in einer normal echogenen Leber tauchen echoreiche Fettinseln auf, die aussehen wir Hämangiome (Abb. 20).
— Landkartenartig inhomogene Verfettung. Gelegentlich verteilt sich die inhomogene Verfettung zungenförmig und irregulär über die ganze Leber und erzeugt ein mosaikartiges Bild (Abb. 21).

Differentialdiagnose
Diffuse Leberparenchymerkrankungen, die an das Bild der inhomogenen Leberverfettung erinnern und selbst zu unterschiedlich ausgeprägter Inhomogenität der Echostruktur führen, sind die **Porphyrieleber** (die neben den Porphyrieherden auch eine Verfettung aufweist), die **Leberzirrhose** (vor allem,

Abb. 17

Abb. 18

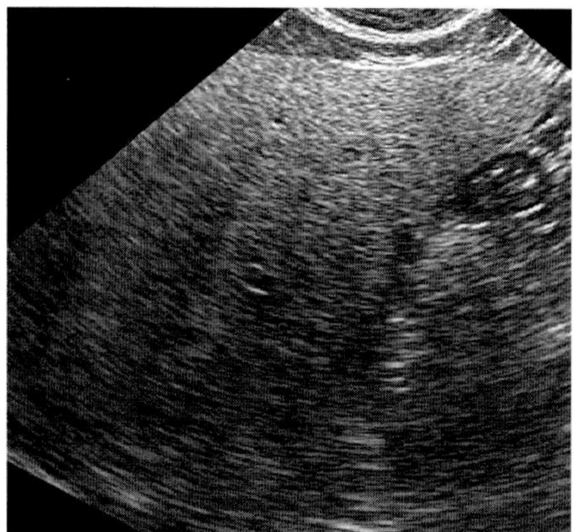

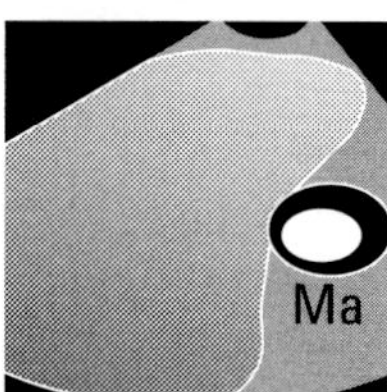

Abb. 17: Fettleber im Längsschnitt über dem linken Leberlappen. Abrundung, grobes und starkes Echomuster, Schallschwächung. Durch Streuung bedingt sind dorsale Gefäßstrukturen nicht mehr darstellbar. Ma = Magenantrum.

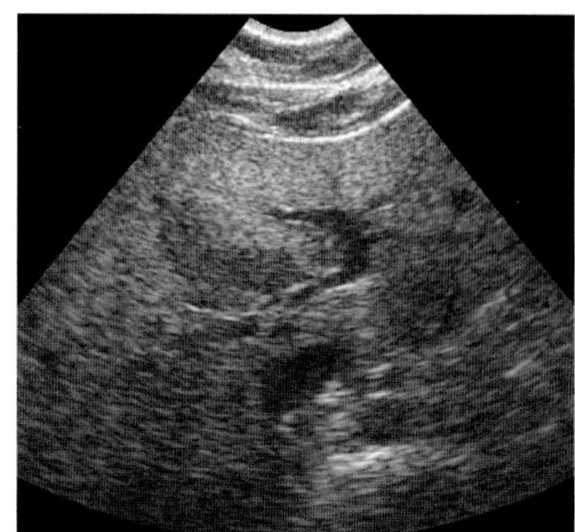

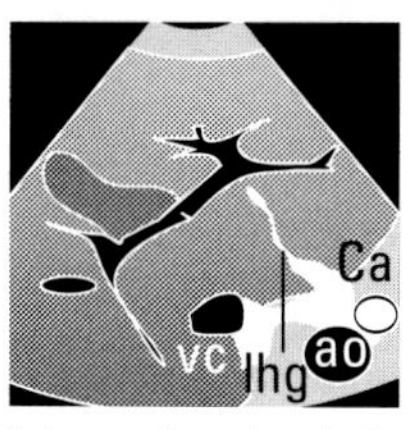

Abb. 18: Subkostaler Schrägschnitt über der intrahepatischen Pfortaderaufzweigung. Ventral der V. portae hebt sich in einer sonst echoreicheren und gröberen Leberstrukur ein echoärmerer Bezirk ab, der sich bis ans Gallenblasenbett verfolgen läßt. vc = V. cava; ao = Aorta; lhg = Lig. hepatogastricum; Ca = Magenkardia.

Abb. 19

Abb. 20

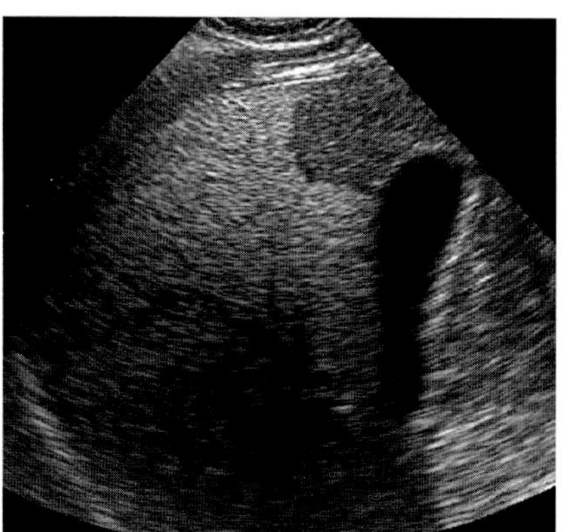

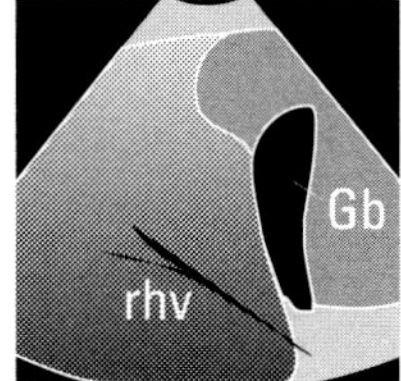

Abb. 19: Scharf getrennte Areale der Leber mit unterschiedlicher Verfettung. Die rechte Leberhälfte ist deutlich echoreicher mit vermehrter Schallabschwächung, wodurch die rechte Lebervene (rhv) kaum erkennbar ist. Die abgebildeten Teile der linken Leberhälfte sind normal echogen. Gb = Gallenblase.

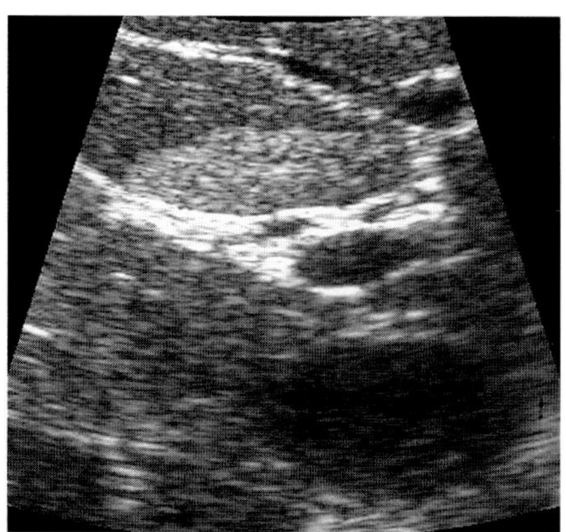

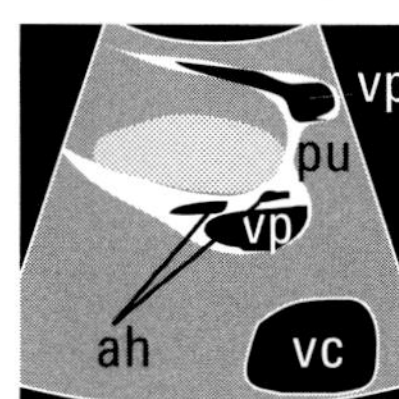

Abb. 20: Präportale Mehrverfettung. In einer normal echogenen Leber hebt sich ein Areal stärkerer und gröberer Echogenität ab. Es könnte sich differentialdiagnostisch um ein Hämangiom handeln. vp = intrahepatische linke V. portae; pu = Pars umbilicalis; ah = Leberarterienanschnitte; vc = V. cava.

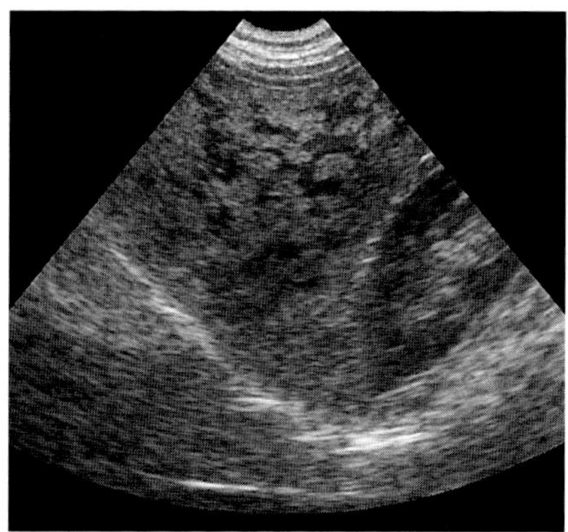

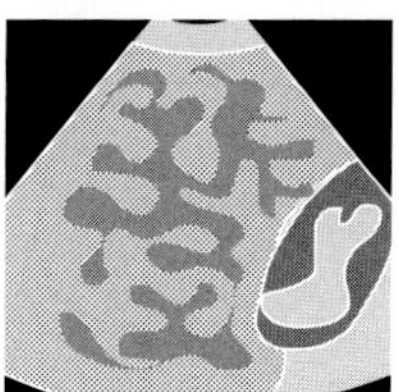

Abb. 21: Bei einer hepatischen Porphyrie mit begleitender ausgeprägter Leberverfettung tritt ein mosaikartiges Bild echoreicher und echonormaler Areale auf. Es erinnert an eine disseminierte Metastasierung.

wenn sie sich aus der Fettfibrose entwickelt), der **chronische Lebervenenverschluß** und die **chronische Lebervenenstauung.**

Fokale Lebererkrankungen wie die disseminierte echoreiche oder echoarme Metastasierung, das herdförmige oder flächig infiltrierende maligne Lymphom und die disseminierte Hämangiomatose sind leicht mit einer inhomogen diffusen Leberverfettung zu verwechseln. Die fokale oder nur Subsegmente betreffende Leberverfettung muß von jedem eigentlichen fokalen Prozeß (vom Infarkt bis zum Karzinom) unterschieden werden.

■ Hepatitis

Beweisende sonographische Kriterien einer akuten oder chronischen Leberentzündung oder einer Begleithepatitis fehlen. Die Leber kann im akuten Stadium mäßig vergrößert, die Portalgefäße können weitgestellt, die Milz kann gering, bei einer Toxoplasmose stark vergrößert sein. 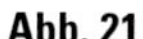 Abb. 21

Lymphknoten im Leberhilus und entlang der Leberpforte sind vor allem bei der **Hepatitis C** regelhaft zu erkennen.

Die Gallenblase kann groß sein, nicht jedoch druckschmerzhaft verrundet; ihre Wand kann konzentrisch und ohne Destruktion verbreitert sein; das begleitende Mesenterium echoarm ödematös geschwollen (Abb. 22).

Bei **Cholangiohepatitis** sieht man in einzelnen Fällen über die Leber verstreute starke Reflexe aus peripheren Portalgefäßen unter dem Bild der „Sternhimmel-Leber" (Abb. 23).

Eine **periportale Fibrose** mit inhomogen verbreiterten echoreichen Periportalfeldern kommt bei fortgeleiteter Entzündung aus dem Pfortaderstromgebiet (z. B. Intestinum), bei Cholangitis, unter Zytostatika u. a. m. vor (Schema 40).

■ Leberzirrhose

Je nach Stadium und Ätiologie eines zirrhotischen Leberumbaus sind alle morphologischen Elemente der normalen Leber pathologisch verändert:

Die Größe nimmt vor allem bei Fettzirrhose stark zu mit deutlichen Disproportionen, meist zugunsten des linken Lappens und besonders des Lobus caudatus. Später schrumpft vor allem die postnekrotische Leber und der rechte Leberlappen ist kaum mehr zu finden.

Die Form wird plump, mit verdicktem, aufgeworfenem kaudalen Rand. Dem Druck des Schallkopfes weicht sie aus, ohne sich verformen zu lassen. Im Längsschnitt kann der linke Leberlappen eine bikonvexe Form aufweisen.

Die Kontur ist grobhöckrig bei der postnekrotischen, feinhöckrig bei der Fettzirrhose, wobei diese Konturveränderungen besser am ventralen bzw. kaudalen Leberrand, noch besser im Aszites zu erkennen sind.

Abb. 22

Abb. 23

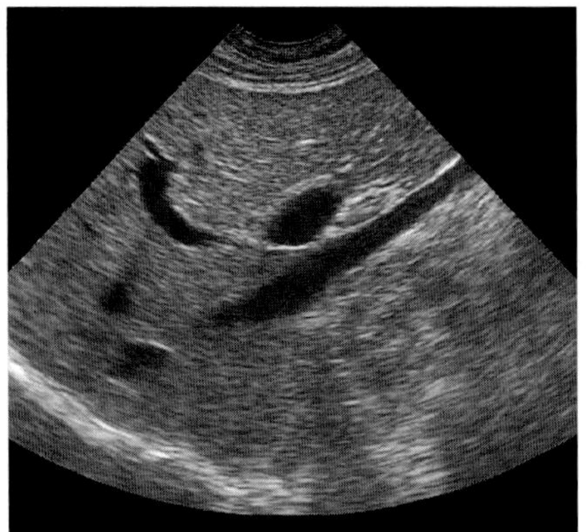

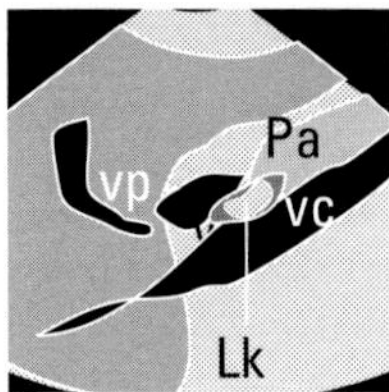

Abb. 22: Der Längsschnitt über der V. cava (vc) mit unauffälliger Leber zeigt einen ovalen echoarmen Lymphknoten (Lk) mit zartem echoreichem Hilus in der Leberpforte (Hepatitis C). Pa = Pankreas; vp = V. portae.

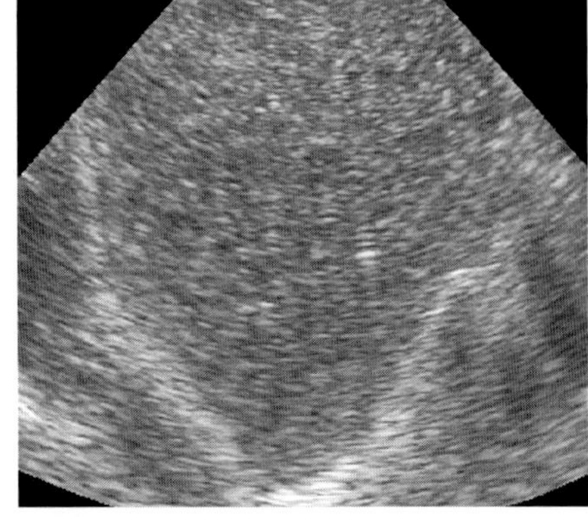

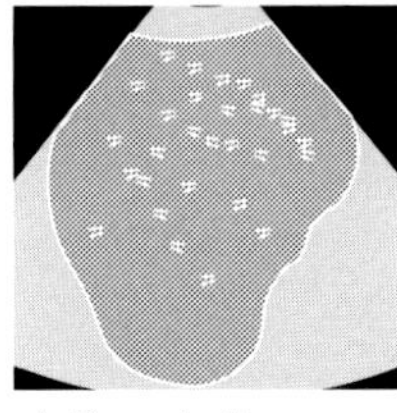

Abb. 23: Interkostalschnitt über dem rechten Leberlappen. Die Leber ist inhomogen, grob und etwas verstärkt im Echomuster. Sie ist durchsetzt mit starken Reflexen, oft als Doppelreflex ausgeprägt. Das Bild kommt bei Cholangiohepatitis vor; hier spricht die deutliche Inhomogenität des Lebermusters und die wellige Kontur für einen zirrhotischen Umbau.

Abb. 24

Abb. 25

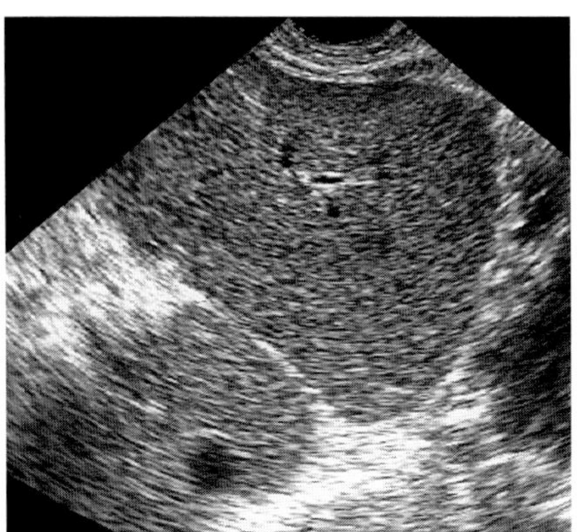

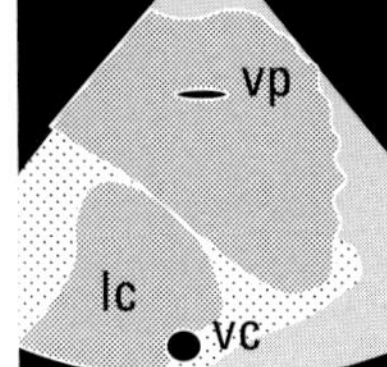

Abb. 24: Querschnitt über dem linken Leberlappen. Die ganze Leber ist vergrößert, plump, abgerundet, nicht verformbar, wellig konturiert. Sie stark und grob echogen. Der Lobus caudatus (lc) ist stark vergrößert. vc = V. cava; vp = V. portae. Äthylische Leberzirrhose.

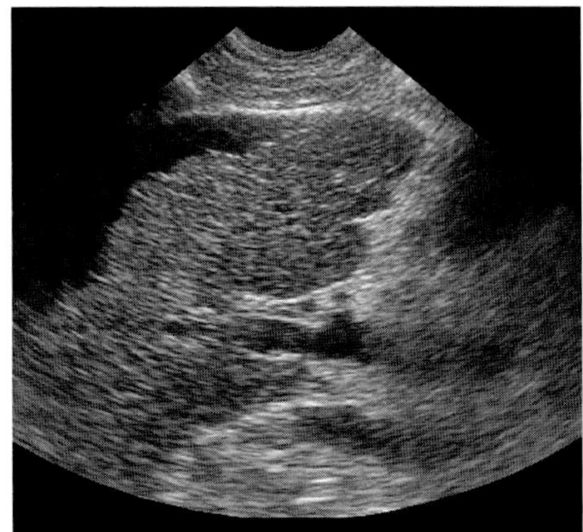

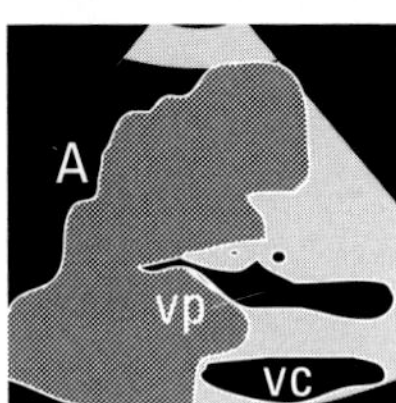

Abb. 25: Längsschnitt über der Leberpforte bei einer postnekrotischen Schrumpfleber. Grobe Höckerung der Kontur; grobes, echoarmes Echomuster; Aszites (A); Kalibersprung vom weiten Pfortaderhauptstamm (vp) in die Seitenäste. vc = V. cava.

Schema 40

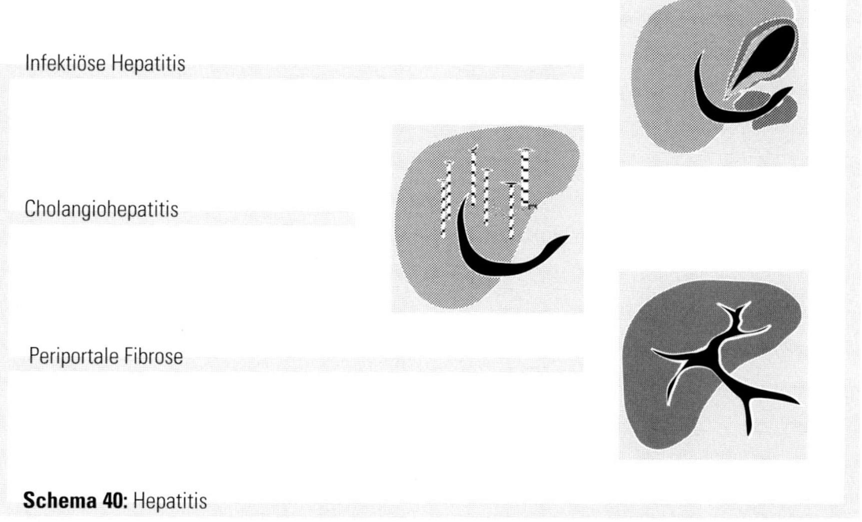

Schema 40: Hepatitis

Bei Verdacht auf Leberzirrhose sollte man gezielt mit hochfrequentem Schallkopf die ventrale Kontur absuchen, wenn sie sich bei leichter Atmung gegen das parietale Peritoneum verschiebt.

Das Reflexmuster der Leber ist ungleichmäßig und gröber, stärker echogen bei der Fettzirrhose, schwächer bei der postnekrotischen Zirrhose. Auch hier benutzt man höhere Schallfrequenzen, um an ventralen Abschnitten gezielt die Textur zu beurteilen.

Regeneratknoten sind meist indirekt an der Außenkontur, an Gefäßkonturen und besonders gut an der Gallenblasenkontur zu erkennen.

Direkt heben sich diese Knoten kaum vom Echomuster des übrigen Leberparenchym ab. Deshalb sind kleinknotige Leberzirrhosen manchmal schwer zu erkennen oder von einer Fettfibrose zu unterscheiden (Schema 41).

Ein vollständiges Durchmustern aller Leberabschnitte ist bei der Leberzirrhose auch deshalb notwendig, um ein in der Zirrhose entstehendes Leberkarzinom frühzeitig zu erfassen. Diese Tumoren sind anfangs meist schwächer, später gemischt oder stärker echogen.

Vor allem die Gefäßarchitektur ist verändert: Die stark reflektierenden Wandstrukturen der Pfortaderäste sind häufig verbreitert, ihr Lumen ist manchmal erweitert. Die sonst gestreckten Lebervenen und Portalgefäße verlaufen geschlängelt, knorrig, brechen in der Leberperipherie ab. Durch Regenerate und Narbenzug kommt es zu Kaliberschwankungen. Die Pfortaderhauptstämme sind häufig erweitert, die Segmentäste dagegen schmal oder schlecht erkennbar (Abb. 24 bis 27).

Die Leberarterien sind bei fortgeschrittenem Umbau erweitert, ihr Durchmesser kann den der Portalvenen erreichen, sie verlaufen korkenzieherartig.

Folgen der **portalen Hypertension** sind:

— Pfortadererweiterung
— Milzvergrößerung
— Aszites
— Umgehungskreisläufe.

Diese Kollateralkreisläufe können im gesamten Abdomen als portokavale Kurzschlüsse auftreten. Häufig sind Kollateralen aus der Milzvene über die kurzen Magenvenen zur Kardia, Kollateralen über den gastroepiploischen Venenkomplex entlang der großen Kur-

Abb. 26

Abb. 27

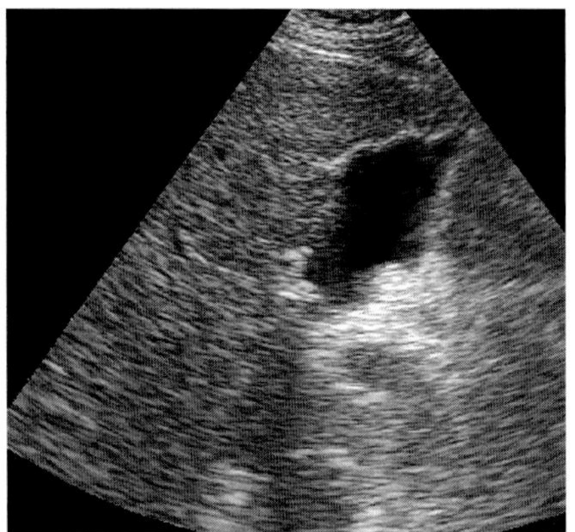

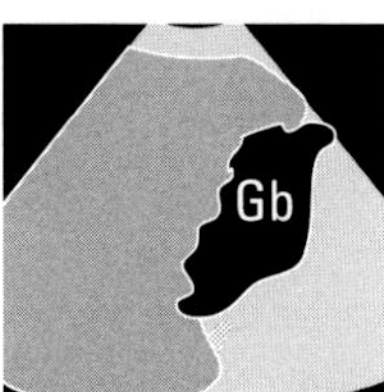

Abb. 26: Längsschnitt über der Gallenblase bei Leberzirrhose. An der eigentlichen Leberkontur war diese Leberzirrhose nicht so deutlich aufgefallen wie an der wellig imprimierten leberseitigen Kontur der Gallenblase (Gb).

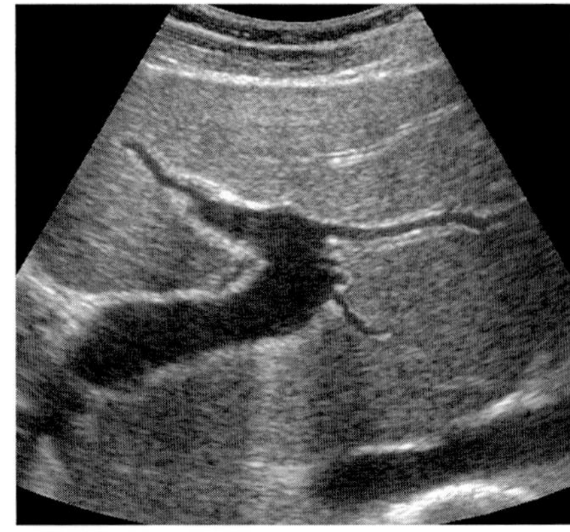

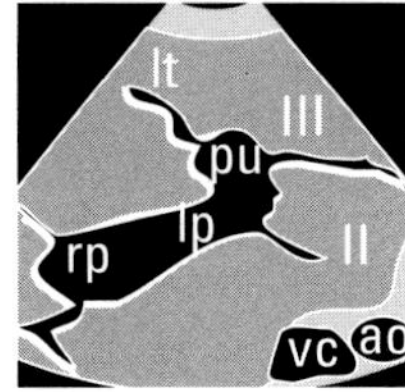

Abb. 27: Subkostaler Querschnitt. Die intrahepatische Pfortaderverzweigung zeigt die für die Zirrhose typischen irregulären Gefäßverläufe und Kalibersprünge. Im Lig. teres (lt) gering erweiterte Paraumbilikalvene. II,III = Segmentast zum II. oder III. Lebersegment. rp, lp = rechter und linker Hauptstamm der V. portae; pu = Pars umbilicalis; vc = V. cava; ao = Aorta. *(Bild: W. Wermke).*

Abb. 28

Abb. 29

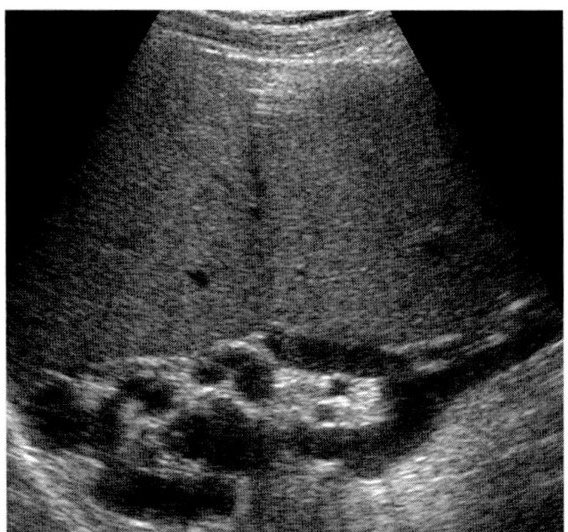

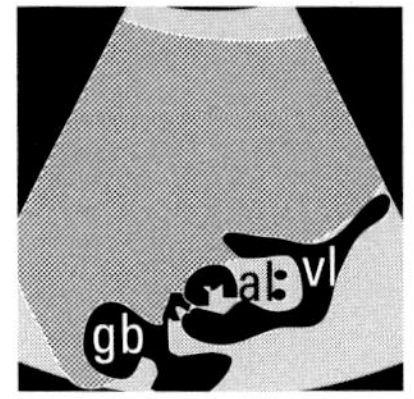

Abb. 28: Portale Hypertension mit Kollateralen der Milzvene (vl) über die Vv. gastricae breves (gb) zum Magenfundus. Interkostaler Flankenschnitt. al = A. lienalis. *(Bild: W. Wermke).*

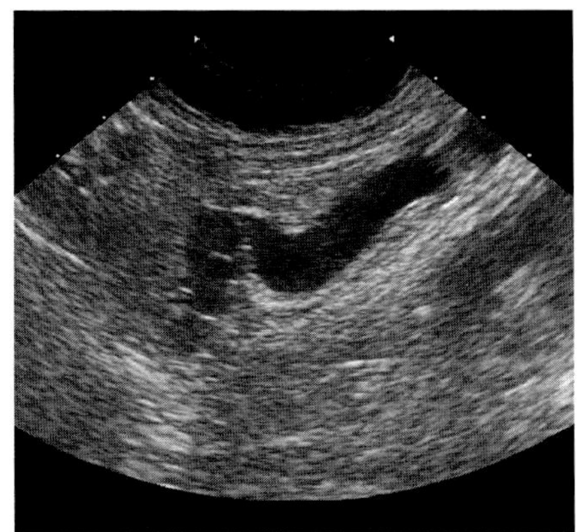

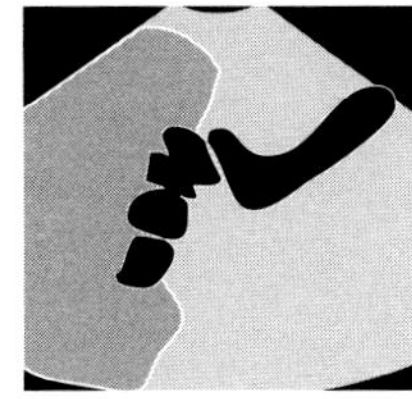

Abb. 29: Paraumbilikales Venenkonvolut, das über das Ligamentum teres zur Bauchdecke zieht.

vatur, über die Vv. gastricae sinistrae entlang der kleinen Magenkurvatur. Sodann über das Ligamentum splenocolicum zum Kolon, über die Mesenterien nach retroperitoneal und lumbal und über die Vena renalis und pararenalis sinistra. Schließlich gibt es Kurzschlüsse aus der Leber in die Gallenblasenvenen, nach ventral in die Bauchdecke über das Lig. falciforme oder über die paraumbilikalen Venen in die Vv. epigastricae, die entweder innen oder außen in den Bauchdecken verlaufen (Caput medusae internum und externum, letzteres als Cruveilhier-v. Baumgarten-Syndrom bezeichnet) (Abb. 28 und 29, Schema 42).

Schema 41

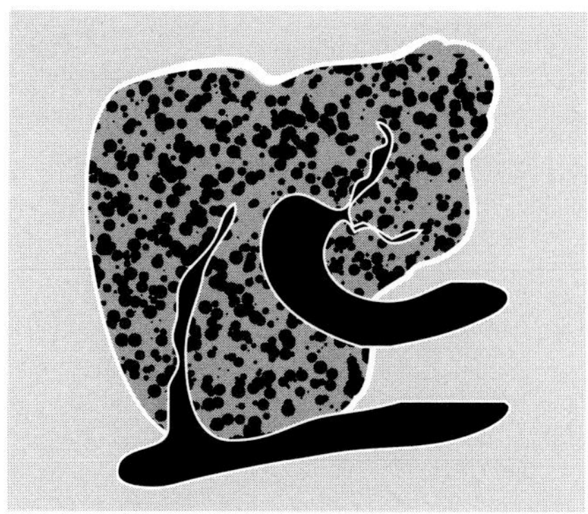

Schema 41: Direkte Merkmale der Leberzirrhose. Grob- oder feinhöckrige Kontur, Starre, Umbau, grobes und inhomogenes Muster, irreguläre Gefäßverläufe.

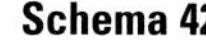

Schema 42

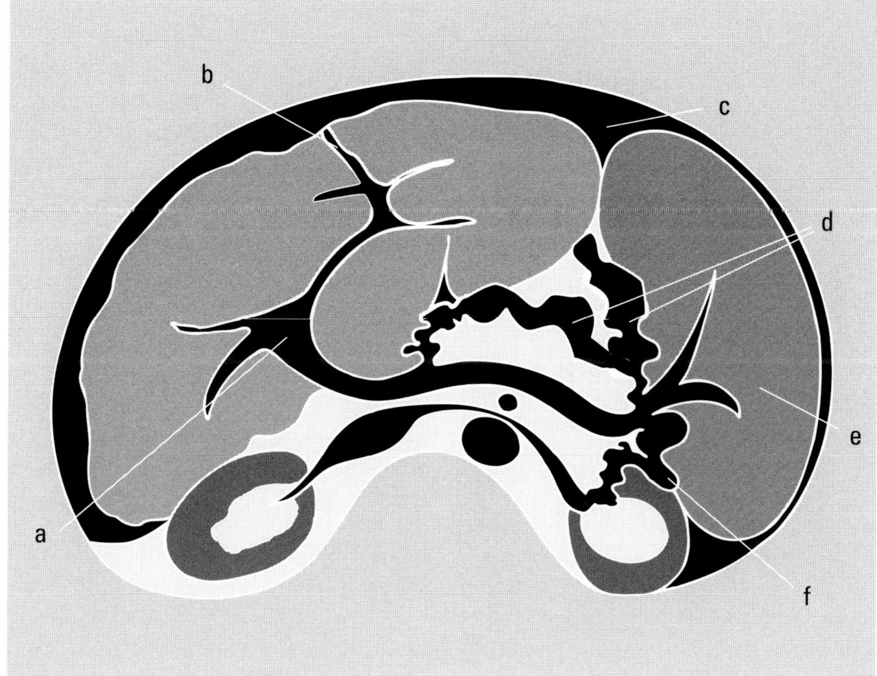

Schema 42: Portale Hypertension
a) Pfortadererweiterung
b) Kollateralen über die Paraumbilikalvenen
c) Aszites
d) Magenvenen
e) Splenomegalie
f) Nierenvenen

Die farbcodierte Duplex-Sonographie ist zur Beurteilung des portalen Blutflusses sehr gut geeignet. Während die normale Flußrichtung in Vena portae, Vena lienalis und Vena mesenterica superior leberwärts gerichtet ist, kommt es bei portaler Hypertension häufig zu stagnierendem Blutfluß, atemsynchronem Pendelfluß oder Flußumkehr. Die mittlere Flußgeschwindigkeit in der Pfortader, die normalerweise über 15 cm/s liegt, ist bei Patienten mit Zirrhose bzw. portaler Hypertension herabgesetzt. Kollateralkreisläufe können mit der farbcodierten Duplex-Sonographie sicherer beurteilt werden.

Vaskuläre Lebererkrankungen

Veränderungen an den Lebervenen, den Leberarterien und der Pfortader können primär oder im Gefolge von Kreislauferkrankungen, Gerinnungsstörungen oder Entzündungen auftreten (Schema 43).

■ Stauungsleber

Bei **akuter Leberstauung** ist das Organ vergrößert, der Leberrand ist stumpf und die Leber echoärmer als normal, wodurch sich die perivaskulären Strukturen deutlicher abheben. Die Lebervenen sind dilatiert und lassen sich bis weit in die Leberperipherie verfolgen. Die ebenfalls erweiterte Vena cava zeigt nicht die sonst üblichen atemabhängigen Kaliberschwankungen. Sie erscheint im Querschnitt rund. Die Milz kann vergrößert, die Pfortader weitgestellt sein. Als weitere Folge des prähepatischen Hochdrucks entwickelt sich Aszites. Die Magenwand kann echoarm verbreitert sein (Abb. 30).
Bei der **chronischen Leberstauung** ist die Leber stärker echogen und abgerundet, jedoch nicht immer vergrößert.

Abb. 30

Abb. 31

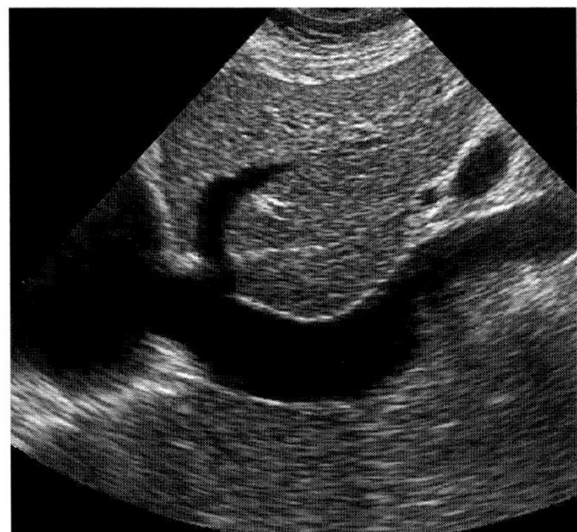

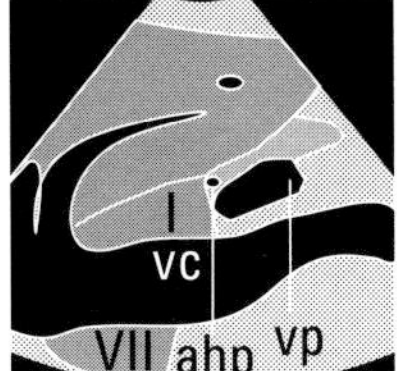

Abb. 30: Längsschnitt über der atemstarren, weiten V. cava mit weiter V. hepatica sin. Ventral der Hohlvene das Segment I (L. caudatus), dorsal das Segment VII.
vp = V. portae; vc = V. cava; ahp = A. hep. propria.

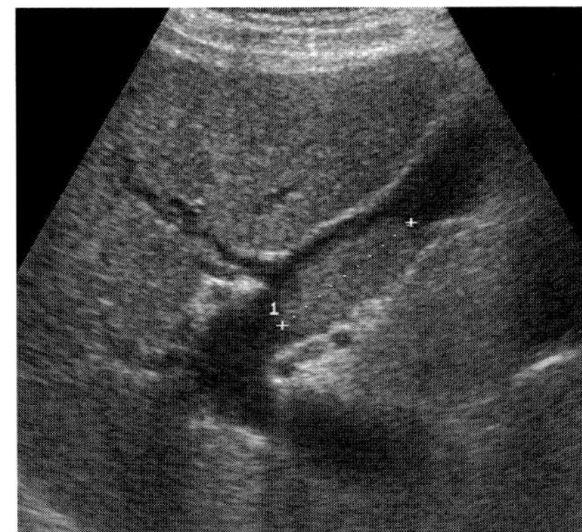

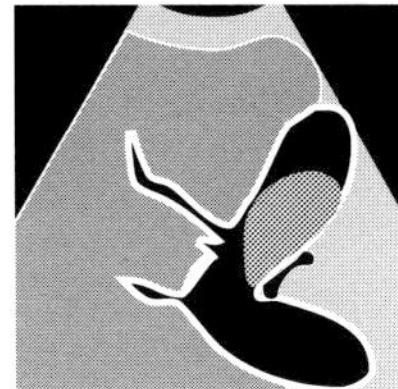

Abb. 31: Im erweiterten linken Pfortaderast sitzt ein nicht verschließender Thrombus der Gefäßwand auf. Irreguläre Gefäßverläufe und Kalibersprünge lassen an eine Leberzirrhose denken. *(Bild: W. Wermke).*

Schema 43

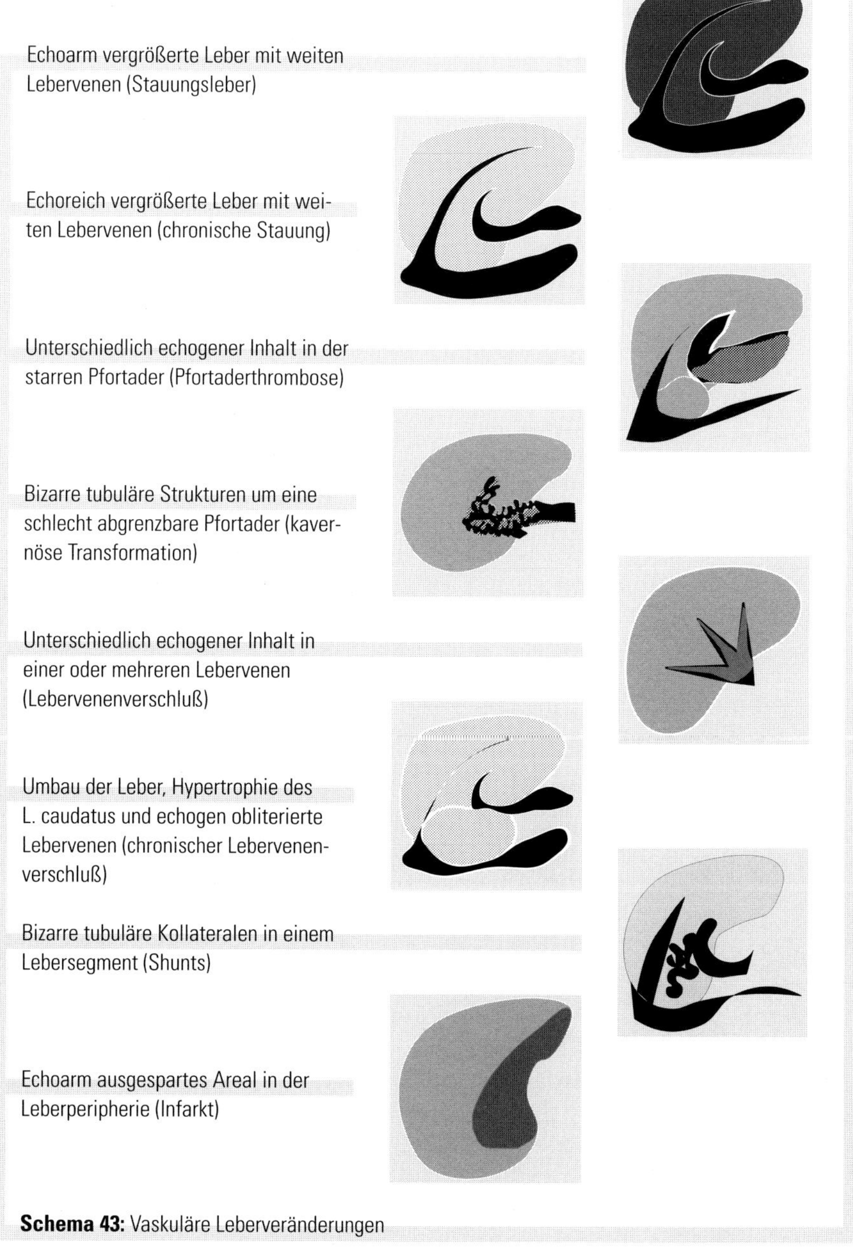

Schema 43: Vaskuläre Leberveränderungen

Die Lebervenen sind ausgeprägt und bis in die Leberperipherie verfolgbar, im Gegensatz zu Fettleber und Fettzirrhose.

Bei chronischer Stauung wird die Leber fibrotisch, ist nicht mehr verformbar und wird schließlich zur Cirrhose cardiaque umgebaut.

Abb. 32

Abb. 33

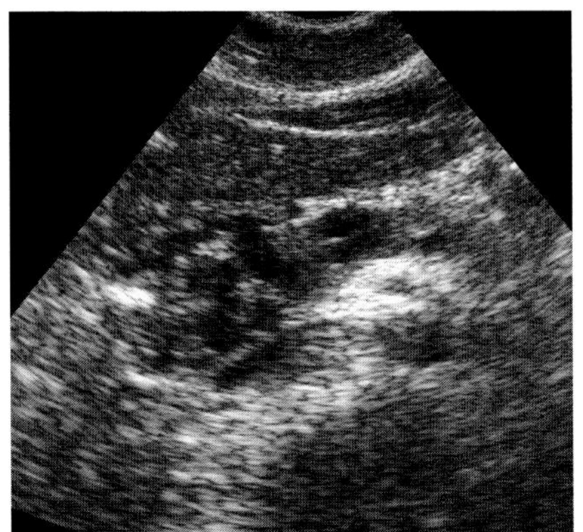

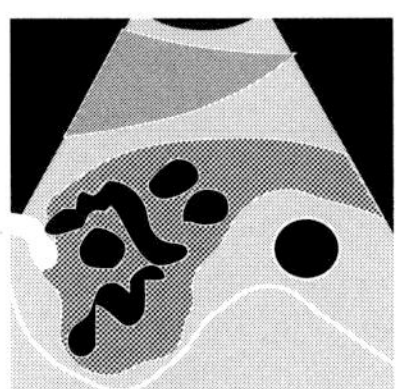

Abb. 32: Kavernöse Transformation im Bereich des Konfluens im Pankreaskopf. Statt der üblichen Portalvene und ihrer Zuflüsse wird die Region von konfluierenden Gefäßkonvoluten eingenommen. Es sind portoportale Kollateralen, die das portalvenöse Blut zur Leber transportieren.

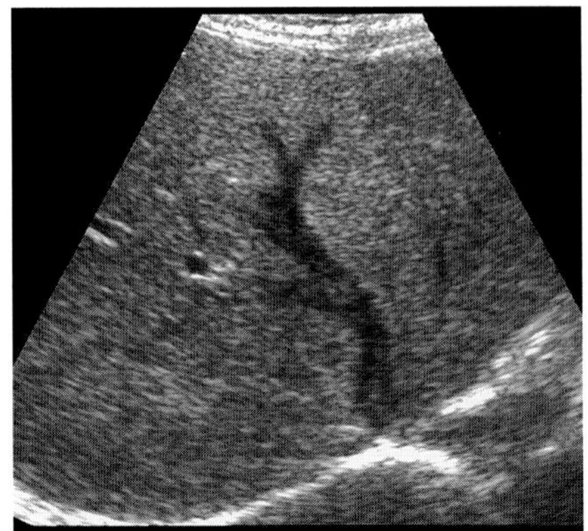

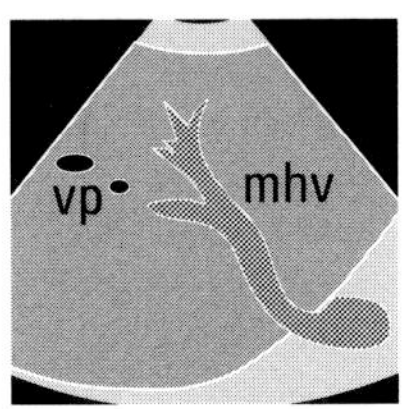

Abb. 33: Echoarme Auftreibung der mittleren Lebervene (mhv) bei akuter Lebervenenthrombose. Intrahepatische Zweige (vp) des rechten anterioren Pfortaderhauptstamms. Subkostaler Querschnitt. *(Bild: W. Wermke).*

Abb. 34

Abb. 35

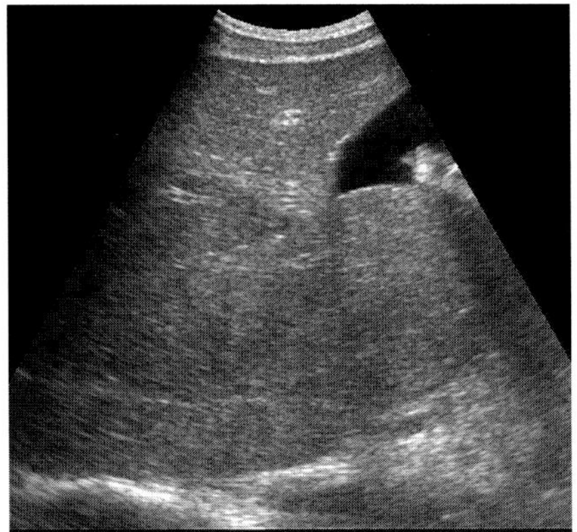

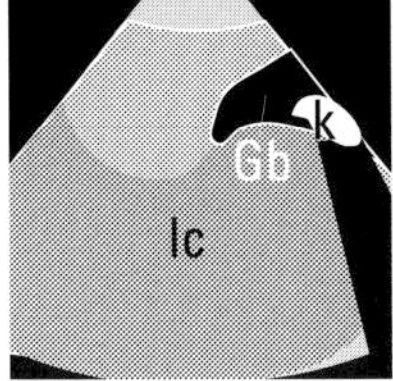

Abb. 34: Chronischer Lebervenenverschluß mit Vergrößerung vor allem des Lobus caudatus (lc), inhomogener und grober Echostruktur. Gb = Gallenblase mit Stein (k). Längsschnitt. *(Bild: W. Wermke).*

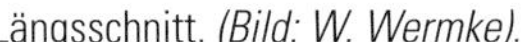

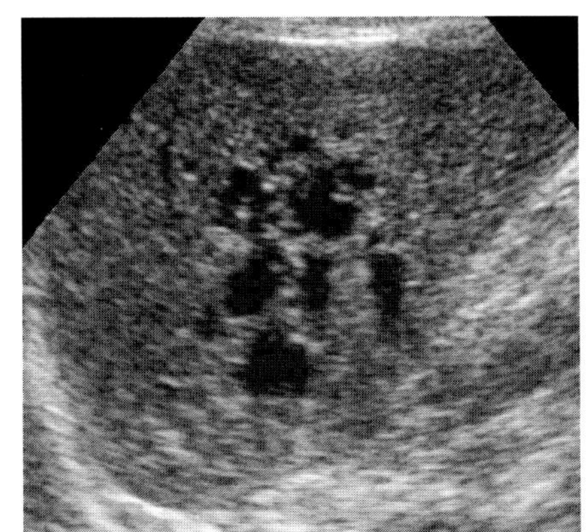

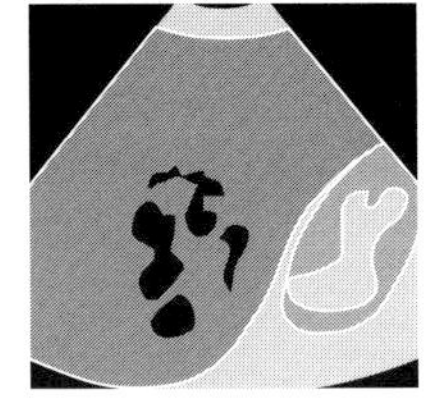

Abb. 35: Konvolut von erweiterten Gefäßen im rechten Leberlappen, interkostal geschallt. Man denkt zuerst an erweiterte Gallenwege; es handelt sich jedoch um die Konvolute eines portovenösen Shunts.

Differentialdiagnose
Bei völlig herzgesunden schlanken Patienten finden sich manchmal als Normvariante ebenfalls auffallend weite Kaliber der Lebervenen und der V. cava. Immer sieht man hier die typische Doppelpulsation der V. cava zusammen mit atemabhängigen Kaliberschwankungen.

■ Pfortaderthrombose

Bei Gerinnungsstörungen, bei Stase durch portalen Hochdruck, bei Entzündungen im Zustromgebiet wie Pankreatitis oder Darmerkrankungen (Pylephlebitis) und durch das direkte Einwachsen hepatozellulärer Karzinome kommt es zu Pfortaderverschlüssen. Diese können partiell oder komplett sein, den Hauptstamm oder periphere Äste oder die zuführenden Gefäße wie die V. lienalis und V. mesenterica superior betreffen.
Anfangs ist das Lumen echoarm, das Gefäß allerdings erweitert und weder kompressibel noch atemvariabel. Der Thrombus kann sich wieder auflösen oder echoreich organisieren (Abb. 31).
Rasch entstehen Kollateralen, die den Verschluß überbrücken:
— Über die Vasa vasorum (Pfortaderkavernom, kavernöse Transformation) und die Choledochus- bzw. Gallenblasenvenen (Abb. 32).
— Bei distalem Verschluß, etwa der Milzvene, bilden sich hepatopetale Umgehungskreisläufe entlang der kleinen oder großen Magenkurvatur oder über die Mesenterialvenen.
Weitere Zeichen eines möglichen Pfortaderhochdrucks sind Splenomegalie und Aszites.

■ Lebervenenverschluß

Der akute oder chronische Lebervenenverschluß (Budd-Chiari-Syndrom) wird als Folge verschiedener Grunderkrankungen beobachtet. Sonographisch fällt zunächst auf, daß die Lebervenen schlecht darstellbar und mit echoarmem Material angefüllt sind. Der Verschluß kann komplett oder partiell sein und kann eine oder mehrere Lebervenen betreffen (Abb. 33).
Später werden an der Stelle der Lebervenen echoreiche Stränge gefunden oder sie sind, wenn rekanalisiert, irregulär erweitert und zeigen umschriebene Verdickungen der Wand.
Die Leber ist vergrößert mit ungleichmäßigem Echomuster, evtl. mit Infarktarealen, später mit Verkleinerung des rechten Leberlappens und einer ausgeprägten Hypertrophie des L. caudatus. Dieser ist in der Regel in einen intrahepatischen Verschluß nicht einbezogen, denn er besitzt eine eigene venöse Drainage. Eine portale Hypertension mit Splenomegalie, Umgehungskreisläufen und Aszites kann folgen (Abb. 34).

■ Gefäßfehlbildungen

Kurzschlüsse zwischen Arterien, Pfortader und Lebervenen sind anatomisch angelegt und werden bei Leberzirrhose reaktiviert. Diese meist mikroskopischen Shunts erkennen wir sonographisch nicht. Selten entdecken wir größere ontogenetische, durch Trauma oder durch Leberumbau verursachte portovenöse, arterioportale und arteriovenöse Shunts. Sie fallen durch abweichende Gefäßverläufe oder durch umschriebene irreguläre Gefäßerweiterungen und an Gallenwegserweiterung erinnernde Gefäßkonvolute ins Auge (Abb. 35).
Aneurysmen der Leberarterien können wie Zysten aussehen, ebenso aneurysmatische Erweiterungen der Pfortader.

■ Leberinfarkt

Ischämische Infarkte führen zu echoarmen, unscharf begrenzten und meist keilförmigen Arealen in der Leberperipherie. Im Verlauf entsteht eine echoreiche Narbe. Die Leberkontur kann eingezogen sein.

Fokale Leberveränderungen

Es gibt wenige, für eine bestimmte pathologische Veränderung typische, sonographische Gestalten wie die Zyste oder das Hämangiom oder die Metastasenleber. Parasitäre Zyste und Abszeß, Infarkt und Hämatom, fokal-noduläre Hyperplasie und Adenom, primäres Leberkarzinom und malignes Lymphom haben dagegen keine beweisenden Merkmale. Dennoch lassen sie sich oft mit einiger Wahrscheinlichkeit differentialdiagnostisch eingrenzen.

Die häufigsten fokalen Veränderungen in Mitteleuropa sind die Leberzyste und das Hämangiom, gefolgt von den Lebermetastasen und der fokal-nodulären Hyperplasie (Schema 44).

■ Leberzysten

Die einfachen **dysontogenetischen Leberzysten** sind wie alle Zysten reflexfrei, glatt begrenzt, beugen lateral den Schallstrahl, haben ein verstärktes Eintritts- und Austrittsecho und schwächen den Schall weniger ab als das umliegende Gewebe („Schallverstärkung") (Abb. 36).

Mit höheren Schallfrequenzen, bei Einblutung und Infektion sind Zysten nicht mehr echofrei. Ihre Form und Kontur muß nicht unbedingt kreisrund sein; durch benachbarte Septen und Gefäße können sie septiert, eingedellt oder polyzyklisch wirken. Zysten sind oft mehrzählig.

In der **familiären Zystenleber** sieht man viele Leberzysten verschiedener Größe über das Organ verteilt. Die Lebergefäße werden verlagert und sind häufig schwer zu erkennen. Nach der Gallenblase muß man unter den Zysten suchen. Häufig sind auch die Nieren betroffen (Abb. 37).

Abb. 36

Abb. 37

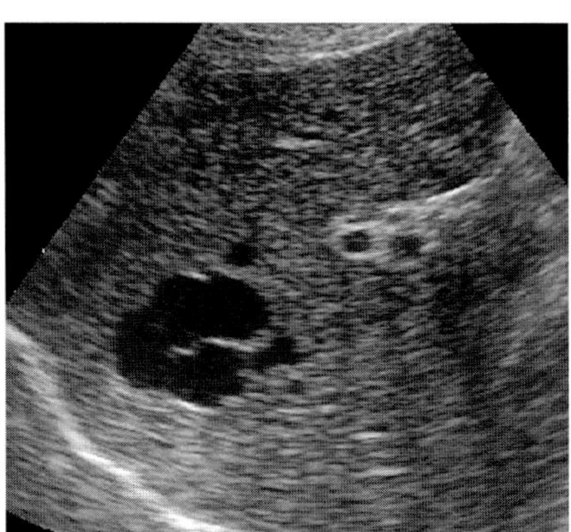

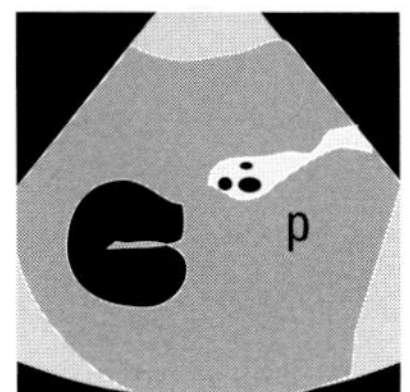

Abb. 36: Durch begleitende Lebergefäße und Bindegewebe pelottierte Leberzyste. p = Leberpforte (subkostal schräg).

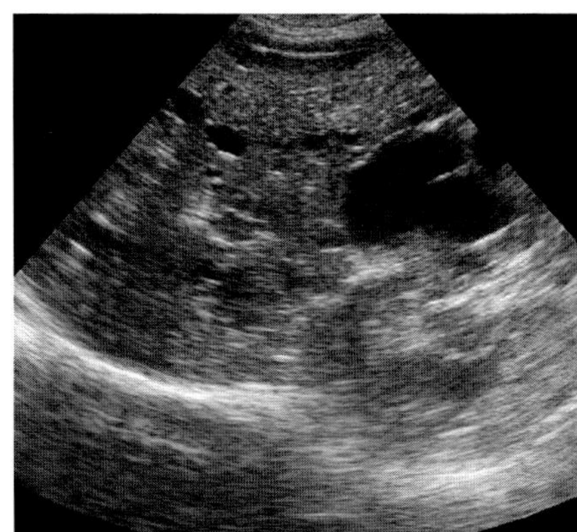

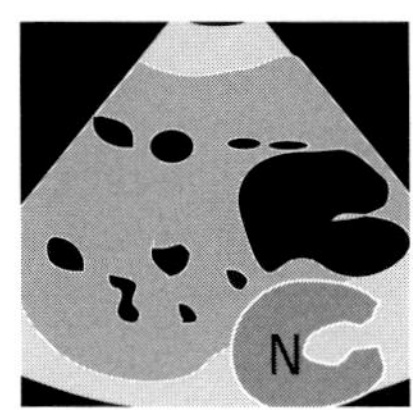

Abb. 37: Polyzystische Leberveränderung. Viele verschieden große und geformte Zysten in allen Lebersegementen. N = Niere. Interkostalschnitt.

Die **Echinokokkuszyste** ist anfangs völlig reflexfrei und von einer banalen Leberzyste lediglich durch eine stärkere Kontur unterschieden. Die großen Zysten werden dann von einzelnen, später von zahlreichen, radiär oder zwiebelschalenartig angeordneten Septen durchzogen, die den Wänden der sich gegenseitig abplattenden Tochterzysten entsprechen. Es entsteht das Bild von „Zysten in der Zyste". Man kann die Ablösung einer inneren Membran beobachten. Das Lebergewebe reagiert mit einer eigenen echoarmen, äußeren Membran (Abb. 38).

Als nächstes entwickelt sich eine gemischte Binnenstruktur; die „Zyste" wird zu einer ungleichmäßigen, wollknäuelartigen Raumforderung (Abb. 39).

Endlich verkalkt ihre Wand. Diese spontane oder therapeutisch induzierte Entwicklung spiegelt die Degeneration des Parasiten wieder.

Bei Ruptur in die Gallenwege enthalten diese komplex echogenen Inhalt und sind erweitert. Echinokokkuszysten können auch in anderen Organen gefunden werden.

Differentialdiagnose

Andersartige echofreie Veränderungen

Zystische, sakkuläre Erweiterungen von Gallengängen mit Verkalkungen kennzeichnen das **Caroli-Syndrom.**

Choledochuszysten liegen spindelförmig in der Leberpforte.

Biliäre Zystadenome sind unregelmäßige, manchmal septierte Zysten mit ungleichmäßig dicker Wand.

Pankreaspseudozysten können in der Nachbarschaft der Leber wie in der Bursa omentalis und in der Leberpforte oder im Parenchym entstehen.

Abszesse können (fast) echofrei sein und eine verstärkte Wand aufweisen. Sie ändern ihre Gestalt und ihre Echoarchitektur.

Hämatome sind selten ganz echofrei. Sie verändern sich ebenfalls rasch.

Aneurysmen der Leberarterien sind pulsierende „Zysten", die mit der Doppler-Sonographie nachgewiesen werden. Ebenso **arteriovenöse Shunts,** die nach Trauma und Punktion, dysontogenetisch oder bei Morbus Osler vorkommen.

Metastasen mit Nekrosen oder primär zystischen Anteilen (Sarkome, Ovarialkarzinom) sind oft nicht ganz rund, komplex aufgebaut und manchmal unscharf begrenzt.

Maligne Lymphome können fast echofreie ausgestanzte Herde ohne deutliche sekundäre Zystenkriterien ausbilden.

Zystenerkrankungen ohne typische Zystengestalt

Infizierte oder eingeblutete Zysten unterscheiden sich von der unkomplizierten Zyste durch einen unterschiedlich starken und groben, beweglichen und sedimentierenden Echobesatz.

Der **Echinococcus cysticus** weicht im Laufe seiner Entwicklung immer stärker vom typischen Zystenbild ab und wird zu einem komplex echogenen bis verkalkten Tumor.

Der **Echinococcus alveolaris** bildet eher tumorartige, als zystische Raumforderungen. Meist ist er gemischt echogen, unscharf begrenzt mit stark reflexiven bis verkalkten und auch echofreien Anteilen.

■ Hämangiome

Das typische **kapilläre Leberhämangiom** ist stark und grob echogen, hat eine glatte, leicht gelappte Kontur ohne Randsaum und scheint von einer Lebervene drainiert zu werden. Es ist klein bis mittelgroß. Oft beherbergt die Leber mehrere bis viele solcher Herde („Hämangiomatose"). Die Form kann unregelmäßig sein, manchmal wirkt das Hämangiom weniger als Raumforderung denn als Areal, das eine Vene umschließt (Abb. 40).

Kavernöse Hämangiome sind meist mittel- bis sehr groß und können ganze

Abb. 38

Abb. 39

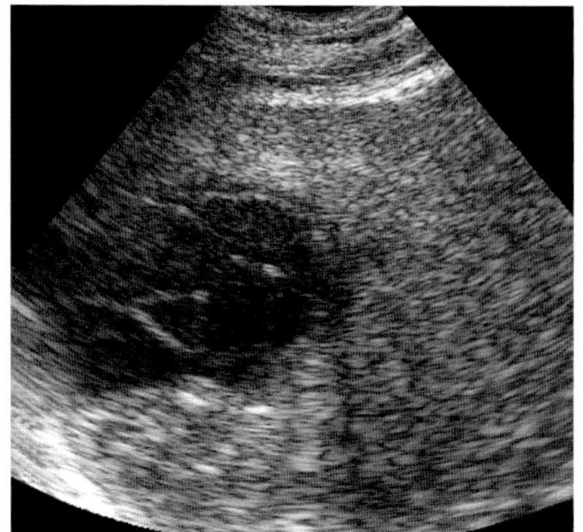

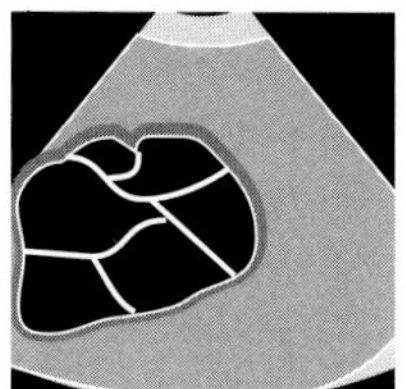

Abb. 38: Echinokokkuszyste. Septierte Zyste mit echoarmem Randwall außerhalb einer echoreichen Kapsel. Subkostalschnitt.

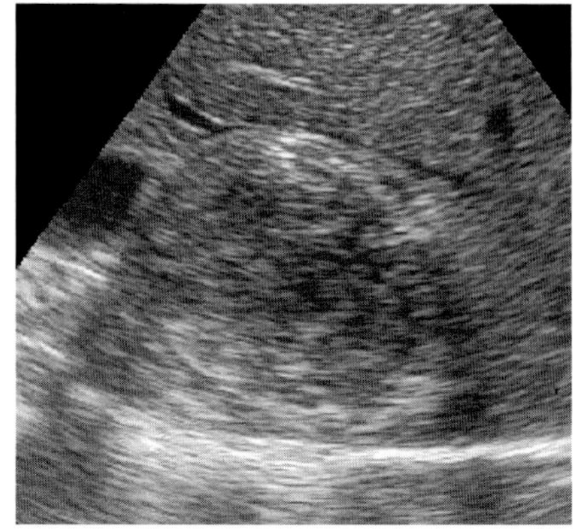

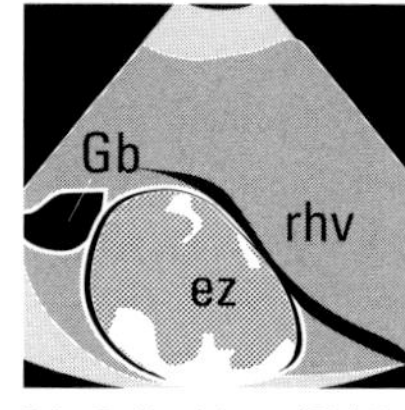

Abb. 39: Degenerierte und partiell verkalkte Echinokokkuszyste (ez) mit echoreichem Muster und verstärkter Wand. Die rechte Lebervene (rhv) wird angehoben. Die Gallenblase (Gb) liegt atypisch weit lateral.

Abb. 40

Abb. 41

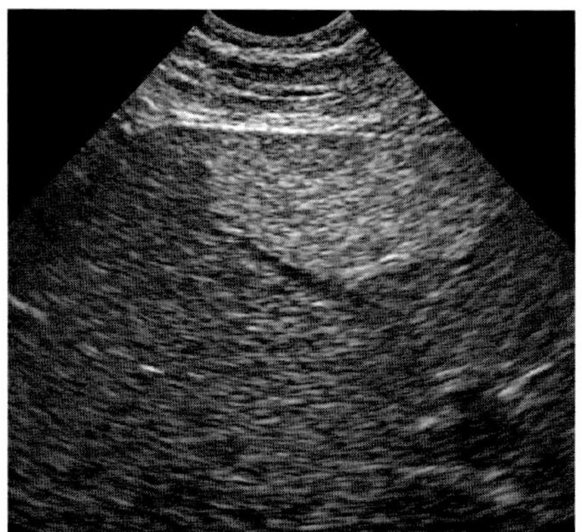

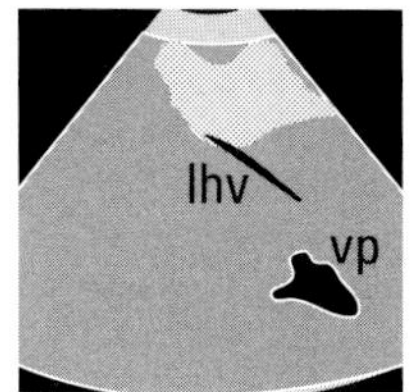

Abb. 40: Typisches kapilläres Hämangiom in der Nähe einer peripheren Lebervene. Echoreiches und gröberes Areal, mit unregelmäßiger, aber scharfer Grenze zum Leberparenchym, ohne Effekt auf die Leberkontur. vp = V. portae; lhv = linke Lebervene.

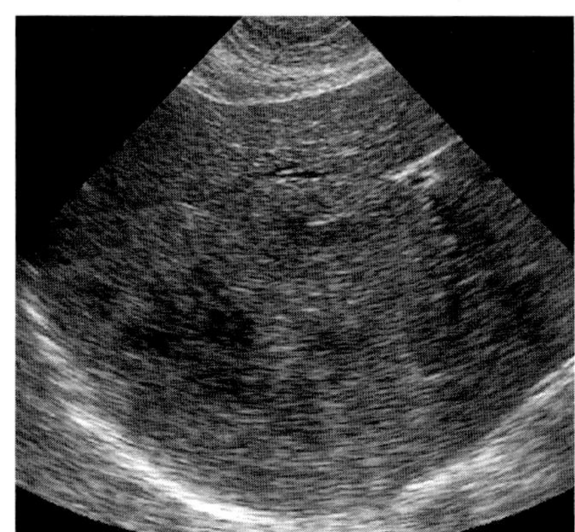

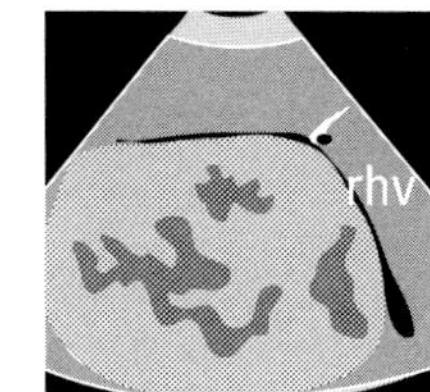

Abb. 41: Kavernöses Hämangiom mit Verlagerung der rechten Lebervene (rhv). Dadurch ein scheinbarer Halosaum. Die Binnenstruktur des Tumors ist unregelmäßig.

Lebersegmente durchsetzen; sie haben eine unregelmäßige Form, eine meist scharfe Grenze, scheinen sich aber manchmal auch ohne Grenze aus dem Leberparenchym zu entwickeln. Sie sind komplex aufgebaut: Echoreiche Areale wechseln mit echofreien zystischen oder tubulären Abschnitten und Verkalkungen (Abb. 41).

Differentialdiagnose
Andersartige stark echogene Veränderungen
Lipome gleichen morphologisch dem kapillären Hämangiom.
Adenome können gemischt echogene Tumoren wie das kavernöse Hämangiom ausbilden.
Metastasen und **primäre Leberkrebse** können echoreich sein, allerdings haben sie oft einen echoarmen Randsaum. Wie die Hämangiomatose können die kleinherdige Metastasierung, insbesondere bei Karzinoid, die Porphyrie, Cholangiome (v. Meyenburg-Komplexe) und Kaposi-Sarkome bei HIV aussehen.

Hämangiome atypischen Aussehens
Die Echogenität von Hämangiomen kann gemischt oder schwach sein; dann sind sie von andersartigen Herden wie Metastasen, HCC, kleinen Abszessen usw. morphologisch ununterscheidbar.

■ Fokal-noduläre Hyperplasie (FNH) und Adenome

Die typische **FNH** ist ein fast echogleicher Tumor, der an der Verlagerung von Gefäßen und Septen, sowie der Leberkontur erkannt wird. Er ist diskret unterschiedlich echogen, oft gröber als die restliche Leber. Er hat eine rundliche bis ovale Form; seine Kontur ist scharf abgrenzbar. Ein echoarmer Randsaum fehlt, jedoch zieht ein starkes arterielles Gefäß an den Tumor heran. Im Zentrum liegt ein echoreicherer oder -ärmerer Narbenstern. Der Tumor ist hypervaskularisiert (Abb. 42).

Bei der typischen Konstellation aus sonographischer Morphe einschließlich Farb-Doppler und Klinik (mittelalte und jüngere Frauen) ist die Diagnose zuverlässig zu stellen. Allerdings bereitet das seltenere fibrolamelläre Leberkarzinom differentialdiagnostische Schwierigkeiten, da es in der gleichen Personengruppe gehäuft vorkommt und die gleiche Echomorphologie sowie Hypervaskularisation zeigt.
Die FNH kann vom typischen Bild abweichen, wenn sie echoarm und vor allem wenn sie komplex aufgebaut ist.
Adenome haben keine einheitliche Erscheinung: Sie können verwaschene echoarme Tumoren ausbilden (und dann wie kleine Nekrosen aussehen), sie können echoarm sein mit deutlicher Begrenzung; meist sind sie komplex gebildete Raumforderungen. Kleine Verkalkungen werfen zarte Schatten (Abb. 43).

■ Leberabszeß

Der **cholangiogen, hämatogen oder ischämisch entstandene Leberabszeß** ist anfangs ein schwach echogener, unscharf begrenzter Herd, der sich zunehmend abgrenzt und eine breite Kapsel bildet. Leberabszesse können echoreich sein. Der Inhalt kann sedimentieren und ein Flüssigkeitsspiegel kann entstehen. Gaseinschlüsse erzeugen starke Reflektoren mit Schweifartefakten und Schatten (Abb. 44).
Amöbenabszesse sind primär unscharf begrenzte Nekrosen, die sekundär infiziert werden und sich zum Abszeß mit Kapsel und gemischtem Aufbau entwickeln. Hier ist besonders häufig ein bei Stoßpalpation schaukelnder feiner Echobesatz zu sehen (Abb. 45).
Mykotische Abszesse bei Candida-Infektion können kleine disseminierte Herde mit charakteristischem echoreichem Zentrum sein.
Unter Therapie bilden sich die Leberabszesse zurück. Manche hinterlassen eine Narbe.

Abb. 42
Abb. 43

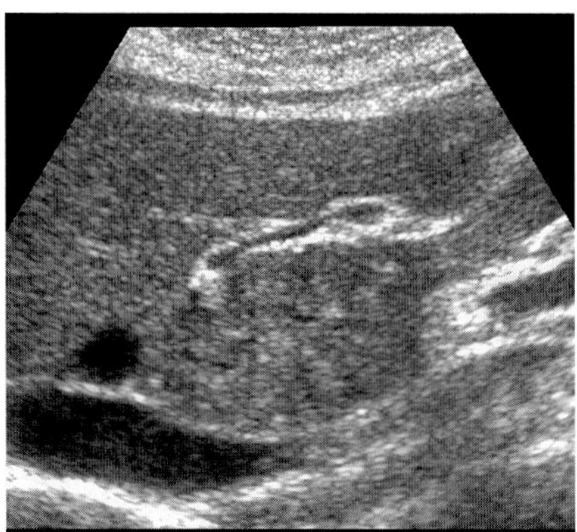

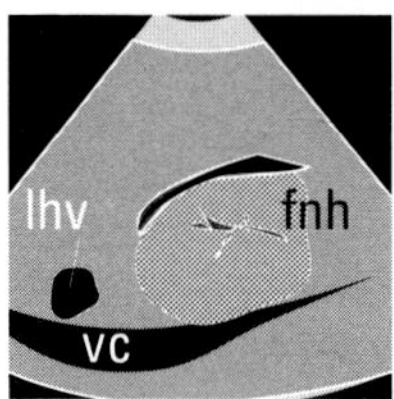

Abb. 42: Typische fokalnoduläre Hyperplasie (fnh): echogleicher Tumor im Segment I mit zentralem Gefäß-Stern. Er hebt die V. portae an und verlagert die V. cava (vc) nach dorsal. lhv = linke Lebervene.

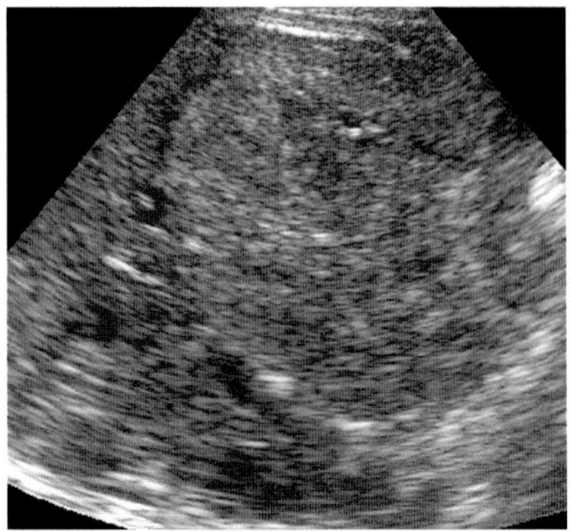

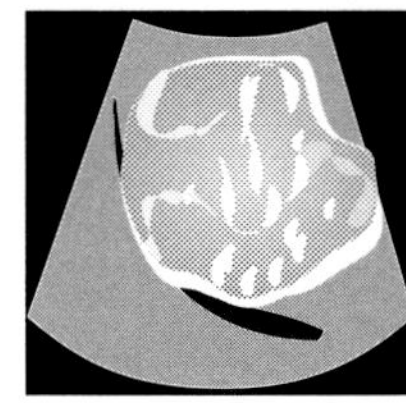

Abb. 43: Adenom. Inhomogener, echostärker und gröber strukturierter Tumor im Längsschnitt über dem rechten Leberlappen.

Abb. 44
Abb. 45

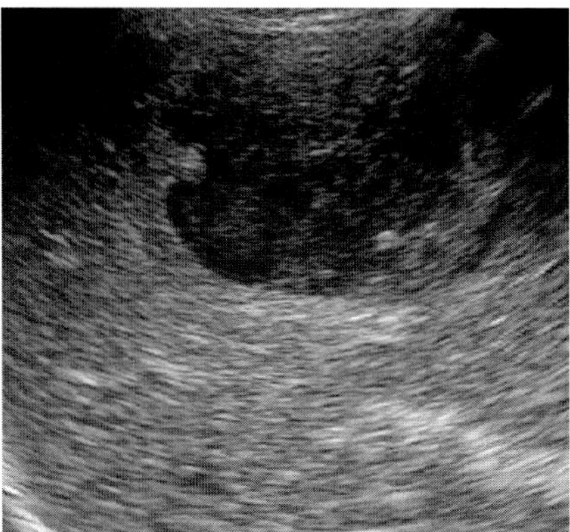

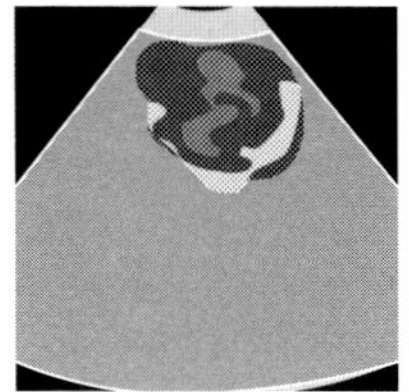

Abb. 44: Pylephlebitischer Abszeß durch Keimeinwanderung über die Pfortader bei Morbus Crohn. Subkostaler Querschnitt.

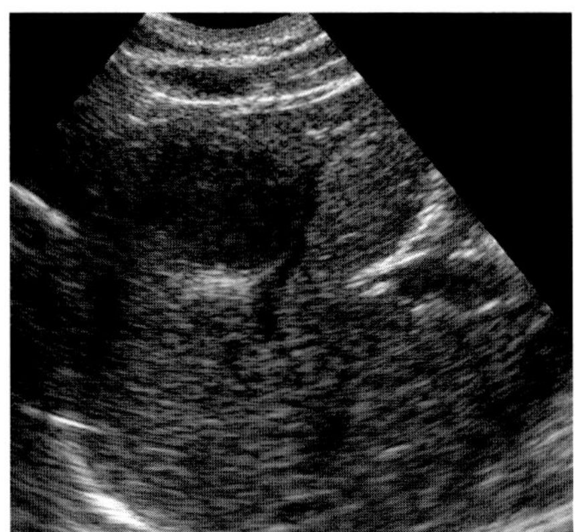

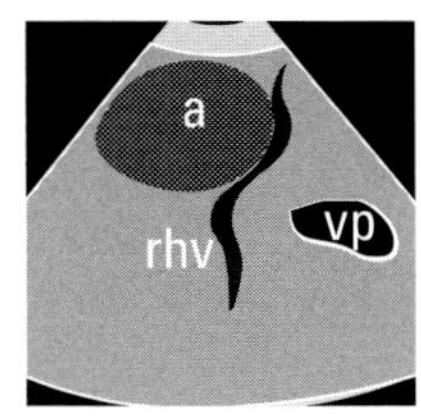

Abb. 45: Amöbenabszeß (a) mit Verlagerung der rechten Lebervene (rhv): echoarmer und scharf begrenzter Einschmelzungsherd. vp = V. portae.

Hämatom

Das intraparenchymatöse Leberhämatom ist anfangs unscharf, später deutlich abgegrenzt. Es kann sich zurückbilden, zur Zyste oder zur Narbe werden. Seine Echogenität ist variabel und ändert sich im Verlauf: Manchmal ist die frische Blutung echoreich, später echoarm und komplex; manchmal ist sie primär echoarm oder echogleich.
Subkapsuläre Leberblutungen sind sichelförmige, unterschiedlich echogene Säume des Leberparenchyms, zur Kapsel scharf, zum Parenchym zerfasert unscharf begrenzt. Sie müssen von subhepatischen oder subphrenischen Flüssigkeitsansammlungen unterschieden werden (Abb. 46).
Man sucht an verschiedenen Stellen des Bauchraums nach Hinweisen auf eine Kapselruptur und freie Blutung, vor allem um die Leber, zwischen Leber und Niere und im kleinen Becken.

Malignes Lymphom

Hodgkin- und Non-Hodgkin-Lymphome führen zum einen zur diffusen Organvergrößerung, oft mit stärkerem und gröberem Echomuster und einer guten Schalleitung, so daß auch die tiefen Leberabschnitte gut darstellbar sind. Das unterscheidet sie von der echoreichen Fettleber.
Zum anderen kommen fokale Befunde vor: kleine bis mittelgroße fast echofreie, ausgestanzt wirkende Herde ohne Schallschatten bei meist niedrigmalignen Non-Hodgkin-Lyphomen.
Größere Herde sind komplex, manchmal echoreicher, meist echoarm. Es sind dies meist hochmaligne Non-Hodgkin-Lymphome. Seltener ist ein an die inhomogene Leberverfettung erinnernder flächiger, perivaskulärer, landkartenartiger Befall (Abb. 47 und 48).
Bei malignem Lymphom sind regelhaft neben der Leber andere Organe betroffen, vor allem Milz und Lymphknoten.

Leberkarzinom

Das sonographische Bild der **primären Leberkarzinome** ist vielgestaltig: In der Regel sind die kleinen Karzinome schwach echogen und werden später in Abhängigkeit von Fettgehalt, Differenzierungsgrad und sekundären Veränderungen (Einblutungen, Nekrosen) eher echoreich oder komplex.
Häufig ist ein echoarmer Saum, selten eine abgrenzbare Tumorkapsel.
Das Leberkarzinom kann multifokal oder diffus infiltrativ auftreten und ist dann sehr schwer von der ungleichmäßigen Struktur der zirrhotischen Leber zu unterscheiden.
Das Leberkarzinom wächst oft als Tumorthrombus in Pfortader oder Lebervenen ein. Die Gallengänge können regional gestaut sein. In der Regel besteht eine Leberzirrhose.
Das **cholangiozelluläre Leberkarzinom** ist meist komplex, überwiegend echoarm, seine Kontur ist glatt oder gelappt. Es ist seltener als das hepatozelluläre Karzinom.
Das **fibrolamelläre Karzinom** ist eine Sonderform des HCC mit langsamerem Wachstum, das morphologisch den FNH ähneln kann.

Lebermetastasen

Lebermetastasen zeigen ein breites sonomorphologisches Spektrum, was ihre Größe, ihren Aufbau und ihre Echogenität anbelangt.
Es reicht vom disseminierten Befallsmuster über die Schießscheibenformen, die echoreichen und die komplexen Typen bis zu verkalkenden Herden.
Oft sind die Herde unregelmäßig geformt, unterschiedlich scharf abgesetzt und erzeugen einen echoarmen Randsaum (Halo-Zeichen).
Die Sonomorphologie der Lebermetastasen erlaubt nur mit großen Einschränkungen Rückschlüsse auf den Primärtumor. Metastasen des gleichen

Abb. 46

Abb. 47

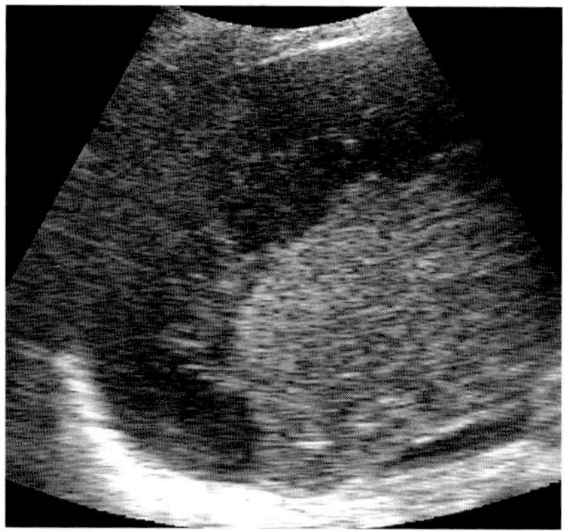

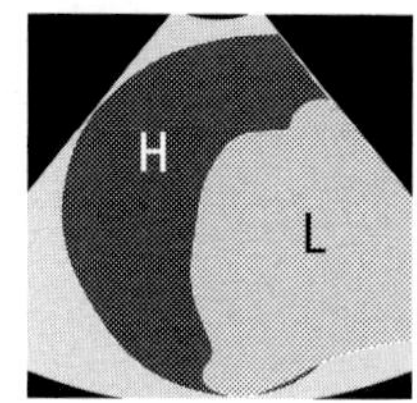

Abb. 46: Subkaspuläres echoarmes Hämatom (H) mit glatter Grenze nach außen, mit unscharfer, zerfaserter Grenze zur Leber (L) hin.

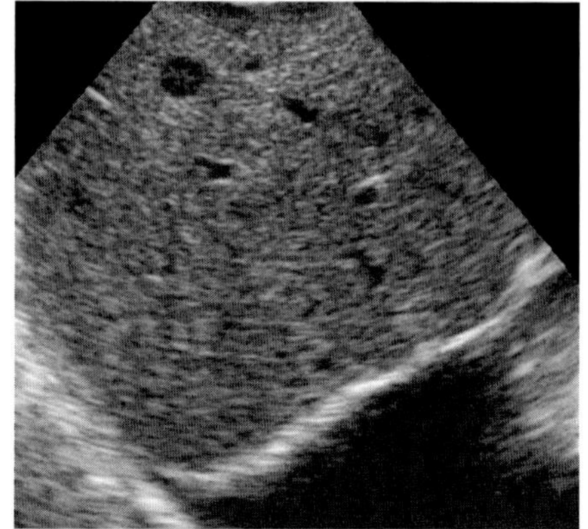

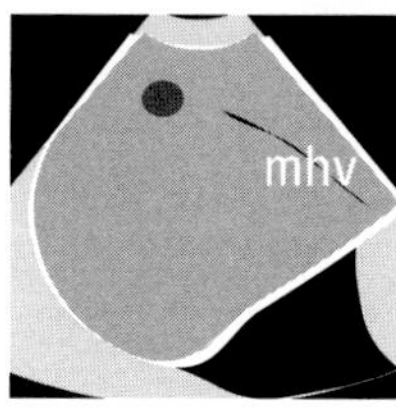

Abb. 47: Kleiner Herd eines niedrig malignen Non-Hodgkin-Lymphoms. Dorsal ein Pleuraerguß. mhv = mittlere Lebervene.

Abb. 48

Abb. 49

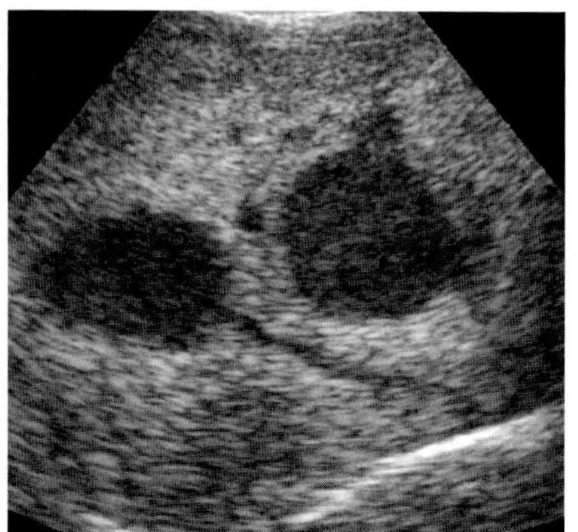

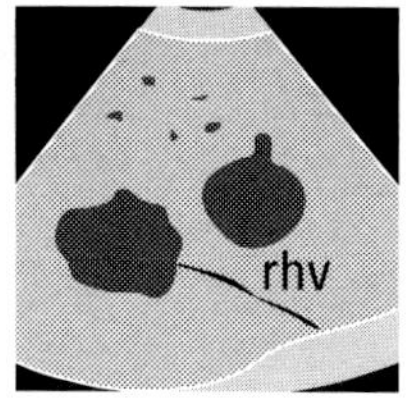

Abb. 48: Hochmalignes Non-Hodgkin-Lymphom mit größeren und kleineren echoarm unscharf begrenzten Herden. rhv = rechte Lebervene. Subkostaler Schrägschnitt.

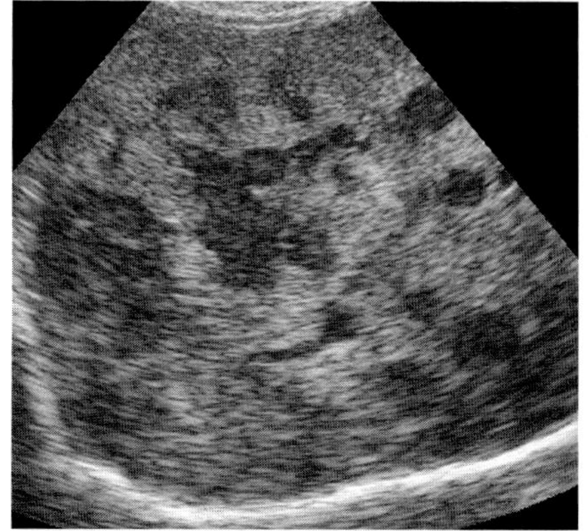

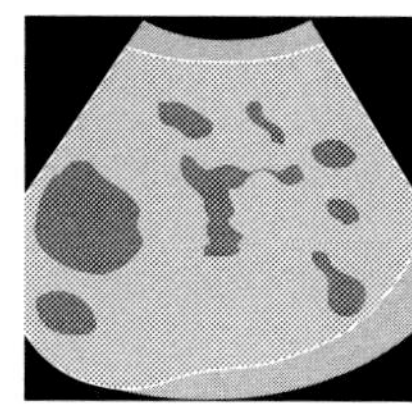

Abb. 49: Echoarme konfluierende Metastasen eines Bronchial- (oder Mamma-) Karzinoms in einer verstärkten und gröberen Echomatrix einer Fettleber. Subkostaler Schrägschnitt.

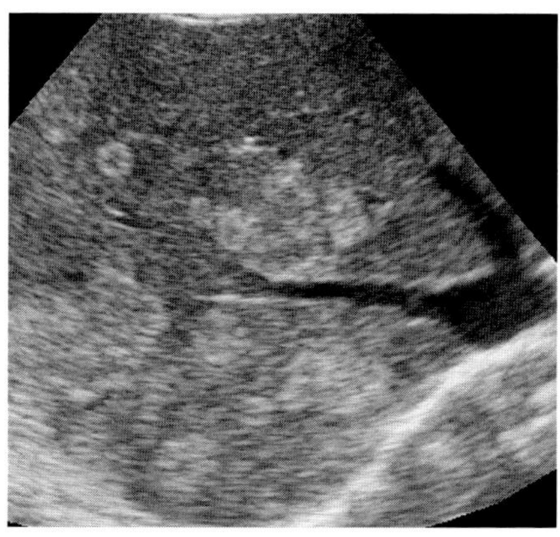

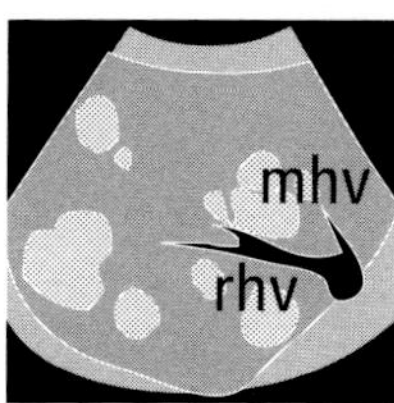

Abb. 50: Echoreiche Metastasen eines gastrointestinalen Tumors; auch Karzinoidmetastasen sehen so aus. Rechte und mittlere Lebervene (rhv, mhv).

Primärtumors können unterschiedliche Echostruktur haben und diese kann sich bei Verlaufskontrollen, z. B. durch Einblutung oder Tumoreinschmelzung, völlig wandeln.

Tumoren des Bronchialsystems, der Mamma, des Pankreas und der Prostata erzeugen häufig „echoarme" Absiedlungen unter dem Bild der „target lesion".

Malignome des Gastrointestinaltrakts erzeugen häufiger „echoreiche" Lebermetastasen (Abb. 49 und 50).

Bei Karzinoiden kann der echoarme Rand fehlen. Metastasen von Sarkomen und Ovarialkarzinomen können scharf abgesetzte zystische Anteile haben.

Differentialdiagnose

Lebermetastasen können jede herdförmige Veränderung oder – bei disseminierter Metastasierung – das Bild einer diffusen Lebererkrankung nachahmen.

Die **Leberzirrhose** mit ihrem knotig inhomogenen Echomuster, der Verlagerung von Gefäßen und den Effekten auf die Kontur ist schwer von einem diffusen metastatischen Umbau zu unterscheiden. Schwierig auch, weil herdförmige Veränderungen bei Leberzirrhose an das primäre Leberkarzinom denken lassen und dieses multifokal entstehen kann. **Abb. 50**

Die **inhomogene Leberverfettung** mit ihren manchmal fokal, dann wieder landkartenartigen und segmentalen Befallsmustern ist ebenfalls eine Herausforderung für die Sonomorphologie: Sie verlagert Gefäße nicht und buckelt die Kontur nicht vor. Schwierig wird es, wenn in der Nachsorge eines kolorektalen Tumors eine landkartenartige Verfettung auftritt!

Einzelne Metastasen können rein morphologisch allenfalls durch ihren Halo einen Hinweis auf ihre maligne Natur geben. Ansonsten sind sie mit echoarmen oder echoreichen, kapillären oder kavernösen Hämangiomen, mit Abszessen, Hämatomen und Infarkten, mit Echinokokkuszysten und invasivem Wachstum eines E. alveolaris, mit gutartigen Neubildungen wie der FNH und dem Adenom, mit dem malignen Lymphom u. a. m. zu verwechseln.

Mehrzählige oder vielzählige Veränderungen lassen neben der Metastasenleber an Hämangiomatose, Cholangiohepatitis, disseminierte Infektionen wie durch Pneumocystis carinii, an mykotische Abszesse, Kaposi-Sarkome und maligne Lymphome, Osler-Angiome, Cholangiome, Porphyrie u. a. m. denken.

Metastasen verkalken manchmal spontan, dann wieder bei Ansprechen auf eine Chemotherapie oder Embolisation.

■ Verkalkungen der Leber

Diese kommen ohne Vorgeschichte, als Folge von Infektion oder Infarkt, bei Abszessen, kapillären Hämangiomen, Adenomen, Echinococcus cysticus und alveolaris, bei Gallenwegssteinen und M. Caroli, bei sklerosierenden Veränderungen der Pfortader, der Leberarterien und der Gallenwege, bei Metastasen und bei HCC vor.

Schema 44

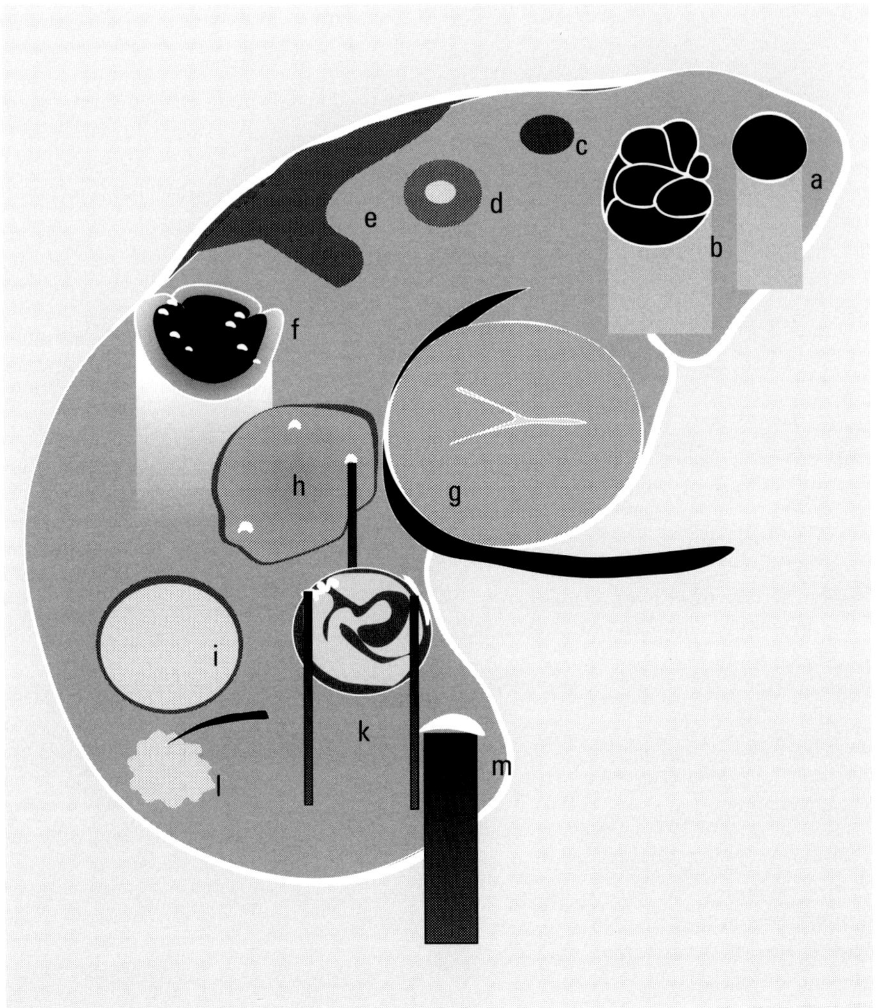

Schema 44: Fokale Leberveränderungen

a) Einfache Zyste
b) Echinokokkuszyste
c) Sehr echoarmer Herd: Lymphom
d) „Schießscheiben"-Herd: meist Metastase
e) Subkapsuläres und parenchymatöses Hämatom oder Infarkt
f) Gemischt echogener, zentral echofreier Herd mit irregulären Rändern: Abszeß? Einblutung? Nekrotischer Tumor?
g) Echogleicher, jedoch inhomogener Herd mit zentraler echoreicher „Narbe": FNH
h) Gemischt echogener, grober, inhomogener Herd mit Verkalkungen und Halo: kavernöses Hämangiom? Adenom? Primärer oder sekundärer Tumor?
i) Echoreicher Herd mit echoarmem Halo: Metastase oder HCC
k) Wollknäuelartiger, randverkalkter Herd: alter Echinokokkus? Altes Hämatom? Verkalkter Tumor?
l) Sehr echostarker Herd, grob, peripher, gefäßnahe, ohne Halo: kapilläres Hämangiom
m) Starker Herd mit Schallschatten: Verkalkung

Perihepatische Veränderungen

Perihepatisch kann sich **Aszites** (Trans- oder Exsudat, Chylus, Peritonealkarzinose), **Blut** (traumatische/iatrogene Organ- bzw. Gefäßverletzung, rupturierte Lebertumoren), **Eiter** oder **Galle** ansammeln. Dabei ist nach möglichen Ursachen grundsätzlich im gesamten Abdomen und Retroperitonealraum zu suchen (Leber, Galle, Pankreas, Magen-Darm- und Urogenitaltrakt) und auf Gefäßverschlüsse oder Peritonealauflagerungen zu achten.

Die Echogenität der Flüssigkeit kann sehr unterschiedlich sein. Transsudate, Galle, Chymus und Blut unmittelbar bei oder kurz nach Entwicklung eines Hämoperitoneum erscheinen zunächst meist echofrei.

Hoher Zell- bzw. Eiweißgehalt bewirken ein feines homogenes Echomuster, das bei Stoßpalpation verwirbelt wird. Blut gerinnt zu netzartigen Fibrinsträngen oder Koageln unterschiedlicher Echogenität. Bei gekammerter Flüssigkeit ist auch an entzündliche Verklebung und spezifische Ursachen zu denken (Abdominaltuberkulose, Perihepatitis bei Gonorrhoe oder Clamydien-Infektion).

Abszesse werden postoperativ oder als Komplikation einer Cholangitis/Cholezystitis und bei anderen intraperitonealen infektiösen oder eitrigen Erkrankungen gefunden (Abb. 51).

Biliome sind echofreie Ansammlungen von Galle, nach endoskopischen Eingriffen und nach Operationen, selten durch spontane Perforation entstanden. Sie können septiert sein. Echostarke Gasblasen sprechen für Infektion oder biliodigestive Fistel (Abb. 52).

Nach Cholezystektomie kann ein echofreies **Serom** den Platz der Gallenblase einnehmen und diese imitieren.

Schema 45

Echofreier, abfließender Aszites
Echofreier, septierter, entzündlicher oder maligner Aszites
Umschriebene, die Echogenität wandelnde und unterschiedlich echogene Raumforderung: Hämatom? Abszeß? Biliom?

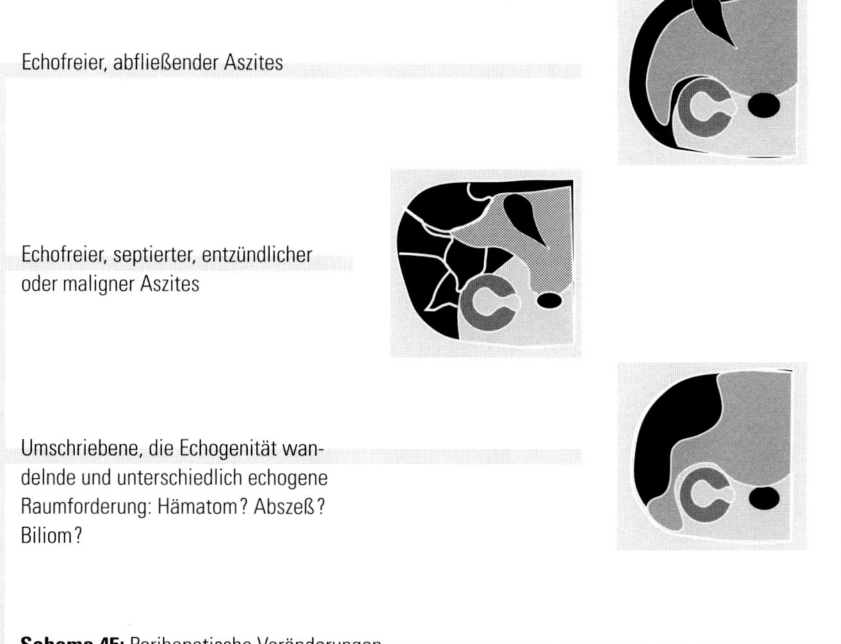

Schema 45: Perihepatische Veränderungen

Abb. 51

Abb. 52

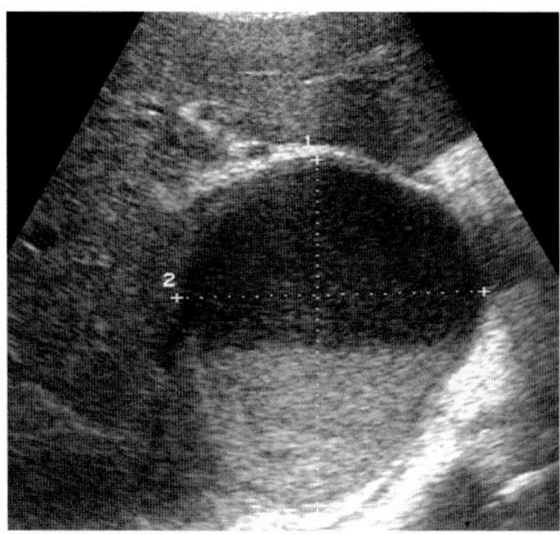

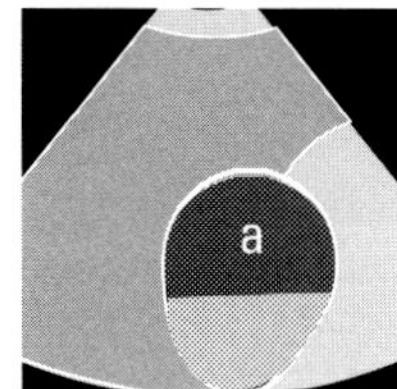

Abb. 51: Subhepatischer Abszeß (a) bzw. Empyem in der Bursa omentalis bei Pankreatitis. Querschnitt. *(Bild. W. Wermke).*

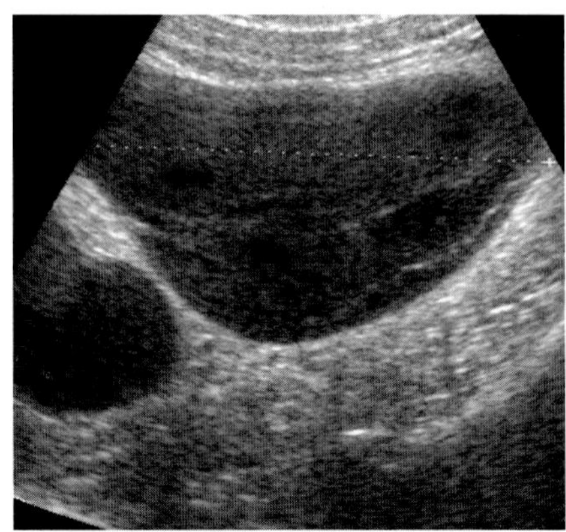

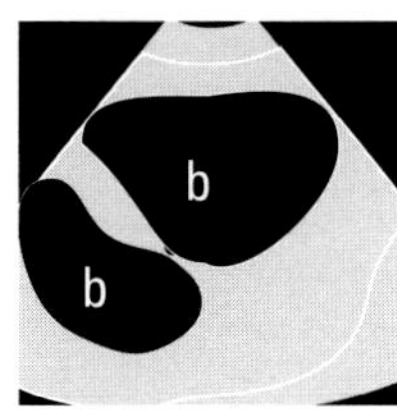

Abb. 52: Postoperativ, traumatisch, bei entzündlicher oder neoplastischer Infiltration kann es zum Galleleck kommen (Biliom = b). Subhepatischer Querschnitt. *(Bild. W. Wermke).*

S Stellenwert

Nach Klinik und Labor ist die sonographische Untersuchung das erste weiterführende bildgebende Verfahren. Sie wird erweitert durch die Farbduplex-Sonographie bei Verdacht auf vaskuläre Veränderungen und zur Beurteilung der Vaskularisation von Leberherden und -tumoren.

Vor allem diffuse Lebererkrankungen und -veränderungen sind in einem großen Prozentsatz so zu klären. Bei klinischer Notwendigkeit wird die Sonographie durch die Punktion zur Gewebedifferenzierung ergänzt.

Bei herdförmigen Erkrankungen werden oft Computertomographie und Magnetresonanztomographie eingesetzt, mit typischen Befunden bei einigen Lebertumoren, sowie in wenigen Fällen spezielle nuklearmedizinische Verfahren (z. B. bei Verdacht auf fokal-noduläre Hyperplasie). Oft bleibt ein Befund unklar. Viele Untersucher führen daher die relativ komplikationsarme Feinnadelpunktion frühzeitig nach der Sonographie und unter sonographischer Sicht und Leitung durch.

Gallenwege

Topographie

T

Die intrahepatischen **Gallengänge** werden erst ab den Hauptästen als zarte, kurzstreckig angeschnittene Tubuli um die peripheren Pfortaderäste sichtbar. Lediglich in der Pars umbilicalis der Pfortader laufen die Gallengänge nicht parallel zur Pfortader; die Segmentäste aus II und III kreuzen diesen Abschnitt.

Vor dem Hauptstamm der Pfortader findet man regelhaft Gänge mit geringem Kaliber: Entweder sind es die Leberarterien oder die Hauptgallengänge.

Der Ductus hepaticus communis zieht im Ligamentum hepatoduodenale in Richtung Pankreaskopf: Er liegt dabei zuerst ventral, dann rechts lateral neben der Pfortader. In unterschiedlicher Höhe mündet der D. cysticus von lateral-dorsal ein. Der D. choledochus zieht im Pankreaskopf dorsal-lateral zur Papille.

In der Regel liegt die **Gallenblase** an der dorsalen Leberkontur zwischen den Lebersegmenten IV und V und somit an der Grenze zwischen beiden Leberhälften. Die Interlobärfissur ist dadurch eine sichere Landmarke, um die Gallenblase sonographisch zu identifizieren.

Die Gallenblase kann atypisch lokalisiert sein – etwa im kleinen Becken bei Alten und Asthenikern, beim Situs inversus im linken Oberbauch, kranial und ventral der Leber, rechts vor der Niere oder kranial in der Leber, vom Leberparenchym umschlossen.

Schema 46

Im Leberhilus liegt der DHC rechts lateral und etwas ventral der Pfortader. Im Pankreaskopf schwenkt der D. choledochus nach rechts.

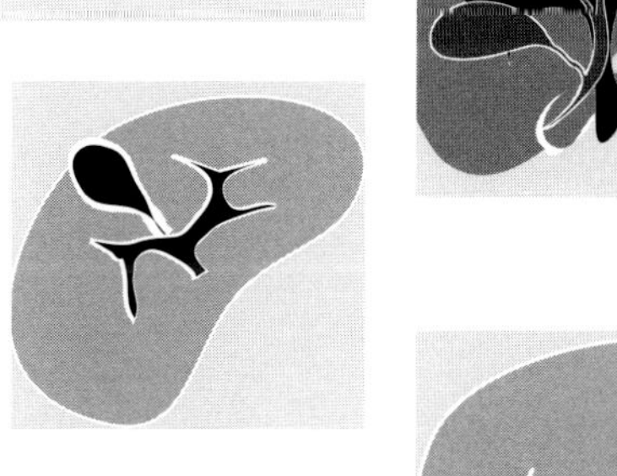

Die Gallenblase wird in der Interlobärfissur gesucht, die vom rechten Pfortaderhauptstamm entspringt.

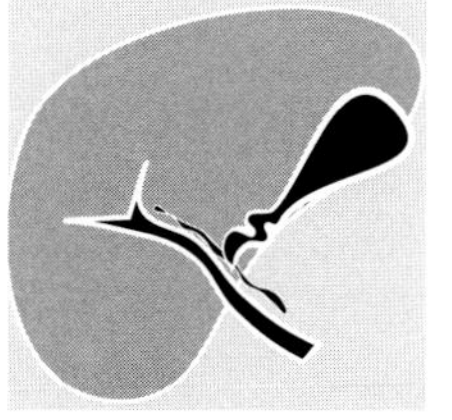

Im Interkostalschnitt verläuft der DHC „vor" (seitlich-ventral) der gestreckten Pfortader.

Schema 46: Topographie der Gallenwege

Anatomie

A

Als Hohlorgane bzw. Gefäße bestehen die Gallenwege aus Lumen und Wand. Das Lumen ist echofrei, das der Gallenblase je nach Füllung unterschiedlich weit. Die Wand der Gallengänge ist zart und meist nicht in Schichten auflösbar; die Wand der Gallenblase ist im kontrahierten Zustand dreischichtig.

Gallenwege

Die Gallengänge lassen sich in ihren intrahepatischen Abschnitt, den Abschnitt im Lig. hepatoduodenale vor und nach der Zystikuseinmündung und den intrapankreatischen Abschnitt einteilen.

Die Gallenblase besteht aus Fundus, Korpus und Kollum. Die Plicae spirales (Heister-Klappen) springen im Hals und im D. cysticus ins Lumen vor.

N Normalbefund

Die Gallenwege sind in der Leber schmaler als 3 mm. Im Lig. hepatoduodenale ist der D. hepaticus gut zu sehen. Er wird hier bis 7 mm weit, um im Pankreaskopf schmal auf die Papille zuzulaufen (Abb. 53 und 54).
Die normale Gallenblase hat eine birnenförmige oder länglich-ovale Gestalt, die je nach Füllung wechselt; sie ist nicht kreisrund. Es gibt viele physiologische Varianten der Form mit abgeknickten und verdrehten Gallenblasen. Die Länge ist sehr variabel, manche normale Gallenblase ist länger als 10 cm. Zuverlässiger ist es, die Breite mit 4 cm als Grenzwert zu vermessen. Im kontrahierten Zustand kann die Wanddicke bis 5 mm betragen (siehe „Sonographische Anatomie", Abb. 10).

Abb. 53

Abb. 54

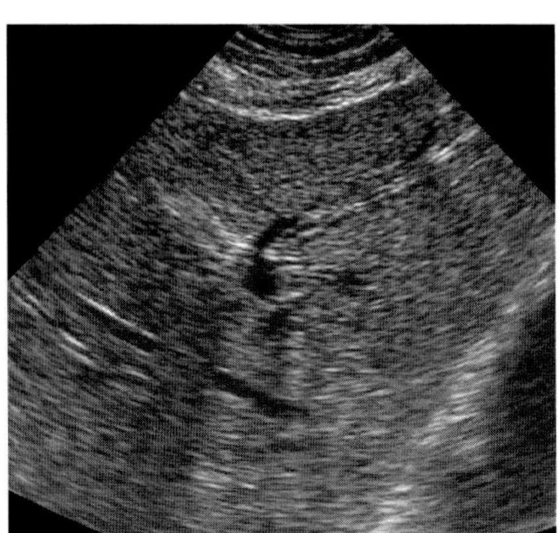

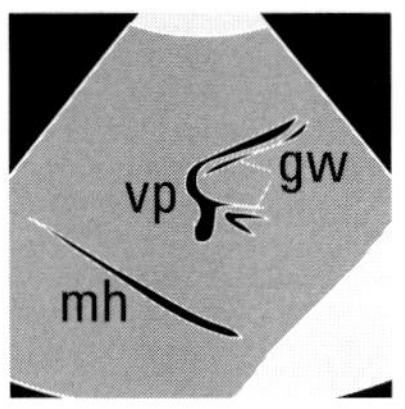

Abb. 53: Subkostaler Schrägschnitt, der parallel einen peripheren Pfortaderast (vp) und einen Gallengang (gw) zeigt. mhv = mittlere Lebervene.

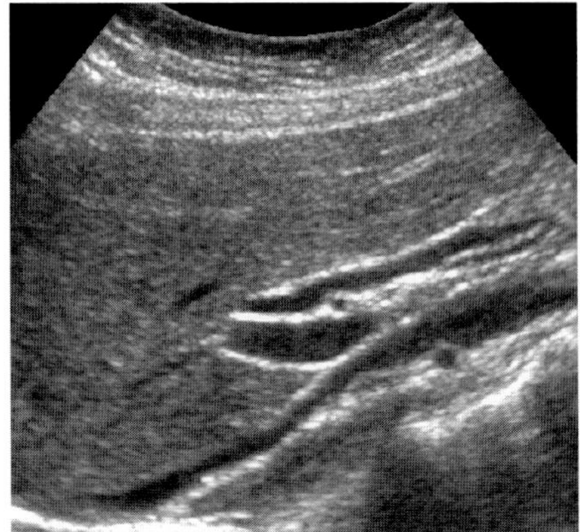

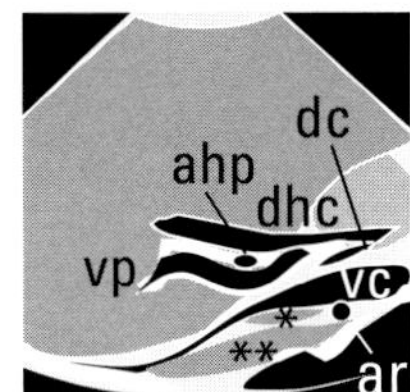

Abb. 54: Von rechts kommender schräger Längsschnitt vor der V. cava (vc). In dieser Schnittführung wird der Ductus hepatocholedochus (dhc) vor der Pfortader (vp) dargestellt. Sehr distaler Zufluß des Ductus cysticus (dc, im Pankreaskopf). Zwischen Pfortader und DHC eine quer geschnittene Leberarterie (ahp). Dorsal die rechte Nierenarterie (ar) hinter der V. cava, das Crus diaphragmitici (*) und der M. psoas (**). *(Bild: W. Wermke).*

U

Untersuchungstechnik

Die **Gallengänge** sucht man in enger Nachbarschaft zur Vena portae. Der Ductus hepatocholedochus liegt lateral und etwas ventral vom Pfortaderhauptstamm, den man im subkostalen Querschnitt im Lig. hepatoduodenale sicher erkennt und dessen Verlaufsrichtung in die Leber hinein man in einem schrägen Längsschnitt (Schulter-Nabel-Schnitt) oder einem geeigneten Interkostalschnitt darstellt.
Im subkostalen Querschnitt verfolgt man die Pfortader zuerst retrograd aus ihrer Verzweigung in rechten und linken Hauptast in den Hauptstamm zurück und sieht sie dann als quergetroffenes Gefäß. Neben und vor ihr ziehen der Gallengang und eine oder mehrere Leberarterien als ebenfalls quergetroffene kleine Lumina. Ihre Unterscheidung ist am Verlauf möglich: Der Gallengang weicht im Pankreaskopf nach rechts, die Pfortader als V. lienalis nach links, die Leberarterien lassen sich in den Truncus coeliacus über die A. hepatica communis zurückverfolgen.
Im Längsschnitt über der Pfortader stellt man die Längsachse der V. mesenterica superior in die V. portae ein und gerät durch leichte Kippung des Schallkopfes nach rechts in den D. hepatocholedochus. Die Leberarterie liegt ventral in der Pforte, wo sie sich nach rechts aufzweigt, quer geschnitten zwischen Pfortader und Gallengang.
Im Interkostalschnitt macht man sich die physiologischen Lagebeziehungen zunutze, da hier von lateral, ventral und in Verlaufsrichtung des Lig. hepatoduodenale geschallt werden kann. Damit wird der D. hepaticus „vor“ der V. portae abgebildet.
Die **Gallenblase** sucht man am unteren Rand der Leber in der Interlobärfissur: Ausgehend vom rechten Pfortaderhauptstamm findet man im Subkostalschnitt die Fissur zwischen der rechten und der linken Leber als einen nach ventral und kaudal und unterschiedlich weit nach lateral ziehenden echoreichen Streifen, in dem die Gallenblase ihren Ausgang nimmt.
Im Längsschnitt erscheint die Gallenblase an der dorsalen Leberkontur etwa in Höhe des Anschnittes der Vena cava inferior und der Leberpforte.
Einen sicheren Zugang zur Gallenblase gewinnt man in einem modifizierten Längsschnitt im Interkostalraum: Man sucht die Pfortader, deren rechter Ast sich aus dem Hauptstamm fortsetzt. Vor ihr sieht man oft den Ductus hepaticus communis und auf ihn zulaufend – in der Regel ohne hier zu münden – den D. cysticus, sowie das Infundibulum der Gallenblase.

P

Allgemeine sonographische Pathologie

Die wichtigste Veränderung an den **Gallenwegen** ist ihre Aufweitung beim mechanischen Ikterus. Hier wird sonographisch die Tatsache, die Höhe und die Ursache eines Verschlusses diagnostiziert. Daneben sind akute und chronische Entzündungen der Gallenwege wichtig, die Aerocholie und die seltenen Gallenwegstumoren.

An der **Gallenblase** werden Abweichungen der Größe, der Form, des Echomusters von Wand und Inhalt, sowie Abweichungen vom Aufbau des Organs beachtet.

Größe

Die Gallenblase kann vergrößert sein (Breite über 4 cm) oder geschrumpft

Abb. 55

Abb. 56

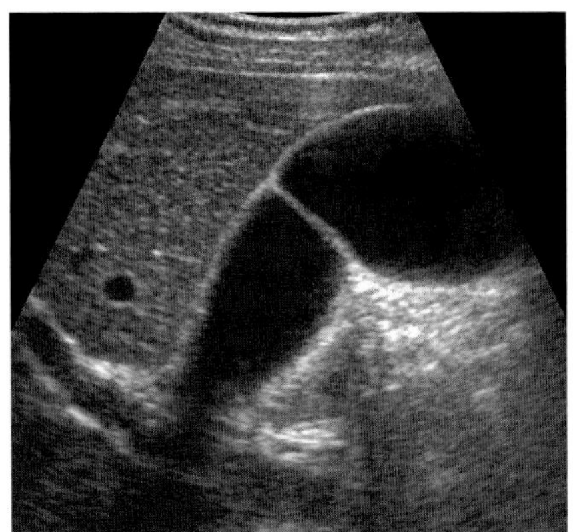

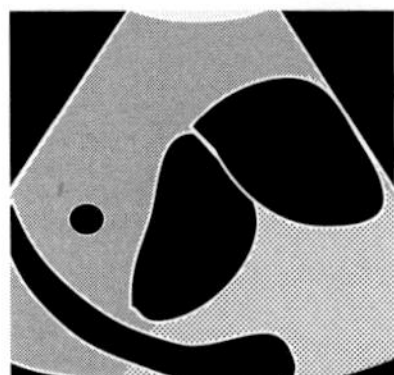

Abb. 55: Septierte Gallenblase. Das Septum bleibt in allen Schnittrichtungen und bei jeder Füllung der Gallenblase erhalten. Im Bild ein Interkostalschnitt mit Hauptstamm der V. portae und einem Segmentast. *(Bild: W. Wermke).*

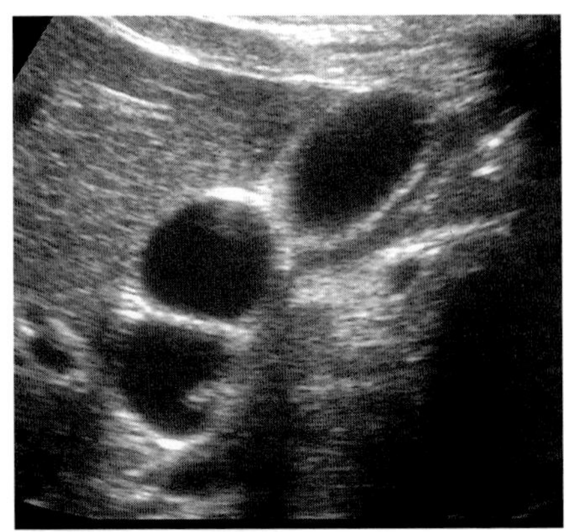

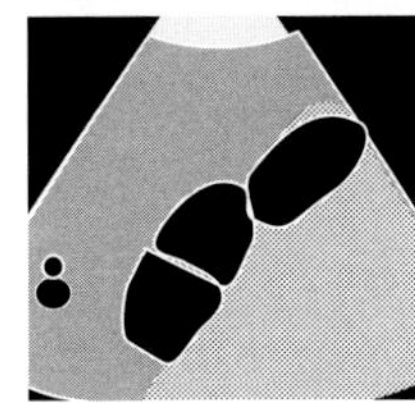

Abb. 56: Scheinbar septierte oder mehrzählige Gallenblase. Ein torquiertes, mäßig gefülltes Organ wird mehrfach angeschnitten. Längsschnitt.

mit kaum mehr erkennbarem Restlumen. Lange, aber nicht verbreiterte Gallenblasen kommen im Alter und bei Asthenikern vor.

Form und Kontur

Die Form der Gallenblase ist sehr variabel: Sie kann geknickt, und torquiert sein, wodurch scheinbare Septen entstehen. Eine Abknickung der Spitze nennt man eine „phrygische Mütze".
Echte Septen und Divertikel, und vor allem Mehrfachbildungen sind sehr selten (Abb. 55 und 56, Schema 47).
Pathologisch sind kreisrunde und nicht verformbare Gallenblasen.
Die Kontur der Gallenblase kann bei Entzündung oder Tumor gegen das Leberbett oder zum Lumen hin unscharf oder unregelmäßig begrenzt sein.

Echomuster

Das Lumen der Gallenblase ist echofrei. Ventral erscheinen Einstrahlungsartefakte als geschichtete Streifen, dorsal kann es durch Schichtdickenartefakte zum Echobesatz kommen.
Echogen wird die Galle bei veränderter Zusammensetzung, bei Eindickung und durch entzündliches Material. Im Lumen können Steine, Gas, Ablösungen der Mukosa, Koagel, Parasiten gefunden werden. Das Lumen wird durch Tumoren und Entzündungen eingeengt.
Die Gallenblasenwand kann komplett oder partiell verbreitert, unterschiedlich geschichtet oder destruiert sein. Sie kann verkalken.

Schema 47

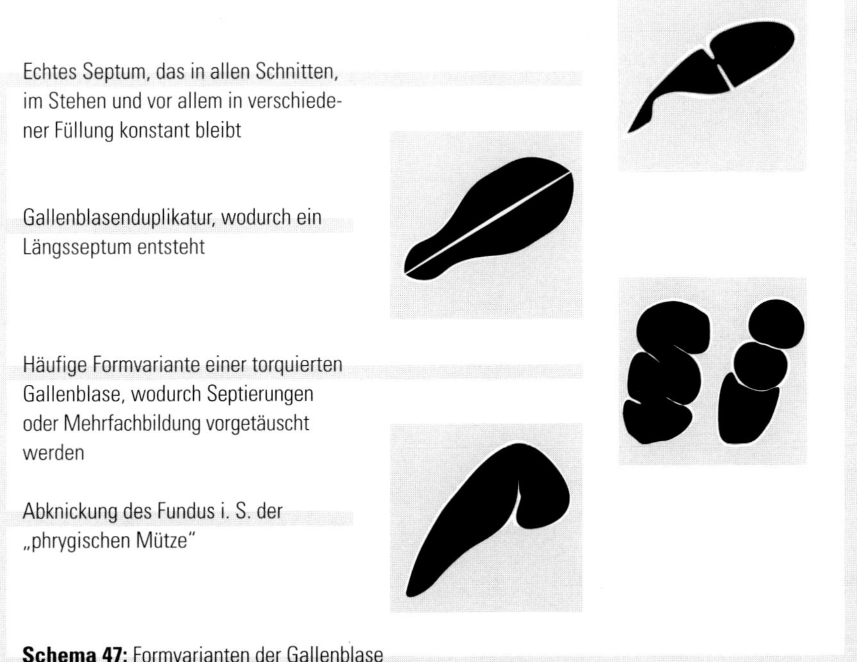

Schema 47: Formvarianten der Gallenblase

B

Spezielle sonographische Befunde der Gallenblase

■ Akute Cholezystitis

Die akute Gallenblasenentzündung hat als typische Kriterien

— die Abrundung und Vergrößerung des Organlumens
— die Verdickung der Gallenblasenwand
— den lokalen Druckschmerz.

Zusätzlich können auftreten

— echogener Detritus im Lumen neben den meist vorhandenen Steinen
— Wandnekrosen, Epithelablösungen und Lufteinschlüsse
— Nekrosen und Abszesse der Umgebung
— Perforation in die Umgebung
— Abdeckung der Entzündung durch Netz (Netzkappe).

Dadurch lassen sich die unkomplizierte ödematöse Cholezystitis von den nekrotisierenden, emphysematösen und abszedierenden komplizierten Formen unterscheiden (Abb. 57 und 58).

Differentialdiagnose
Abgerundete Gallenblasen gibt es auch beim **Verschluß der Gallenwege** (Zystikus- oder Choledochusverschluß) durch Entzündung, Steine oder Tumoren. Sie sind nicht druckschmerzhaft.
Eine Reihe von **„extrinsischen" Ursachen** lassen die Gallenblasenwand verdickt sein: lymphatische oder venöse Abflußstauung, Dysproteinämien, entzündliche Mitreaktion vor allem bei Pankreatitis und Hepatitis u.a.m. Diese Formen einer Wandschwellung sind symmetrisch, das Epithel ist unbeschadet, Umgebungsreaktionen fehlen.
Die Gallenblasenwandverdickung einer Kontraktion ist am verkleinerten Lu-

Abb. 57

Abb. 58

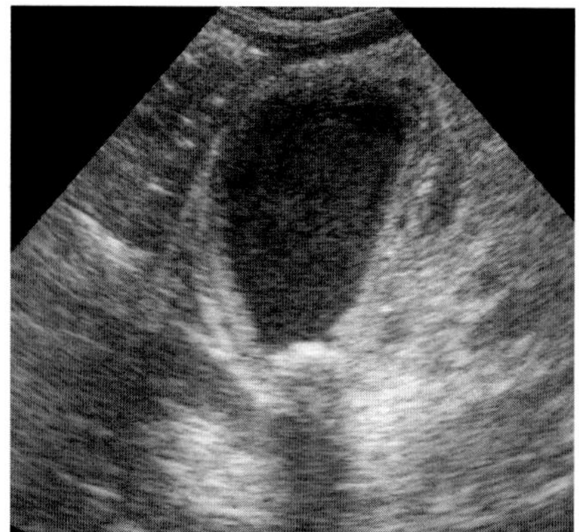

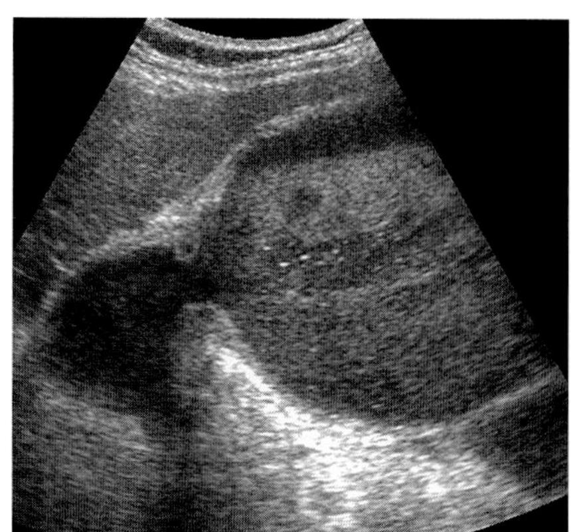

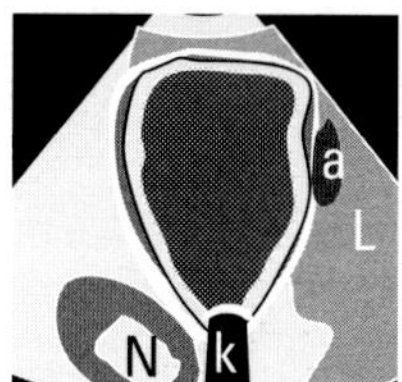

Abb. 57: Akute Cholezystitis. Geschichtet verbreiterte Gallenblasenwand, abgerundete (und druckschmerzhafte) Form; schmaler echoarmer Abszeß (a) im Leberbett (L). Im Lumen Detritus und Steine (k). Schemenhaft ist dorsal die rechte Niere (N) im Querschnitt erkennbar.

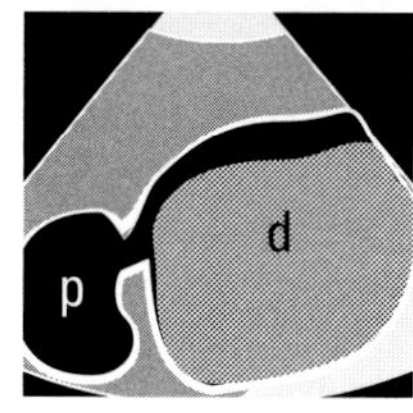

Abb. 58: Perforation und Abszeß bei akuter Cholezystitis. Pralle Gallenblase mit polypoidem Schlamm, durch Perforation (p) entstandener Abszeß; d = Detritus. *(Bild: W. Wermke).*

Abb. 59

Abb. 60

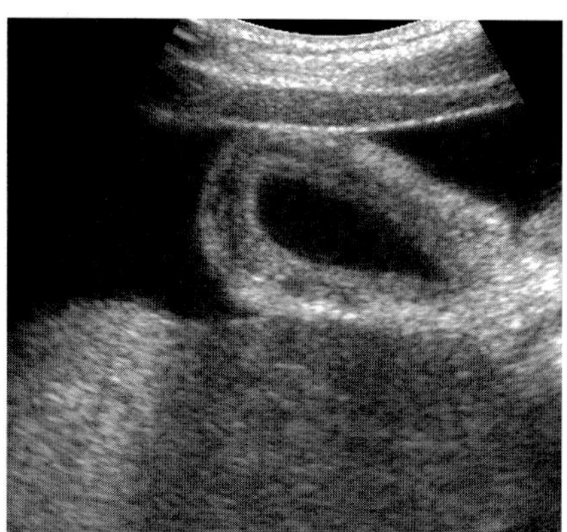

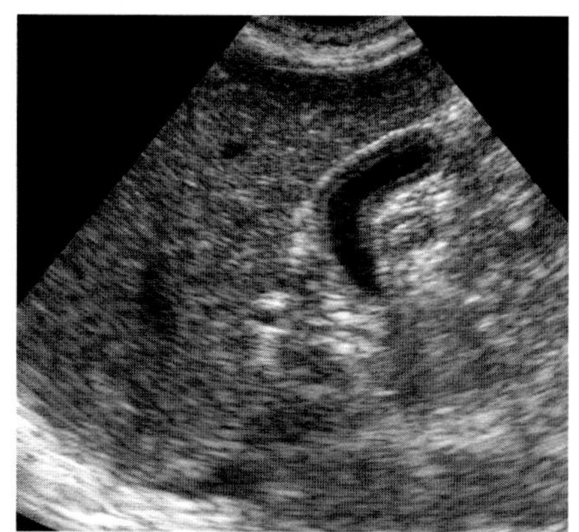

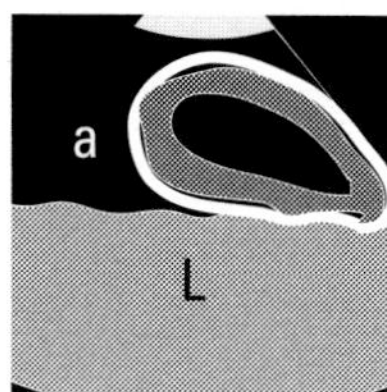

Abb. 59: Verbreiterte Wand der Gallenblase bei Leberzirrhose. Die Wand ist innen und außen glatt begrenzt. Aszites (a). Höckrige Leberkontur (L). *(Bild: W. Wermke).*

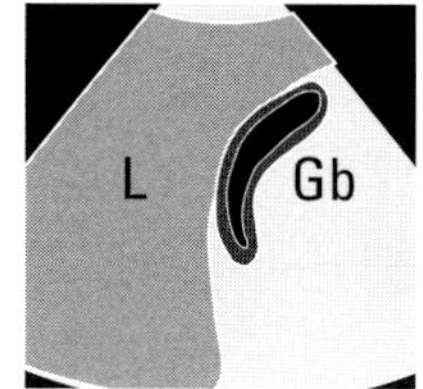

Abb. 60: Kontrahierte Gallenblase (Gb) mit echoarmer Mukosa. L = Leber.

Schema 48

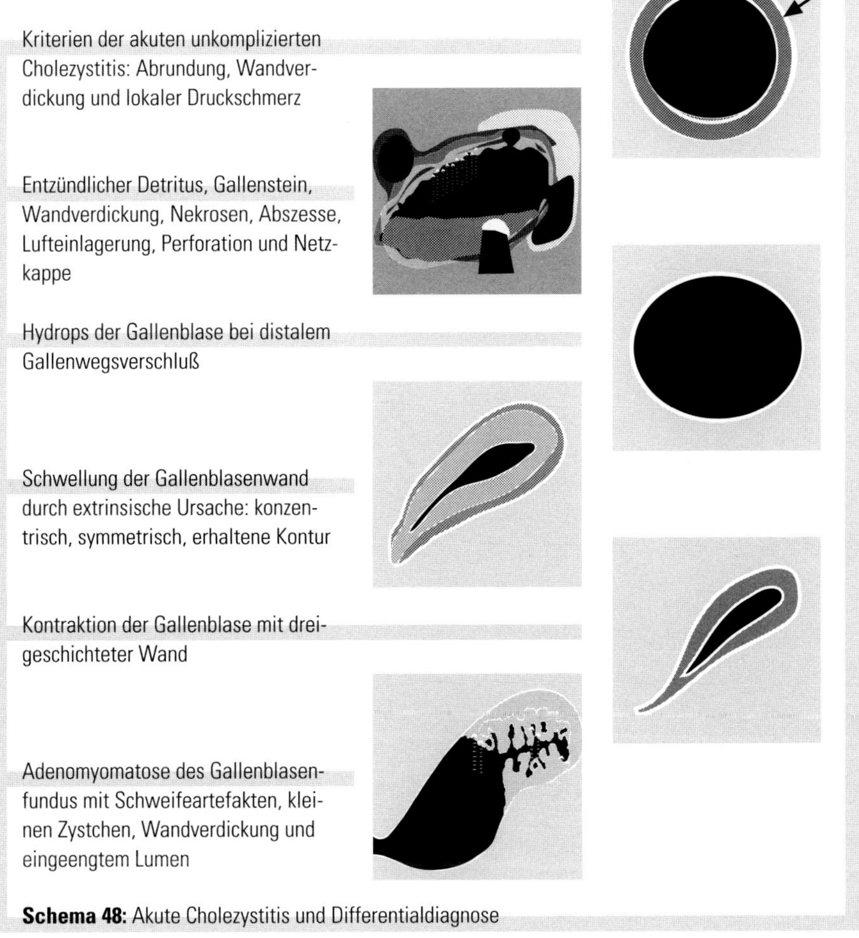

Schema 48: Akute Cholezystitis und Differentialdiagnose

men erkennbar (Abb. 59 und 60). Gallenblasenvarizen bei portaler Hypertension führen zur Wandverdickung mit echofreien Einschlüssen; primäre oder sekundäre Tumoren können die Gallenblasenwand durchsetzen, engen das Lumen jedoch meist ein.

Sonderformen der Cholezystitis sind die sehr seltene xanthogranulomatöse Cholezystitis bei Diabetikern, die unter dem Bild der destruierenden Cholezystitis verläuft, sowie die Adenomyomatose. Dabei kommt es zur segmentalen, manchmal globalen Verdickung der Gallenblasenwand mit echofreien Einstülpungen des Lumens und Schweifartefakten. Bei der segmentalen Form ist die Restblase unauffällig (Abb. 61, Schema 48).

Abb. 61

Abb. 62

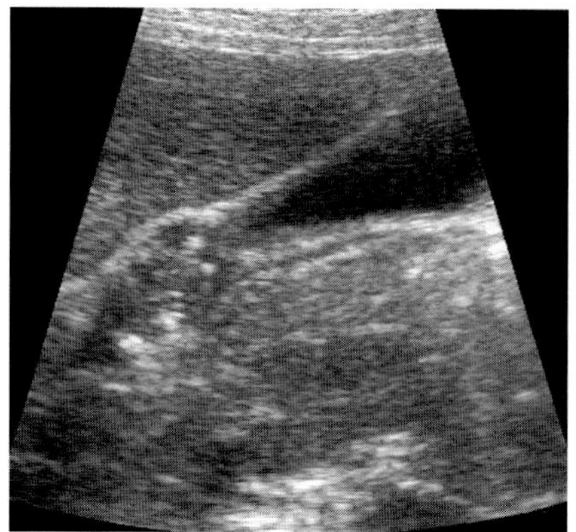

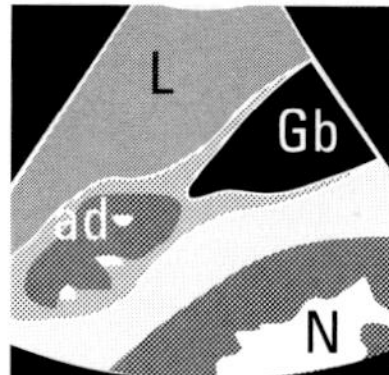

Abb. 61: Adenomyomatose (ad) des Gallenblasenhalses. Die Wand ist unregelmäßig mit zystischen Einschlüssen und Schweifartefakten verbreitert, das Lumen eingeengt. L = Leber; Gb = Gallenblase; N = Niere.

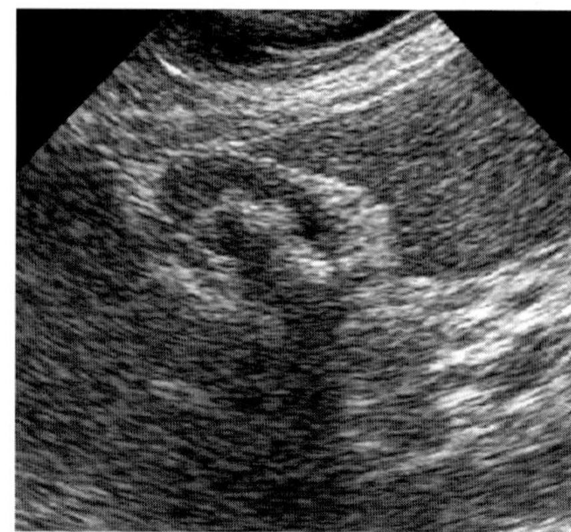

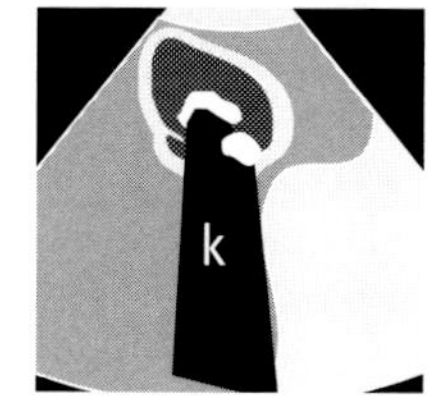

Abb. 62: Chronische Cholezystitis. Subkostaler Querschnitt mit echoreich verbreiterter Wand, echoreichen Narben, verbrauchtem Lumen und Steinen. k = Steinschatten.

Abb. 63

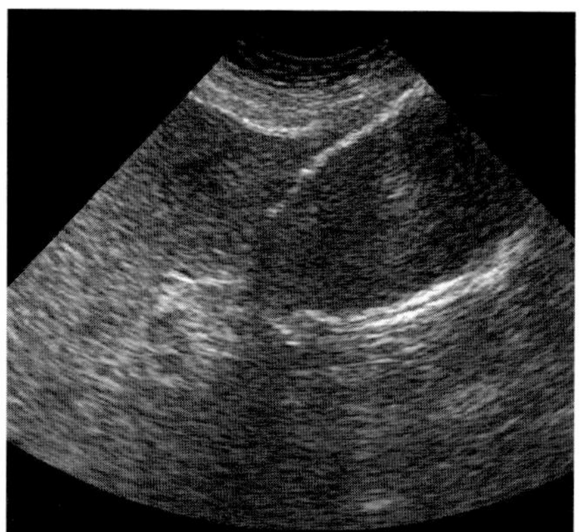

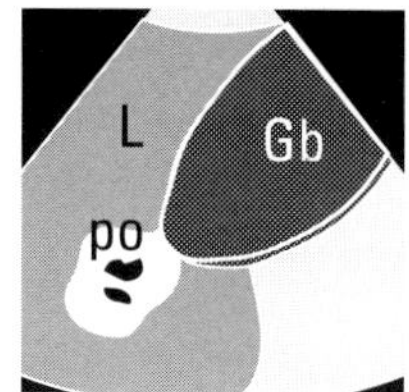

Abb. 63: Porzellangallenblase (Gb) mit zarter Kalkschale, schwach echogenem Lumen. Leberpforte (L) mit Pfortaderanschnitten (po).

■ Chronische Cholezystitis

Bei chronischer Cholezystitis ist die Gallenblasenwand echoreich verbreitert. Anfangs ist noch eine echoarme Mukosa vorhanden, später wird die Wand einheitlich echoreich. Die Kontur wird unregelmäßig, es entstehen Narben ins Gallenblasenbett. Zum Schluß sieht man Gallensteine mit Schatten in einem echoreichen unregelmäßig begrenzten Areal ohne Gallenblasenlumen (Abb. 62).

Differentialdiagnose
Eine **akute Cholezystitis** kann mit echoreich verbreiterter Wand auftreten. Die übrigen Zeichen der akuten Entzündung sind vorhanden.
Die **Adenomyomatose,** die oben besprochen wurde, führt zur schmerzlosen, echoreichen und irregulären Wandverdickung (Abb. 61).

Schema 49

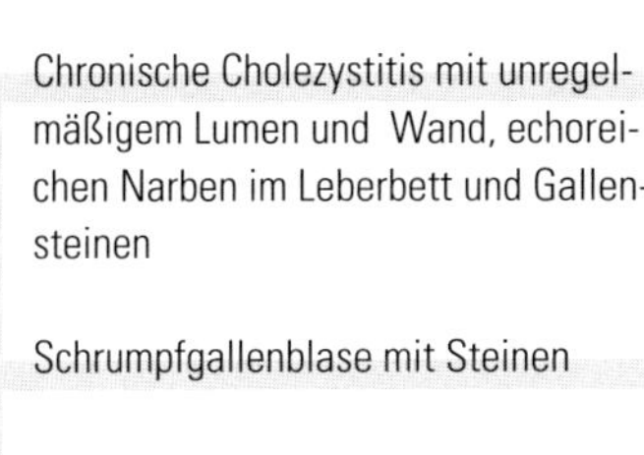

Chronische Cholezystitis mit unregelmäßigem Lumen und Wand, echoreichen Narben im Leberbett und Gallensteinen

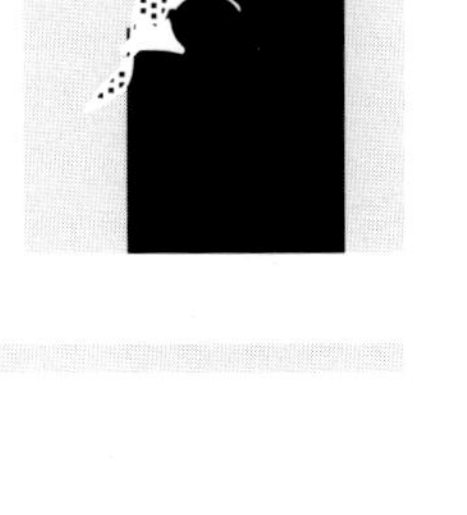

Schrumpfgallenblase mit Steinen

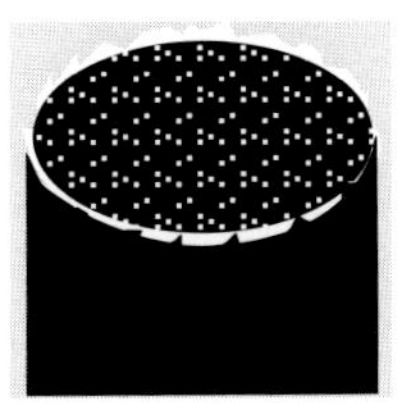

Porzellangallenblase mit zirkulärer zarter Kalkschale und feinem Schlamm

Schema 49: Chronische Cholezystitis

Die **Porzellangallenblase** als chronisch entzündliche Wandveränderung bewirkt eine komplette oder diskontinuierliche Verkalkung. Diese Kalkschale ist oft zart und läßt genügend Schallenergie passieren, um die hintere Wand und das mit Debris angefüllte Lumen abzubilden (Abb. 63, Schema 49).

■ Gallenblasenschlamm

Die normale Gallenblase ist echofrei, rechnet man Artefakte ab. Bei Änderungen der Partikelgröße der Kristalle, bei Kristallisation unter Cephalosporin-Antibiotika, bei Cholezystitis, bei Zellabschilferung, bei Eindickung der Galle etwa im Fastenzustand ändert sich die Echogenität. Es bildet sich gleichmäßiges oder geschichtetes, die Galle ganz oder teilweise ausfüllendes, manchmal polypoides Material. Es läßt sich langsam umlagern, meist langsamer als Steine, etwa wie zäher Sirup. Dieser kristalline oder zelluläre Inhalt kann schwach bis stark und fein bis grob echogen sein. Oft ist er aus verschieden echogenen Teilen gemischt (Abb. 64 und 65, Schema 50).

Differentialdiagnose

Eine Hämobilie nach Trauma oder iatrogen oder spontan bei Gerinnungsstörung erzeugt die gleichen wechselhaften Bilder. Polypoider Schlamm ist, wenn er nur wenig mobil ist, von Polypen und polypoiden Karzinomen nur schwer zu unterscheiden.

■ Gallenblasensteine

Steinkriterien

Bei Vorliegen von vier typischen Ultraschallkriterien ist die Cholezystolithiasis sicher zu diagnostizieren (Abb. 66):
- Steinreflex
- Steinschatten
- Mobilität des Konkrementes
- darstellbares Gallenblasenlumen.

Probleme ergeben sich, wenn diese Kriterien nicht erfüllt sind (Schema 51).

Fehlender Schallschatten

Bei sehr kleinen oder nicht optimal im Schallfeld liegenden Konkrementen kann der Schallschatten fehlen. Mit höheren Schallfrequenzen und bei schallkopfnäherer Position eines Steins kann er noch entstehen (Abb. 67).

Abb. 64

Abb. 65

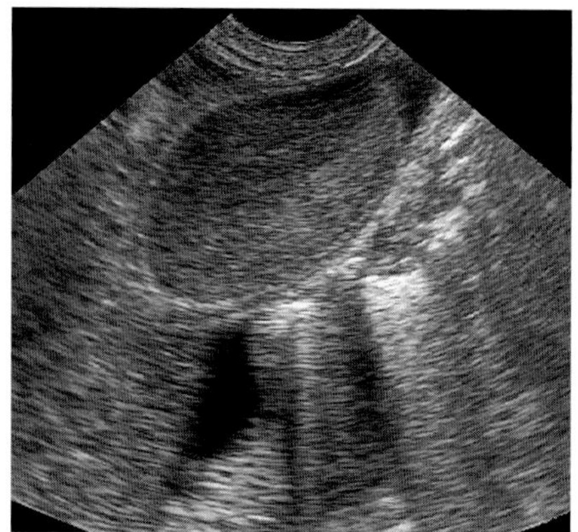

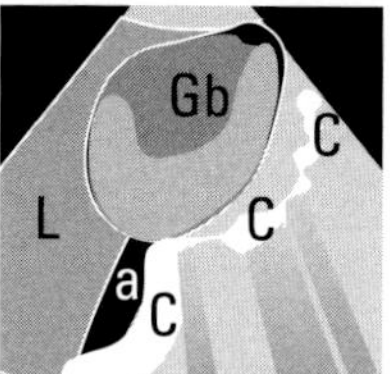

Abb. 64: Gemischt echogener Schlamm in einer abgerundeten Gallenblase (Gb). Er entstand im Rahmen einer Pankreatitis mit Atonie der Gallenblase und Aszites (a). C = rechte Kolonflexur; L = Leber.

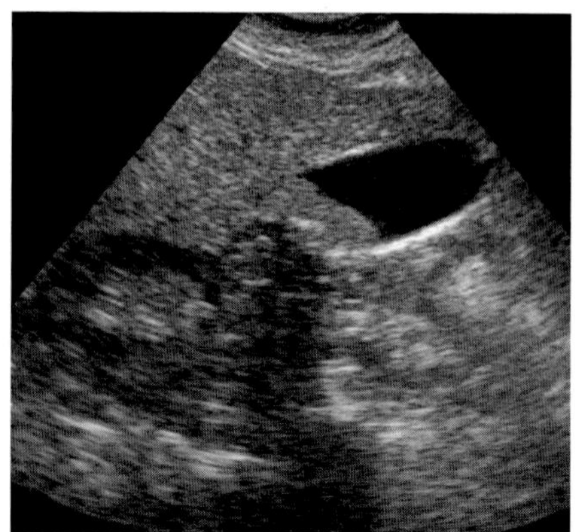

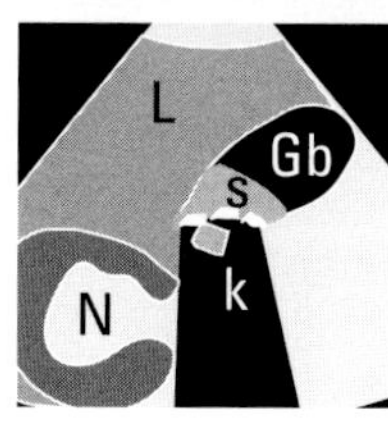

Abb. 65: Polypoider Schlamm im Infundibulum der Gallenblase (Gb) mit Steinen (s). Beim stehenden Patienten langsame Umlagerung. N = rechte Niere; L = Leber; k = Steinschatten.

Abb. 66

Abb. 67

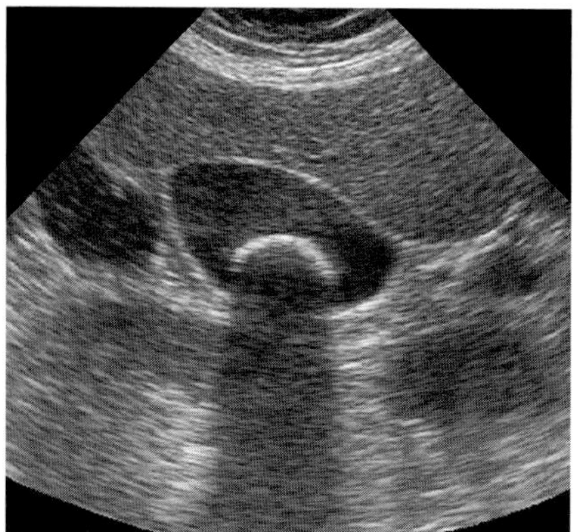

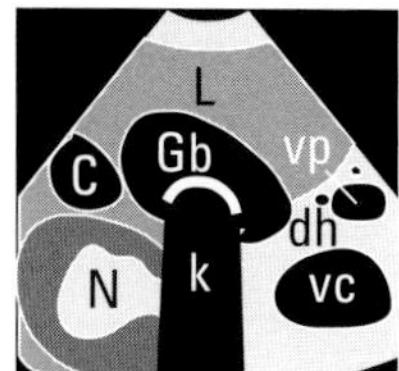

Abb. 66: Verkalkter Gallenstein mit Schallschatten. Nur die ventrale Steinkontur ist erkennbar. C = flüssigkeitsgefülltes Kolon; N = Niere; dh = D. hepaticus; vp = V. portae; vc = V. cava; Gb = Gallenblase; k = Steinschatten. Subkostaler Querschnitt.

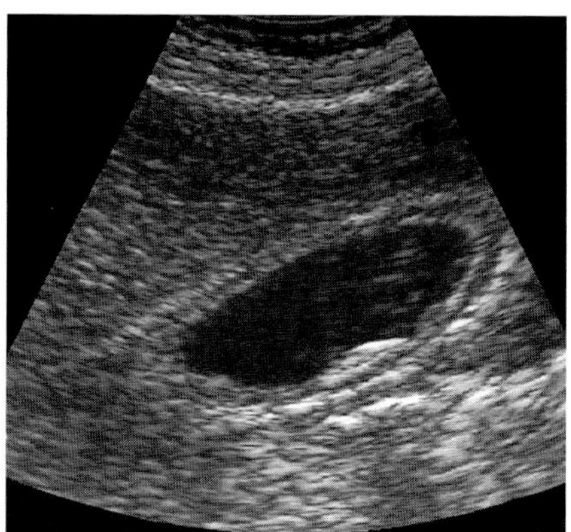

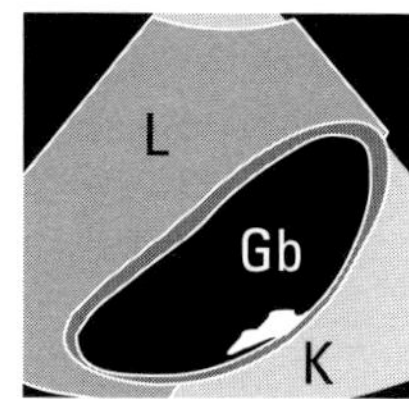

Abb. 67: Kleine Gallensteine ohne Schallschatten. Sie sind mobil, was sie von Cholesterolpolypen unterscheidet. L = Leber; Gb = Gallenblase; K = Konkrement.

Schema 50

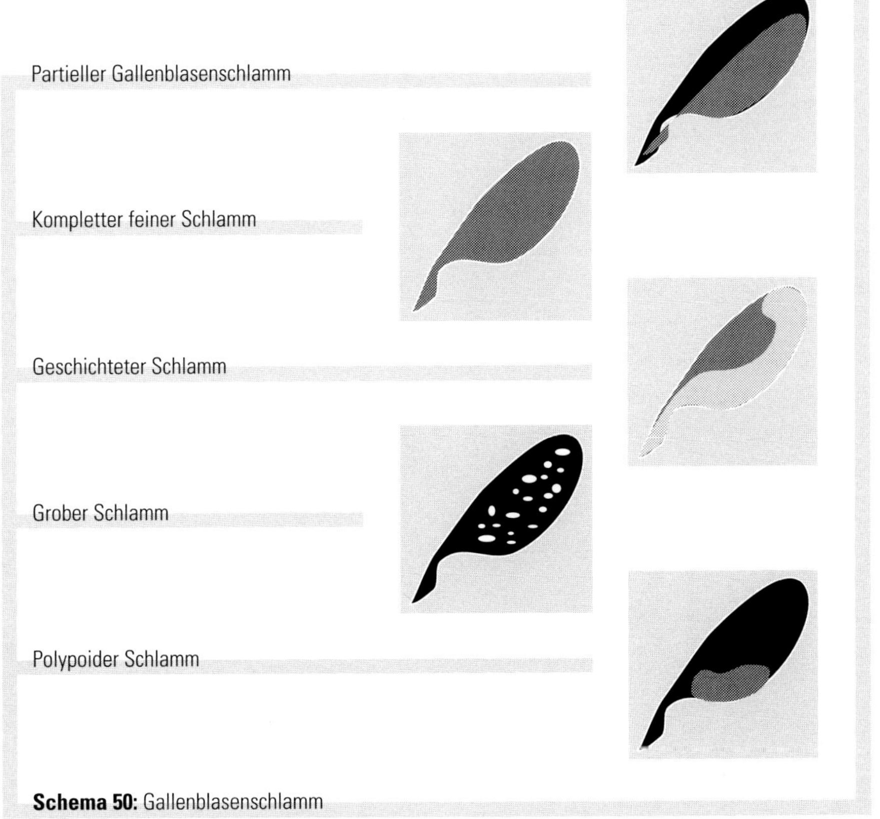

Schema 50: Gallenblasenschlamm

Fehlende Mobilität
Nicht verlagerbar sind im D. cysticus und Infundibulum fixierte oder mit der Gallenblasenwand verbackene und von Tumoren ummauerte Konkremente (Abb. 68).

Fehlendes Gallenblasenlumen
Die Steingallenblase als randvoll mit Konkrementen angefülltes (oft auch entzündlich geschrumpftes) Organ erkennt man an einer längeren Reflexsichel mit breitem Schallschatten (Abb. 69).

Steinzusammensetzung
Auf die physikalisch-chemische Zusammensetzung der Steine läßt sich aus ihrem Schallverhalten schließen: Verkalkte Steine haben eine bogenförmige oder facettierte Kontur mit sofortigem, echofreiem Schallschatten (Abb. 66).
Wenig verkalkte Cholesterinsteine leiten den Schall besser. Sie sind oft ganz darstellbar, rund oder oval mit mittelstarken und gröberen Reflexen. Man sieht eine schmale echoreiche Kalkschale. Manchmal ist der Schatten gemischt: Auf den echofreien Schallschatten setzt sich ein keilförmiger echogener Schweifartefakt. Diese Steine können aufschwimmen (Abb. 70).
Pigmentsteine sind meist ganz durchschallbar. Sie sind gemischt mit starken groben Reflektoren auf echoarmem Grund. Ihre Gestalt ist oft maulbeerförmig. Ein Schallschatten ist regelmäßig vorhanden (Schema 52).

Abb. 68

Abb. 69

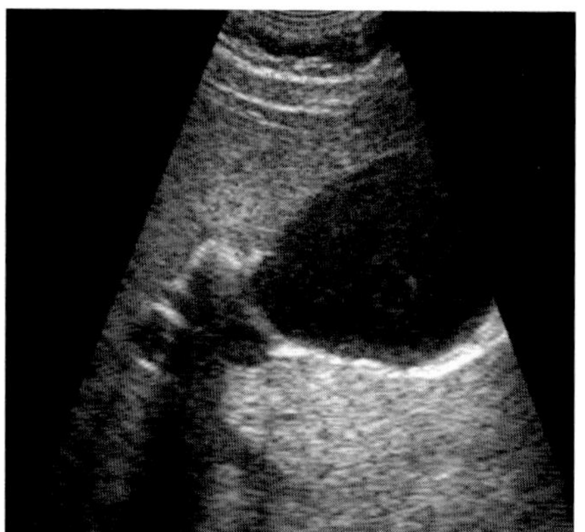

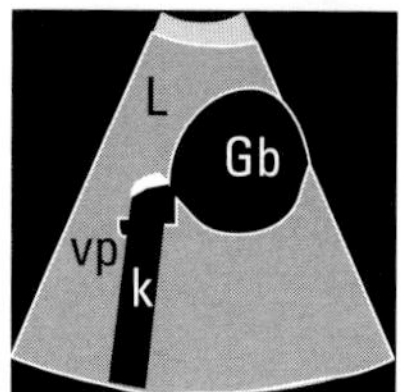

Abb. 68: Gallenblasenhydrops bei fixiertem Zystikusstein. k = Steinschatten; L = Leber; Gb = Gallenblase; vp = V. portae.

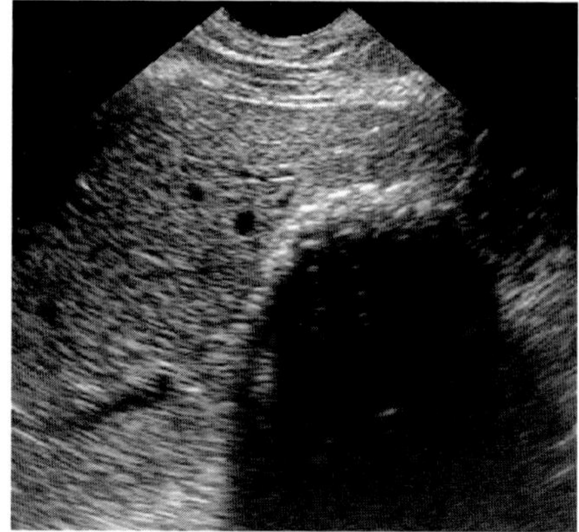

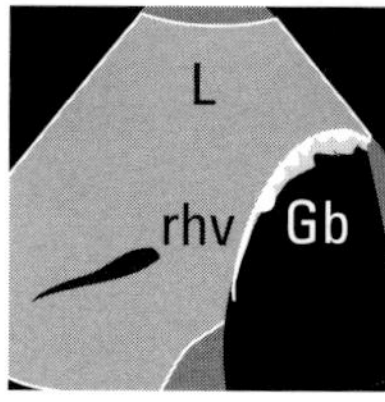

Abb. 69: Steingefüllte Gallenblase (Gb). Fehlendes Lumen, breiter Schallschatten hinter irregulären Steinkonturen. rhv = rechte Lebervene; L = Leber.

Abb. 70

Abb. 71

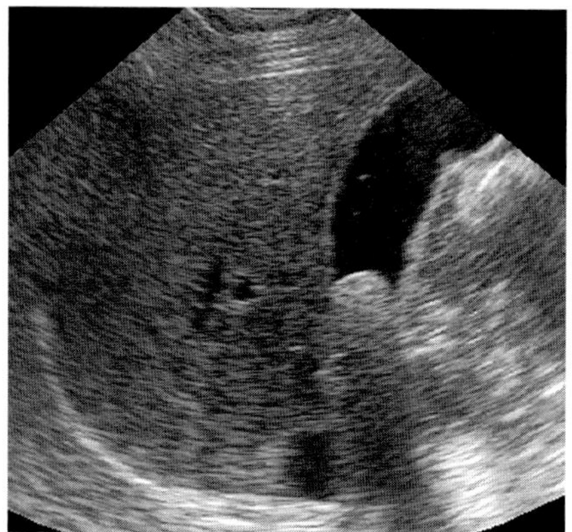

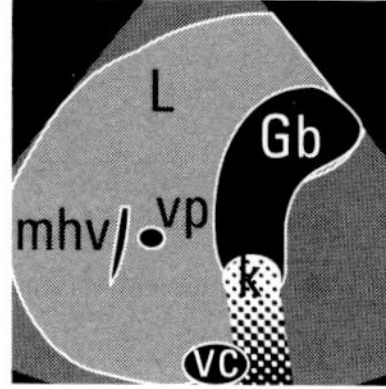

Abb. 70: Weicher Cholesterinstein (k). Er wird ganz abgebildet. Sein Schatten ist durch Wiederholungsartefakte amorph echogen. Gb = Gallenblase; L = Leber; mhv = mittlere Lebervene; vp = V. portae; vc = V. cava.

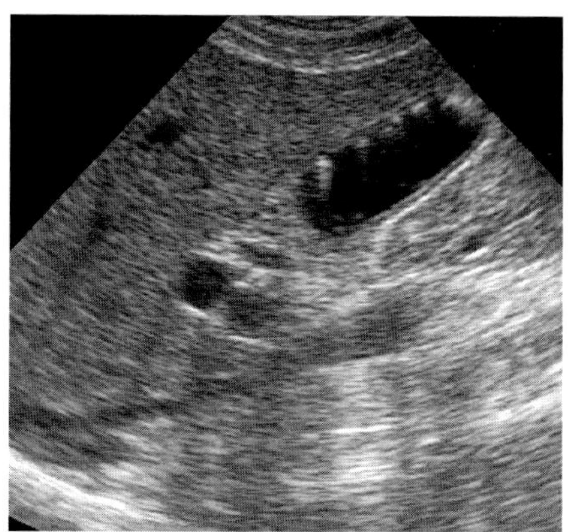

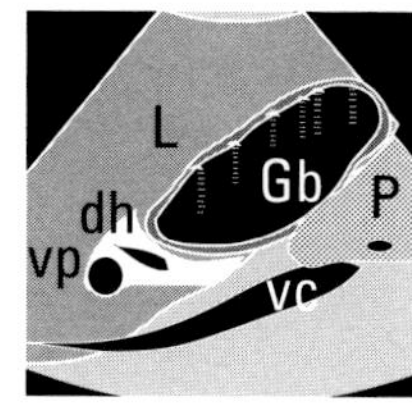

Abb. 71: Cholesteatose. Mehrere starke Reflektoren der vorderen Wand mit Kometenschweifartefakten. Gb = Gallenblase; L = Leber; dh = D. hepaticus; vp = V. portae; vc = V. cava. P = Pankreas.

Differentialdiagnose
Cholesterolpolypen sind wandständige, relativ echoreiche, korallenartige Gebilde, die manchmal einen Schallschatten werfen. Wenn Steine fixiert sind, oder sich schlecht umlagern lassen, kann die Differenzierung schwierig sein.
Bei Cholesteatose erzeugen in der Wand abgelagerte Cholesterinkristalle einen Kometenschweifartefakt (Abb. 71).
Grober und flottierender Sludge, etwa unter Cephalosporin-Antibiotika läßt an kleine flottierende Steine oder Gries denken.
Luft in der Gallenblase, ob durch Entzündung oder bei Aerobilie (nach Perforation oder Operation an den Gallenwegen), verursacht ventrale, fibrillierende starke Reflexe mit Schweifartefakten.
Benachbarte Darmabschnitte können mit ihren Gasblasen Steine vortäuschen, allerdings ist das Luftartefakt meist nicht echofrei, sondern amorph echogen.

■ Gallenblasenpolypen und Tumoren

Das Spektrum reicht von Cholesterol-(pseudo-)polypen über die Adenome bis zu den Karzinomen. Selten sind Metastasen in die Gallenblasenwand, sehr selten primäre Lymphome und Melanome. **Cholesterolpolypen** sind wandständig, stark echogen, bizarr geformt, korallenartig am Stiel oder plump breitbasig. Sie sind oft in der Mehrzahl, können abbrechen und zum Kristallisationskern eines Konkrementes werden (Abb. 72).

Schema 51

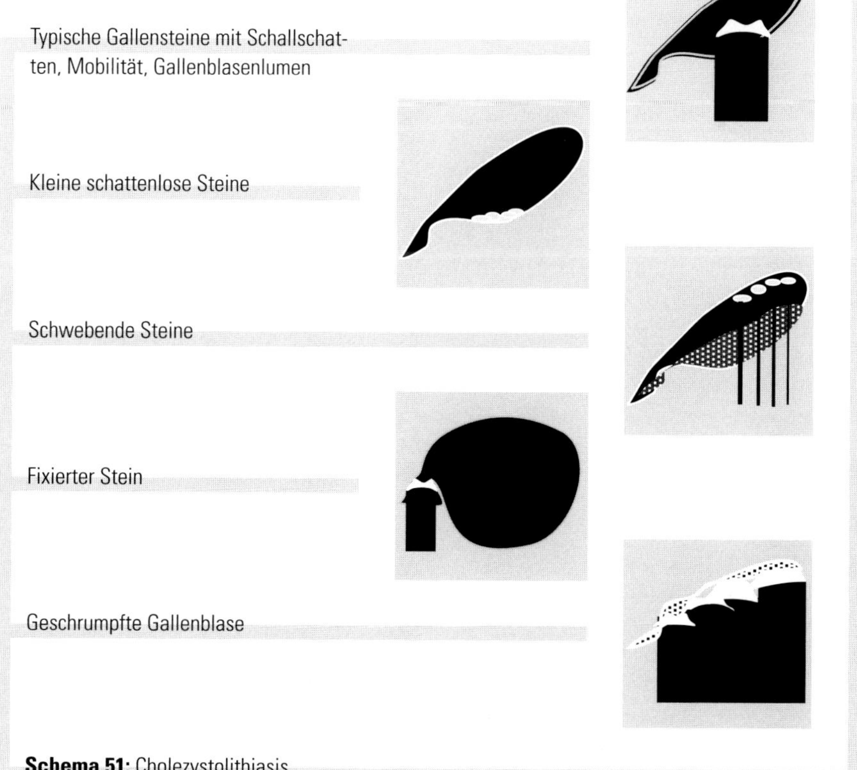

Schema 51: Cholezystolithiasis

Abb. 72

Abb. 73

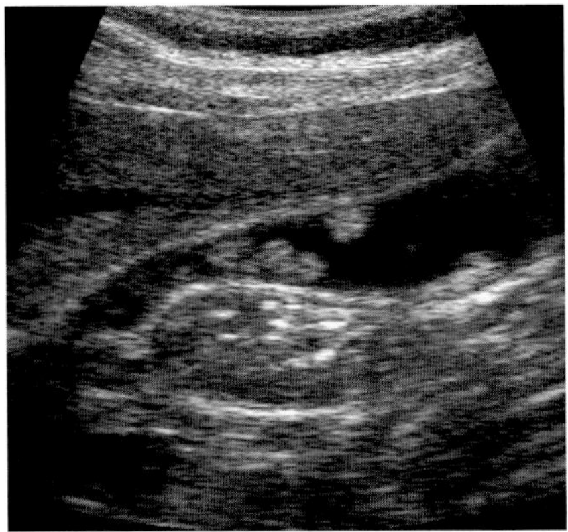

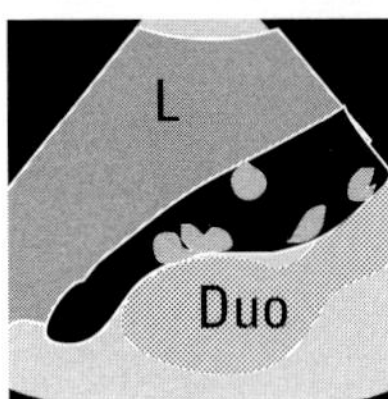

Abb. 72: Cholesterolpolypen der Gallenblase sind echoreiche wandständige Polypen, oft von bizarrer Gestalt. Duo = Duodenum; L = Leber.

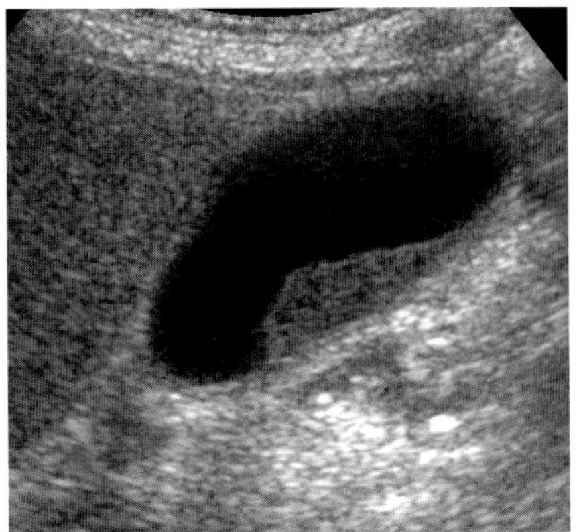

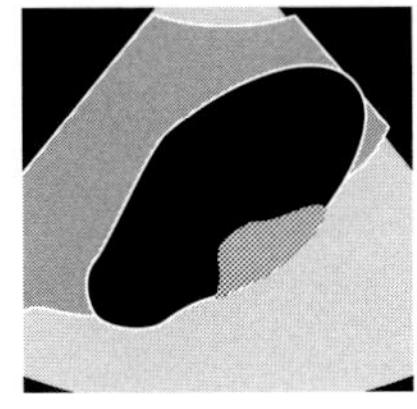

Abb. 73: Adenome der Gallenblase sind gestielte oder breitbasige echoarme Polypen der Wand, nicht mobil.

Abb. 74

Abb. 75

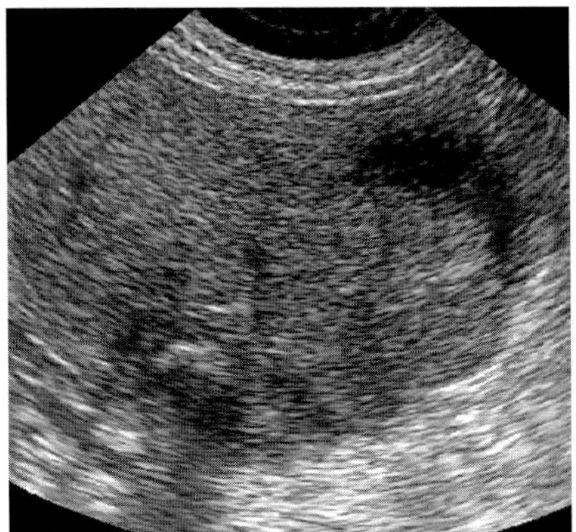

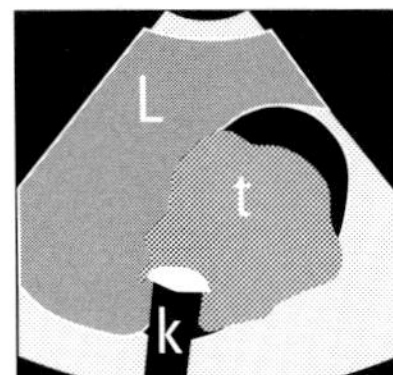

Abb. 74: Polypoider Tumor der Gallenblase (t). Er ist von der Leber (L) und teilweise auch von der entgegengesetzten Wand nicht mehr abgrenzbar. Eingefangener Stein (k). Solche Befunde sind schwierig von polypoidem Schlamm zu differenzieren.

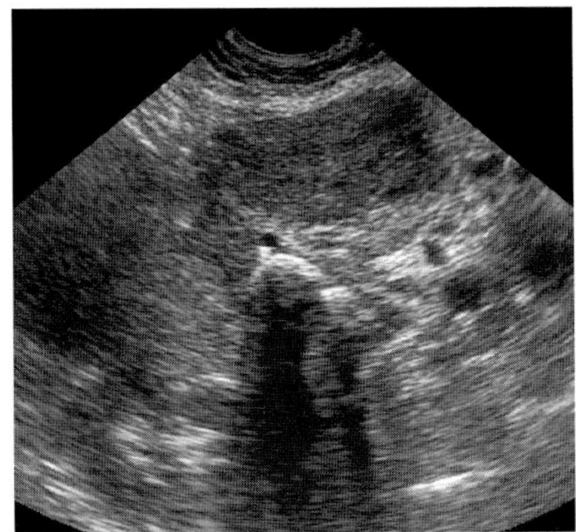

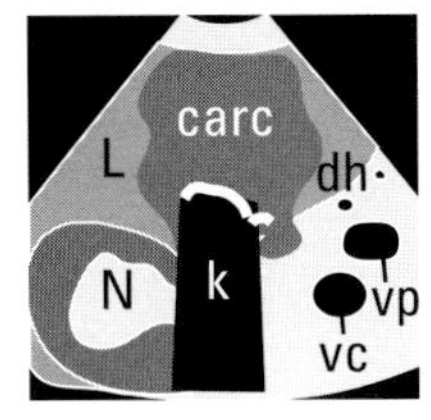

Abb. 75: Ein invasives Karzinom hat die Gallenblase ausgelöscht. Lediglich am Stein und Steinschatten ist sie zu erkennen. N = Niere; vc = V. cava; vp = V. portae; dh = D. hepaticus.

Schema 52

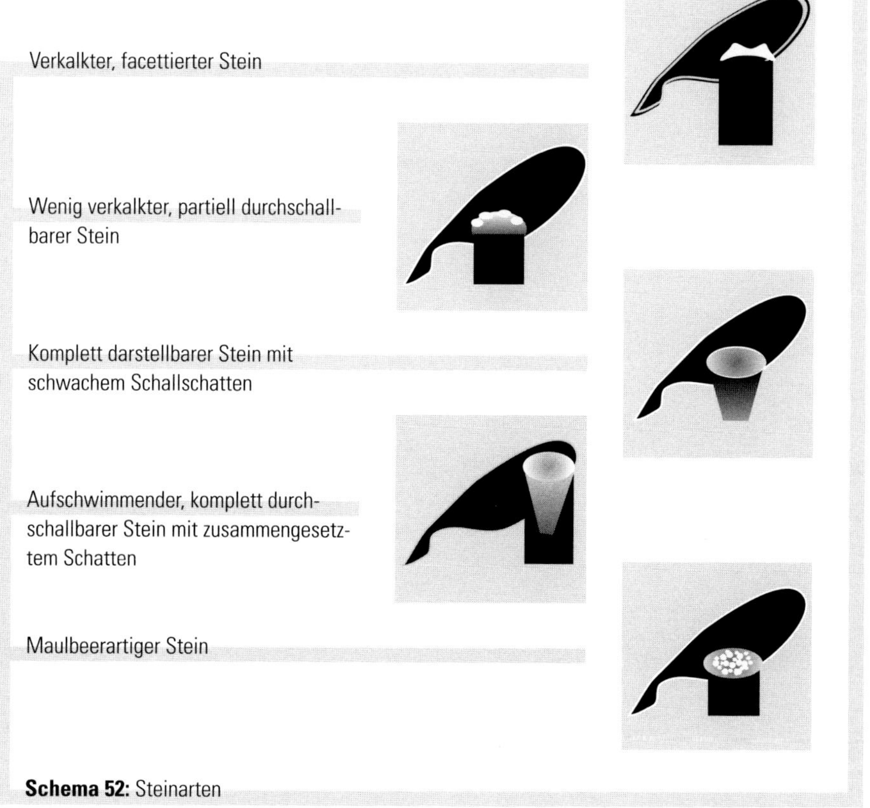

Schema 52: Steinarten

Adenome treten als breitbasige oder papilläre echoarme Polypen in Erscheinung. Sie bewegen sich nicht und sind nicht verlagerbar (Abb. 73).

Karzinome können als Polyp, als umschriebene echoarme Wandverdickung oder als das Lumen polypös ausmauernde Geschwulst auftreten. Häufiger sehen wir sie als die Gallenblase destruierenden, Gallensteine einmauernden, in Leber und Leberpforte einwachsenden echoarmen Tumor mit regionalen Metastasen in die Leber und die Lymphknoten des Leberhilus (Abb. 74 und 75, Schema 53).

Differentialdiagnose

Die echogen ins Lumen vorspringende Valvula spiralis (Heister-Klappe), Gallenblasensteine, Aerobilie und Cholesteatose, sowie Adenome müssen von den häufigen Cholesterolpolypen unterschieden werden.

Polypoider Gallenblasenschlamm, chronische Cholezystitis und die Adenomyomatose sowie die sehr seltene xanthogranulomatöse Cholezystitis müssen gegen die Adenome und Karzinome differentialdiagnostisch erwogen werden.

Schema 53

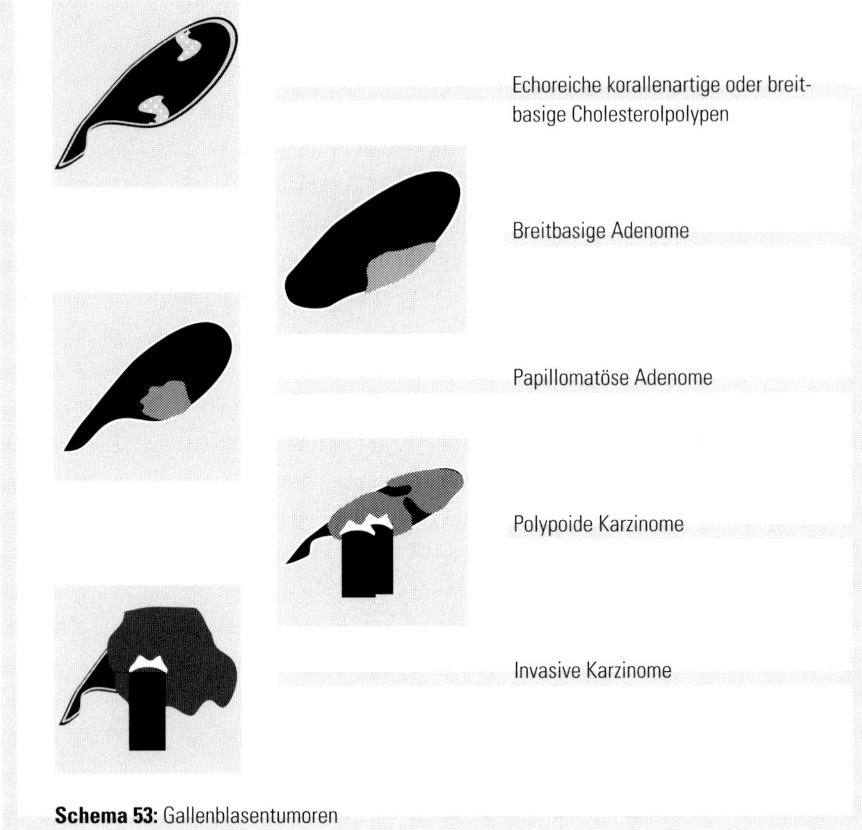

Schema 53: Gallenblasentumoren

B Spezielle sonographische Befunde der Gallenwege

■ Erweiterung der Gallenwege

Bei intrahepatischer Gallenwegserweiterung sieht man neben Pfortaderästen knorrige, wellige, unregelmäßig breite Gänge (Abb. 76).
Die Höhe eines Verschlusses kann in einem Lebersegment liegen. Beim **proximalen Verschluß** sind die Hauptstämme, nicht aber der D. hepatocholedochus erweitert. Beim **distalen Verschluß** sind der D. hepatocholedochus und die Gallenblase weit.
Sonographisch erkennbare Ursache einer Gallenwegserweiterung sind intrahepatisch postentzündliche Strikturen, die sklerosierende Cholangitis, Parasiten, Gallenwegssteine, primäre und sekundäre Lebertumoren und Lymphome, Gallengangskarzinome und Papillome. Einen typischen zentralen Verschluß mit Abbruch der D. hepatici erzeugt der Klatskin-Tumor (zentrales Gallengangskarzinom) (Abb. 77).
Extrahepatische Ursachen einer Gallenwegserweiterung sind Steine, Tumoren und komprimierende Gallenblasen- bzw. Pankreaskarzinome, Metastasen und Lymphome, sowie die Pankreatitis mit ihren Folgen wie Pankreaskopfödem, Zyste und Abszeß (Schema 54).

Abb. 76

Abb. 77

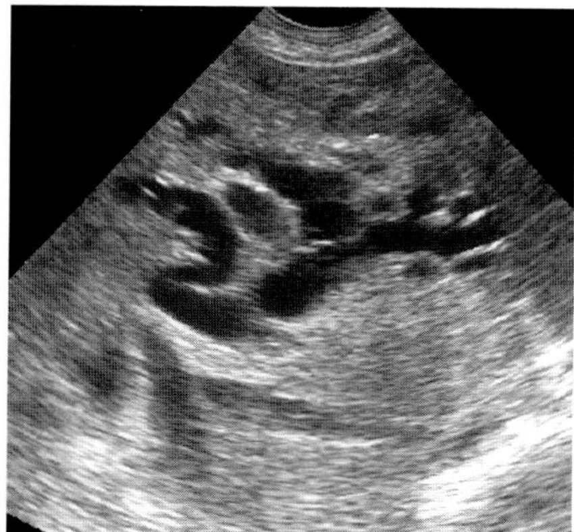

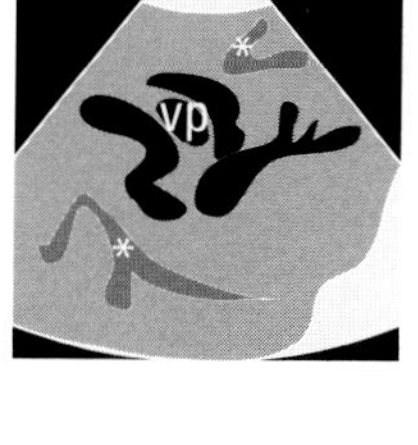

Abb. 76: Gallenwegserweiterung: mäandernde echofreie, partiell (ventral und dorsal) artefiziell echogene Gänge. Pfortaderast (vp).

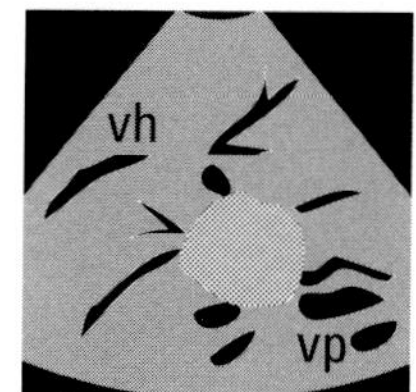

Abb. 77: Zentraler Gallenwegsverschluß durch Klatskin-Tumor. Die mäßig erweiterten rechten und linken Gallengänge (DHD, DHS) brechen am Tumor ab. Dieser unterscheidet sich in seiner Echogenität kaum von der Umgebung. vp = V. portae; vh= V. hepatica. *(Bild: W. Wermke).*

Abb. 78

Abb. 79

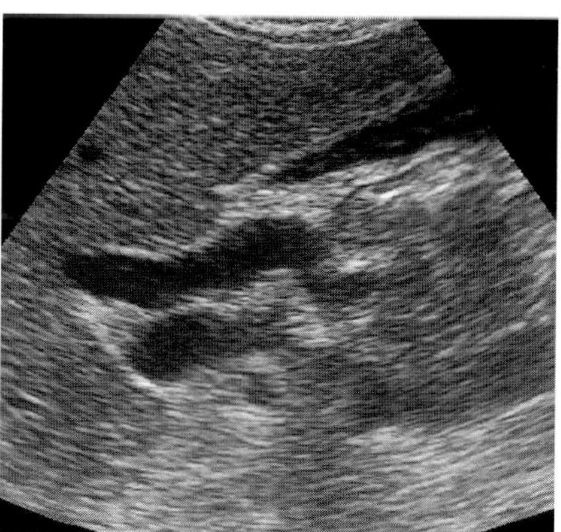

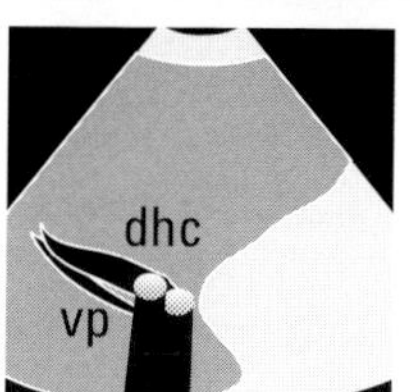

Abb. 78: Gallenwegsverschluß (dhc) durch Gallengangsstein. vp = V. portae. *(Bild: W. Wermke).*

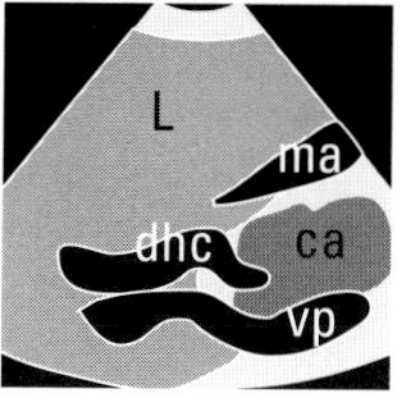

Abb. 79: Distaler Gallenwegsverschluß (dhc) durch Pankreaskarzinom (ca). ma = Magenantrum; vp = V. portae; L = Leber.

Schema 54

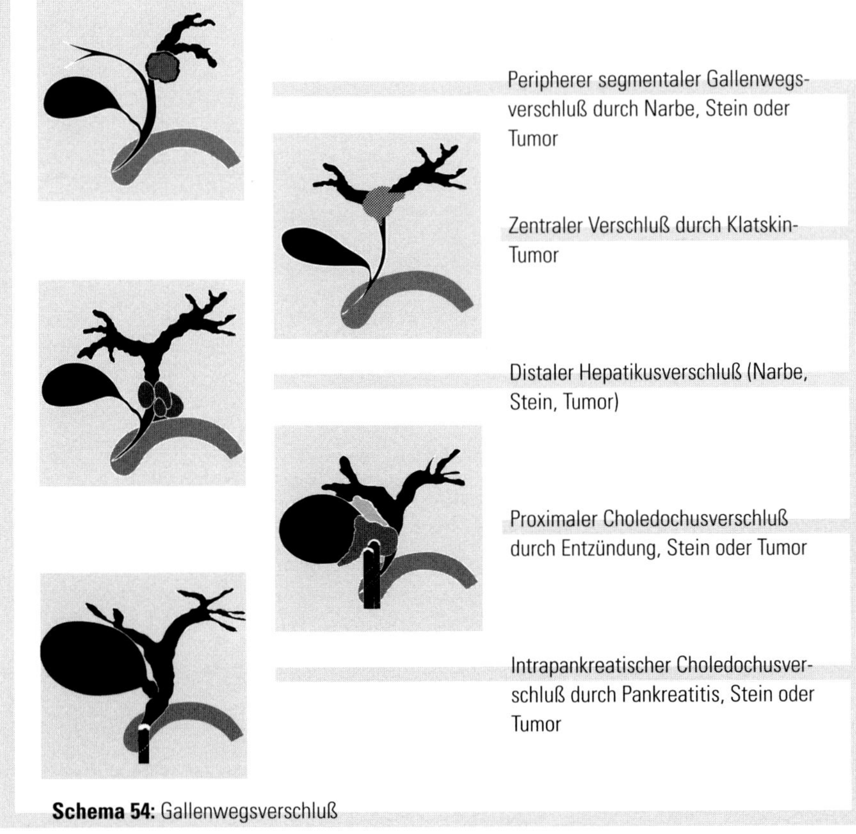

Schema 54: Gallenwegsverschluß

Der Gallenwegsverschluß durch eine chronische narbige Entzündung des D. cysticus mit Ummauerung des D. hepaticus communis wird Mirizzi-Syndrom genannt.
Wichtig ist die Suche nach Choledochuskonkrementen durch Umlagerung, verschiedene Schallkopfpositionen und Wegdrücken der überlagernden Duodenalluft (Abb. 78).
Pankreaskopfkarzinome sind eine ebenfalls häufige Ursache eines distalen Verschlusses; oft ist der D. pancreaticus gleichzeitig gestaut (Abb. 79).
Man sucht diese manchmal kleinen Tumoren beim stehenden Patienten und mehrere Zentimeter kaudal des Konfluens – manche Pankreata haben einen weit nach kaudal reichenden Kopf.

Differentialdiagnose
Trotz Obstruktion können Gallenwege normal weit bleiben, wenn sklerosierende Veränderungen (Zirrhose, Cholangitis) ihre Aufweitung verhindern.
Umgekehrt können Gallenwege im Alter, nach Verschlußikterus und Steinabgang auch ohne Behinderung des Galleflusses erweitert sein. Die peripheren intrahepatischen Äste sind dann nicht dilatiert, ebensowenig der intrapankreatische Anteil; dagegen kann der Abschnitt in der Leberpforte zylindrisch weit (über 15 mm) werden.
Angelegte zystische oder sakkuläre Gallenwegsektasien können die Hauptstämme und den Ductus choledochus (Choledochuszysten) betreffen (Abb. 80).
Eine Sonderform ist der Morbus Caroli

Abb. 80

Abb. 81

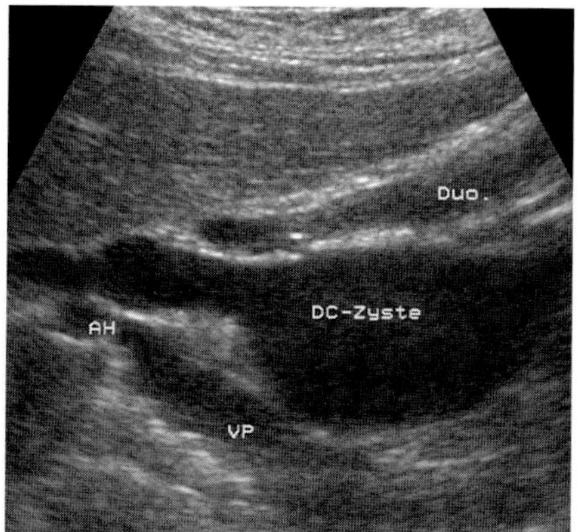

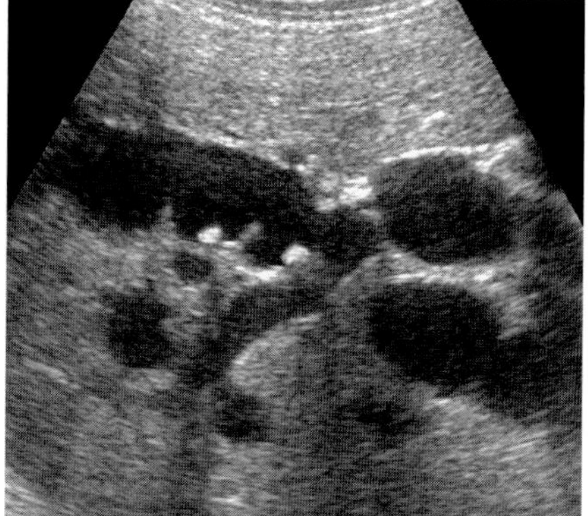

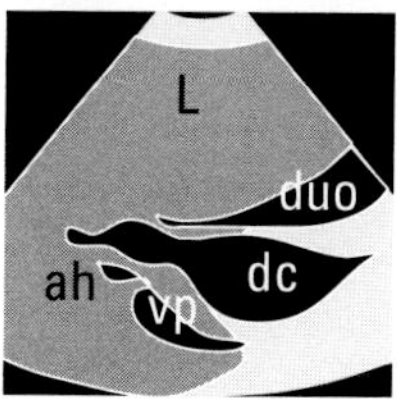

Abb. 80: Choledochuszyste (dc) als spindelförmige Erweiterung des Gallengangs. VP = V. portae; ah = Leberarterie; Duo = Duodenum; L = Leber. *(Bild: W. Wermke).*

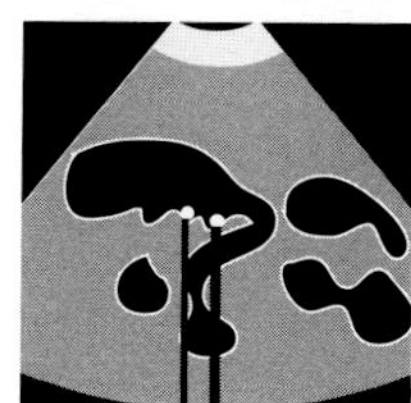

Abb. 81: Morbus Caroli. Sakkuläre, zystische Erweiterung der intrahepatischen Gallenwege mit Steinen. *(Bild: W. Wermke).*

Abb. 82

Abb. 83

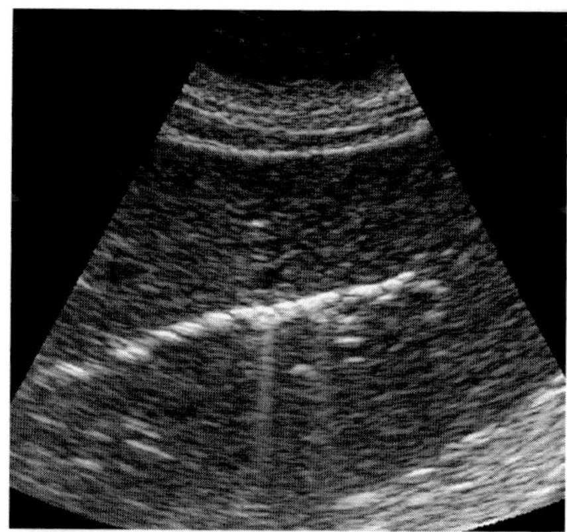

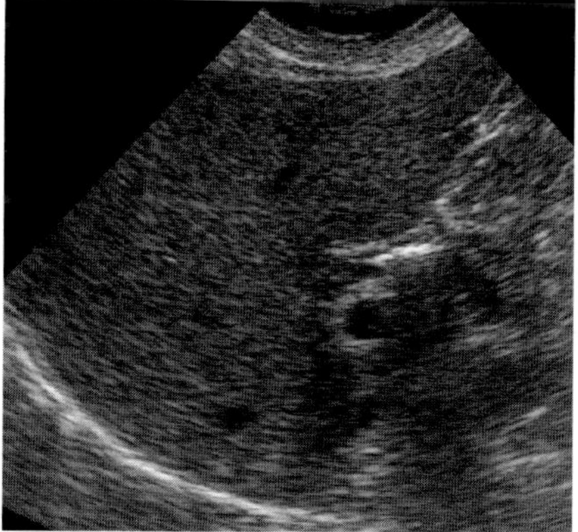

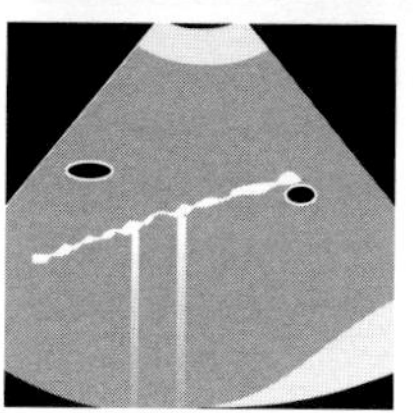

Abb. 82: Aerobilie. Intrahepatischer Gallengang langstreckig als echoreicher, unterbrochener Strang mit Wiederholungsartefakten erkennbar.

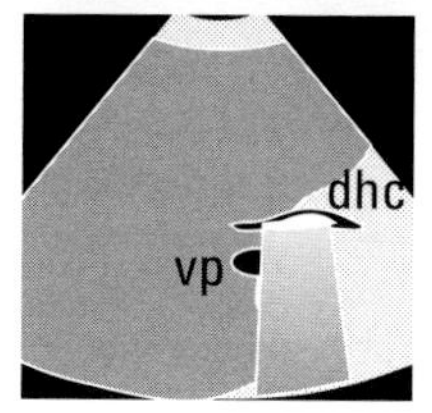

Abb. 83: Aerobilie als reflexstarker Streifen vor der Pfortader im D. hepatocholedochus (dhc). vp = V. portae.

Schema 55

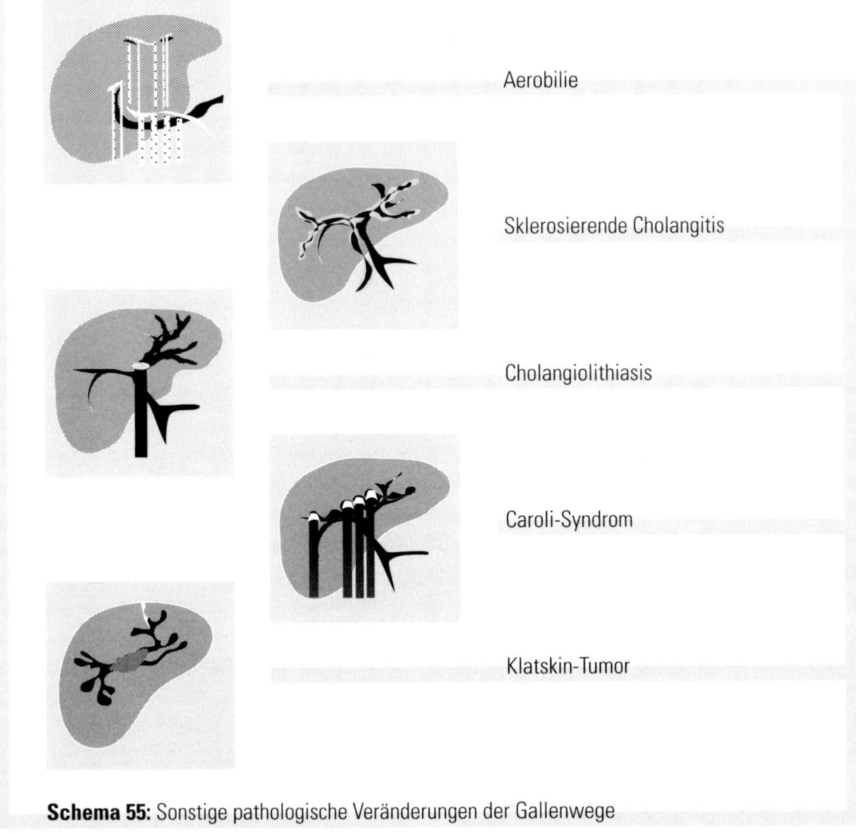

Schema 55: Sonstige pathologische Veränderungen der Gallenwege

mit sakkulären hintereinandergeschalteten intrahepatischen Gangerweiterungen, in denen oft Konkremente perlschnurartig aufgereiht sind (Abb. 81).
Von der Leberarterie und Pfortader ist der distale Gallengang durch den Gefäßverlauf zu differenzieren.
Nicht immer handelt es sich bei überzähligen tubulären Strukturen in der Leber um erweiterte Gallenwege. Kollateralgefäße bei Pfortaderverschluß, Anastomosen zwischen den verschiedenen Lebergefäßen und erweiterte Leberarterien können mit einer Gallenwegserweiterung verwechselt werden.

■ Aerobilie

Nach Eingriffen an der Vater-Papille, bei spontaner Perforation in den Intestinaltrakt, sehr selten bei Infektion durch Gasbildner entstehen in der Leber, im Verlauf der Gallenwege, parallel zu Pfortaderästen perlschnurartig aufgereihte Reflexgruppen, die sich verlagern lassen. Sie können sowohl Wiederholungsechos als auch Schatten erzeugen und können fibrillieren.
Eine Luftstraße im D. hepatocholedochus erscheint als eine nach ventral konvexe echoreiche Linie mit Schallartefakten (Abb. 82 und 83).

Differentialdiagnose
Luft in der Pfortader erzeugt die gleichen Schallphänomene starker Reflektoren mit Wiederholungsartefakten oder Schatten. Im Unterschied zur Luft in Gallenwegen wandern diese mit dem Pfortaderaderstrom in die Leberperipherie. Nicht nur bei Patienten mit Kreislaufversagen, die auf den Tod krank sind, tritt dieses portalvenöse Gas auf, etwa infolge einer Darmnekrose, sondern vorübergehend auch bei Erkrankungen im intestinalen Stromgebiet der Pfortader.
Über die Leber sternhimmelartig verteilte starke, kleine, oft gedoppelte Reflexe sind manchmal die Folge einer abgelaufenen Cholangiohepatitis.

■ Cholangitis

Nach Eingriffen an den Gallenwegen, nach Chemotherapie, nach Infektionen der Gallenwege (Bilharziose, Askariden, pyogene Cholangitis in Asien), bei Infektionen durch CMV-Virus, bei primär sklerosierender Cholangitis sind die Gallenwege anfangs verdickt, später echoreich, irregulär, partiell obliteriert. Eine segmentale oder vollständige biliäre Zirrhose entsteht.

■ Cholangiolithiasis

Die Gallenwege sind – in Mitteleuropa seltener, in Asien durch Parasitenbefall und bakterielle Cholangitis häufig – der primäre Sitz von Steinen, die starke Reflexe mit Schallschatten in Nachbarschaft von Pfortaderästen oder distal eines Gallenwegsverschlusses bilden. Bei Fehlbildungen wie dem Caroli-Syndrom sind solche, manchmal perlschnurartig gereihten Konkremente typisch.

Differentialdiagnose
Blande **Verkalkungen** des Leberparenchyms sind nur dann sicher von Gallenwegssteinen zu unterscheiden, wenn sie nicht in der Nähe eines Pfortaderastes liegen. Alle sonstigen verkalkenden Prozesse lassen sich von ihnen durch ihren raumfordernden Charakter unterscheiden. **Gas** in der Pfortader oder den Gallenwegen erzeugt andere Schallphänomene, fibrilliert oder wandert; die starken Reflexe der Sternhimmelleber sind feiner und werfen keine Schatten, sondern erzeugen Wiederholungsechos.

■ Gallenwegstumoren

Die seltenen Gallengangstumoren wachsen entlang der Gallenwege und sind der umgebenden Leber oft echogleich. Sie stauen Gallenwege auf. Fortgeschrittene Tumoren sind als meist echoarme, inhomogene Geschwülste in der Leber oder Leberpforte sichtbar (Abb. 77).

Stellenwert

Die Sonographie ist die erste und in vielen Fällen einzige bildgebende Methode zur Darstellung der Gallenblase und Gallengänge. Bei unklaren Befunden an den Gallengängen, sowie bei klinisch-laborchemischem Verdacht auf primär sklerosierende Cholangitis wird die endoskopische retrograde Cholangiographie weiterhelfen, die gegenüber der inzwischen stetig verfeinerten Magnetresonanztomographie und dem Spiral-CT den Vorteil der gleichzeitigen Therapie hat.
Die Endosonographie wird gezielt zur Analyse der distalen Gallengänge und des Pankreaskopfes eingesetzt.

T

Pankreas

Topographie

Schema 56

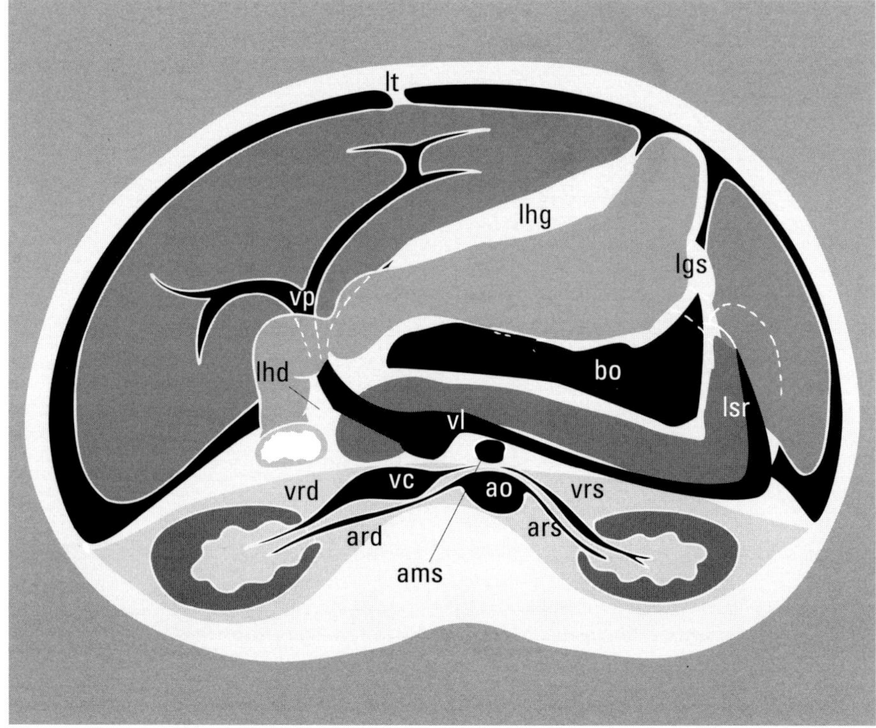

Schema 56: Oberbauchquerschnitt zur Darstellung der Pankreasregion und ihrer Verbindungen. ao = Aorta; vc = V. cava; vp = V. portae; vl = V. lienalis; ams = A. mes. sup.; ard, ars, vrd, vrs = Aa. und Vv. renales; bo = Bursa omentalis; lt = Lig. teres und falciforme; lhd = Lig. hepatoduodenale; lhg = Lig. hepatogastricum; lgs = Lig. gastrosplenicum; lsr = Lig. splenorenale.

Das Pankreas liegt retroperitoneal, im vorderen pararenalen Raum. Dieser wird nach ventral vom Peritonealspalt (Bursa omentalis) begrenzt, nach hinten von der äußeren Nierenfaszie. In ihm liegen außer dem Pankreas die peripankreatischen Binde- und Fettgewebe, Teile des Duodenum und Kolon, die Pfortaderzuflüsse, die Abgänge der mesenterialen Arterien, der Truncus coeliacus und die A. mesenterica superior.

Der vordere Pararenalraum hat Verbindungen über das Lig. hepatoduodenale (die Leberpforte) zur Leber, über das Mesokolon zum Dickdarm und von dort zum Magen, sowie über die Mesenterien zum Dünndarm. Der Pankreasschwanz hat über das Lig. splenorenale Beziehung zum Milzhilus.

Diese Lage an der Schnittstelle zwischen dem retroperitonealen Kompartiment und den intraabdominellen Organen erklärt die Ausbreitung entzündlicher, neoplastischer und vaskulärer Pankreaserkrankungen im gesamten Retroperitoneum, Mediastinum und Mesenterium.

Anatomie

A

Schema 57

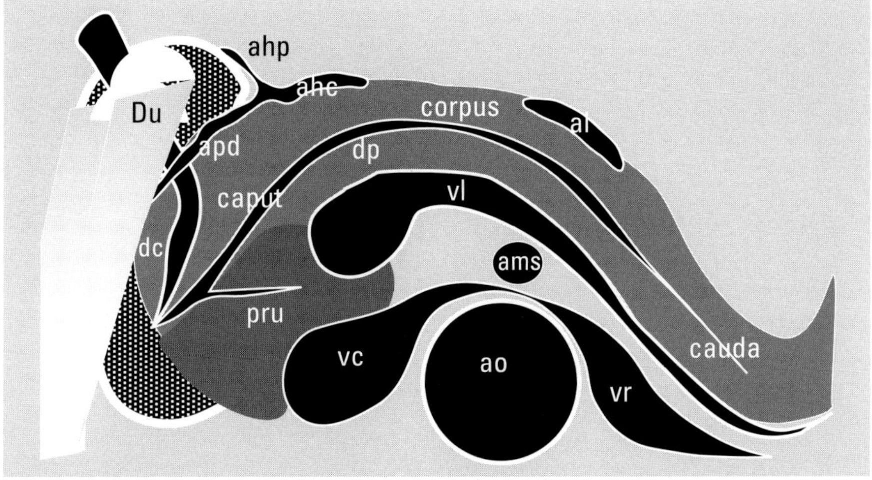

Schema 57: Anatomie des Pankreas, Pankreas im Oberbauchquerschnitt.
ao = Aorta; vc = V. cava; vl = V. lienalis; vrs = V. renalis sinistra; ams = A. mes. sup.; al = A. lienalis; ahc = A. hep. communis; apd = A. pancreaticoduodenalis; ahp = A. hepatica propria; Du = Duodenum; pru = Processus uncinatus; dc = D. choledochus; dp = D. pancreaticus.

Das Pankreas ist ein längliches, lobuliertes Organ, an dem wir Kaput, Korpus und Kauda unterscheiden. Der nach dorsal die V. mesenterica superior umfassende Processus uncinatus ist als Pars minor („ventrale Anlage") manchmal schwächer echogen als der Rest.
Zentral verläuft der D. pancreaticus. Er ist im Korpus regelmäßig, manchmal bis zur Papille verfolgbar; seltener sieht man den akzessorischen Pankreasgang; manchmal kurze Seitenäste.
Am oberen Rand zieht nach rechts die A. hepatica communis, die sich an der Leberpforte in die Leberarterie(n) und in die A. pancreaticoduodenalis aufzweigt. Letztere läuft entlang des Duodenum nach dorsal und kaudal. Die linke Seite des Pankreas wird von der A. lienalis versorgt, die ebenfalls am oberen Rand des Organs in den Milzhilus zieht.
Die venöse Drainage erfolgt durch die Milzvene, die kranial im Pankreas in einen Sulkus eingelassen ist. Sie vereint sich im Confluens V. portae mit der oberen Mesenterialvene. Diese drainiert über die V. pancreaticoduodenalis Teile des Pankreaskopfes.

Normalbefund

N

Die Größe messen wir senkrecht zur Organachse. Sie sollte sowohl im Kopf- als auch im Schwanzbereich 30 mm, im Korpus 25 mm nicht überschreiten. Das Pankreas ist im Querschnitt nicht rund, sondern oval; je nach Fettgehalt und Abgrenzbarkeit vom begleitenden Fettkörper erscheint die Kontur glatt oder fein bis grob lobuliert. Die Echogenität ist bei Kindern und Jugendli-

Pankreas

Abb. 84

Abb. 85

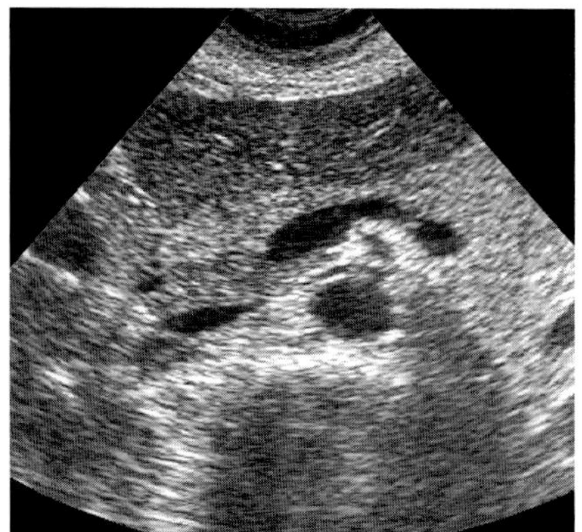

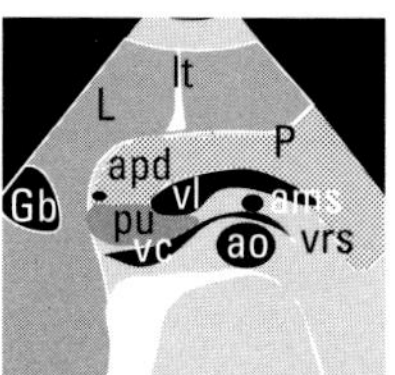

Abb. 84: Querschnitt über dem Pankreas. Es ist echoreich, mit echoarmer P. minor (Processus uncinatus, pu). Gb = Gallenblase; Leber (L) mit Lig. teres (lt); ao = Aorta; V. cava (vc) mit linker Nierenvene (vrs); vl = V. lienalis; ams = A. mes. sup.; apd = A. pancreaticoduodenalis.

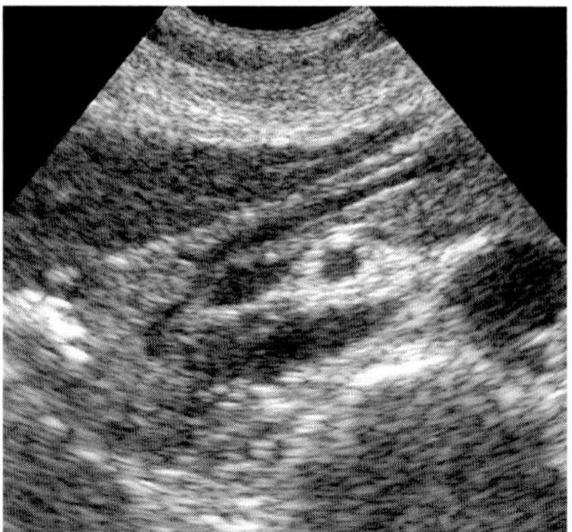

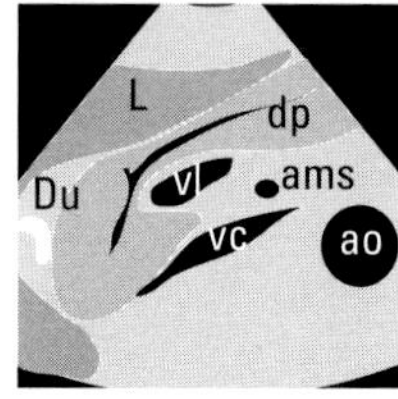

Abb. 85: Querschnitt über dem Pankreas. In Organmitte der D. pancreaticus (dp). Du = Duodenum; L = Leber; ao = Aorta; vc = V. cava; vl = V. lienalis; ams = A. mes. sup.

Abb. 86

Abb. 87

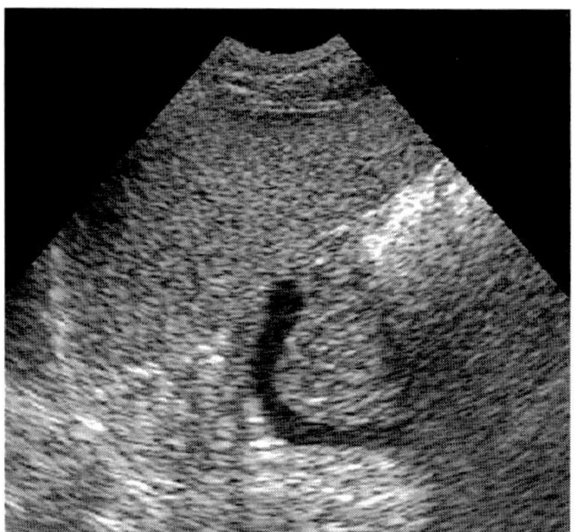

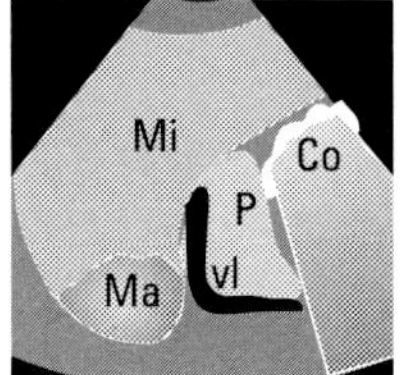

Abb 86: Interkostalschnitt auf den Milzhilus (Mi) mit der homogen echoreichen Milz und dem gleich echogenen Pankreasschwanz (P), der kranial von der V. lienalis (vl) begleitet wird. Magen (Ma) und Kolon (Co) kranial und kaudal davon.

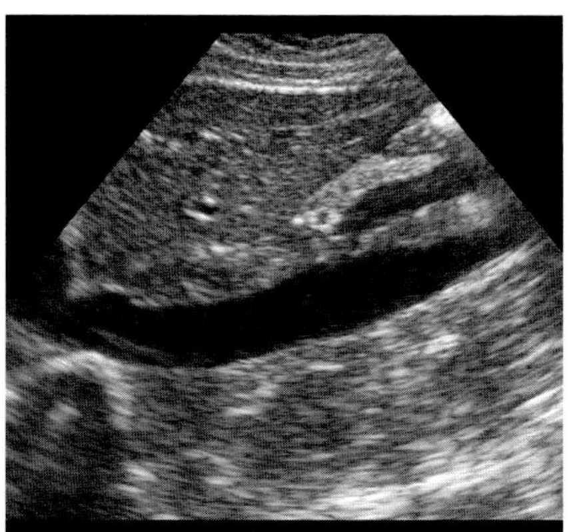

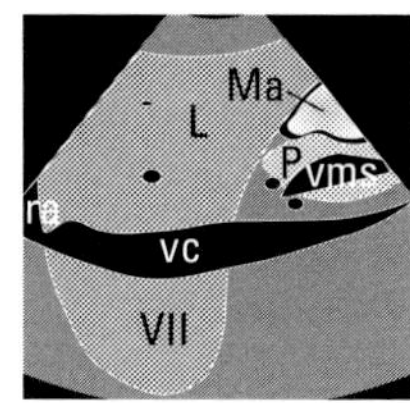

Abb 87: Längsschnitt über der V. cava (vc). Der Pankreaskopf wird zerteilt von der V. mes. sup. (vms). Leber mit dorsal liegendem Segment VII. Ma = Magen; ra = rechter Vorhof.

chen, sowie Abstinenten, Schlanken und Vegetariern echoarm, beim durchschnittlichen Mitteleuropäer echoreich. Die Architektur ist durch die Milzvene, die Leber- sowie Milzarterie und den zarten, 3 mm nicht überschreitenden Pankreashauptgang gekennzeichnet.

Untersuchungstechnik

U

Als topographische Wegweiser sind hilfreich: die Pfortader und ihre Zuflüsse, die V. cava inferior, die Gefäße des Truncus coeliacus, der Stamm der rechten Nierenarterie, die A. mesenterica superior sowie die angrenzenden Organe, wie Duodenum, Magen, Milz, linker Leberlappen. Der Verlauf der Milzvene gestattet die Identifikation der Pankreasregion. Ist sie nicht auf Anhieb erkennbar, kann die Milzvene retrograd aus der Leberpforte über den Pfortaderstamm verfolgt werden. Bei guten Untersuchungsverhältnissen ist sie dann im Transversalschnitt bis in Höhe der linken Niere zu verfolgen. Sie wird dabei von der Nierenvene begleitet, die etwas weiter dorsal und kaudal liegt. Der distale Pankreasschwanz ist in einem Interkostalschnitt von links regelmäßig durch den Milzhilus zu erkennen.
Im Längsschnitten ist das Pankreas zwischen der ventral verlaufenden A. lienalis und der weiter dorsal lokalisierten V. lienalis bis vor die linke Niere zu verfolgen. Rechts wird das Organ kranial von der A. hepatica communis und dorsokaudal von der A. und V. mesenterica superior begrenzt.
Der Mesenterialvenenstamm teilt im Längsschnitt den Pankreaskopf in einen etwas größeren ventralen Abschnitt und den kleineren Processus uncinatus. Im Transversalschnitt schiebt sich dieser als zipfelförmiges Gebilde in Höhe des Abgangs der rechten Nierenarterie zwischen die V. cava inferior und den Pfortaderkonfluens.
Manchmal ist das Pankreas nur abschnittsweise einzustellen. Vor allem im Stehen, sodann in Seitlagerung sind manche Pankreata, die in Rückenlage unvollständig erfaßt wurden, gut zu sehen (Abb. 84 bis 87).

Allgemeine sonographische Pathologie

P

Größe
Bei der Pankreatitis kommt es zur Vergrößerung der Quer- und Tiefendurchmesser des Organs. Das atrophische Pankreas im Alter oder nach chronischer Entzündung wird schmal.

Form und Kontur
Die Form des Pankreas variiert in Längs- und Querschnitten. Pathologisch ist eine starke Abrundung des Organs, wie sie bei der Pankreatitis beobachtet wird. Der Processus uncinatus, der normalerweise im Körperquerschnitt keilförmig oder zipfelig erscheint, wird rund. Fokale Pankreatitiden befallen vorrangig den Kopf oder Schwanz.
Die Kontur wird bei der exsudativen Verlaufsform der Pankreatitis unscharf, und/oder unregelmäßig, bei der ödematösen ist sie dagegen eher akzentuiert. Bei chronischen Entzündungen wird sie durch Schrumpfung und Narbenzug unregelmäßig.

Echomuster
Bei Fibrolipomatose wird das Organ gröber und echoreich. Sicher pathologisch sind Inhomogenitäten des Echomusters bis hin zu kleineren oder größeren Verkalkungen.

Architektur
Pathologisch sind gleichförmige Pankreasgangektasien über 4 mm, wellige, perlschnurartige, irreguläre Verläufe sowie Kalibersprünge. In eine generaliserte Arteriosklerose können die Milz- und die Leberarterien einbezogen, ektatisch, unregelmäßig, wandverstärkt, verkalkt sein. Aneurysmata sind vor allem die Folge einer Pankreatitis. Die Milzvene kann bei portalem Hochdruck erweitert und bei Thrombose vor allem durch Pankreatitis, aber auch Tumoren echogen erweitert und verschlossen sein.
Erweiterte und mäandernde Pankreasvenen weisen auf portalvenöse Thrombosen hin.

B Spezielle sonographische Befunde

■ Pankreatitis

Schema 58

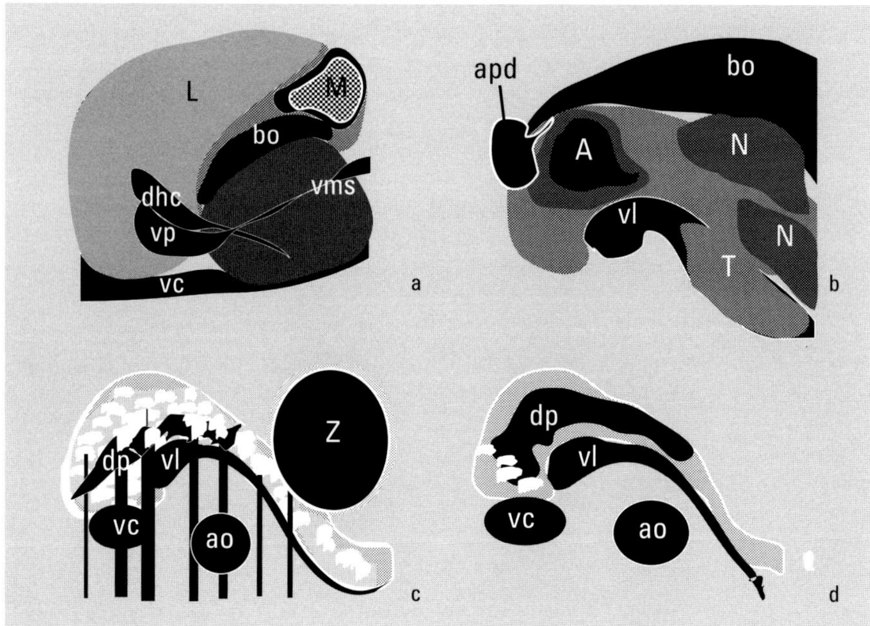

Schema 58: Pankreatitis

a) Akute ödematöse Pankreatitis: Abrundung eines echoarmen Organs mit Kompression und Verlagerung von Blutgefäßen (V. mes. sup. = vms; V. portae = vp und V. cava = vc) und Gallengang (dhc). Unscharfe Organgrenzen an Leber (L) und Magen (M), Aszites in der Bursa omentalis (bo).

b) Akute nekrotisierende Pankreatitis: Querschnitt über dem Pankreas mit echoarmen Nekrosestraßen (N) und Abszeß (A); Thrombose (T) der V. lienalis (vl); Exsudat in die Bursa omentalis (bo); Pseudoaneurysma der A. pancreaticoduodenalis (apd).

c) Chronische kalzifizierende Pankreatitis: mit grobscholligen starken Reflexen im erweiterten Hauptgang (dp), den Seitenästen und dem Parenchym. Pankreaspseudozyste (Z) mit ungleichmäßig dicker Wand. ao = Aorta; vc = V. cava; vl = V. lienalis.

d) Obstruktive Pankreatitis mit Atrophie des Parenchyms und Erweiterung des Pankreasgangs (dp); ao = Aorta; vl = V. lienalis; vc = V. cava.

Das Organ kann bei klinisch eindeutiger **ödematöser Pankreatitis** sonographisch unauffällig sein.
Sonographische Zeichen sind die Abrundung und Echoarmut bei anfangs akzentuierten Organgrenzen. Diese werden bei stärkerer Ausprägung unscharf, die Umgebung (Leber, Magen, Duodenum) reagiert mit ebenfalls unscharfen Organrändern. Flüssigkeit tritt in die Bursa omentalis aus, größere Mengen Aszites fließen über das Foramen Winslowii in die freie Bauchhöhle (Abb. 88 und 89).
Bei **nekrotisierender Pankreatitis** kann man das Organ wegen eines Subileus oft schlecht darstellen. Die Sonographie zeigt ein vergrößertes, abgerundetes Organ mit inhomogenem, echoarmem Muster. Echofreie Areale entsprechen Nekrosen.
Diese Nekrosen können sich über die Organgrenzen hinaus in die peripankreatischen Kompartimente ausdehnen. Aus ihnen kann sich bei Infektion ein Abszeß entwickeln, der eine Kapsel bildet. Manchmal enthält er starke Reflektoren (Gasblasen) (Abb. 90 und 91).
Bei ausgeprägter **chronischer Pankreatitis** ist die Kontur unregelmäßig, das Echomuster inhomogen mit Verkalkungen, der Pankreasgang ist unregelmäßig erweitert, man findet Pseudozysten. Im Endstadium sind Haupt- und Seitengänge steingefüllt; die Struktur ist unregelmäßig und sehr stark echogen. Oft sind das Organ und seine dorsalen Leitgefäße schlecht abzugrenzen. Bei obstruktiver Form ist lediglich ein ektatisches Gangsystem darstellbar mit atrophischem Parenchym. Ursachen sind narbig-entzündliche Stenosen, Papillenprozesse oder ein duktales Karzinom (Abb. 92 und 93).
Manchmal ist das Organ durch die Entzündung nur wenig verändert. Man sieht eine höckrige und lobulierte Organkontur (Narben im Drüsenmantel-

Abb. 88

Abb. 89

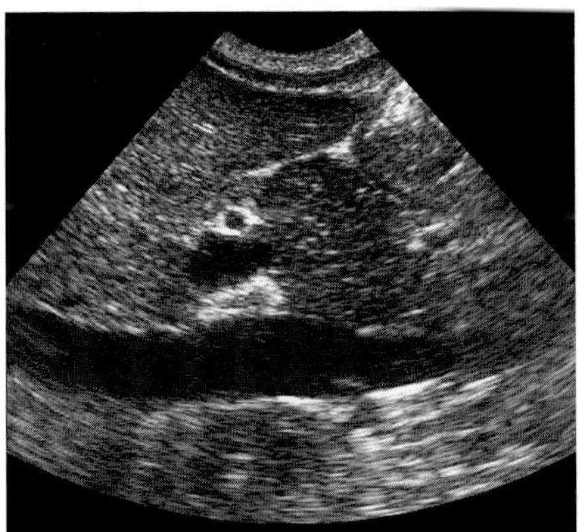

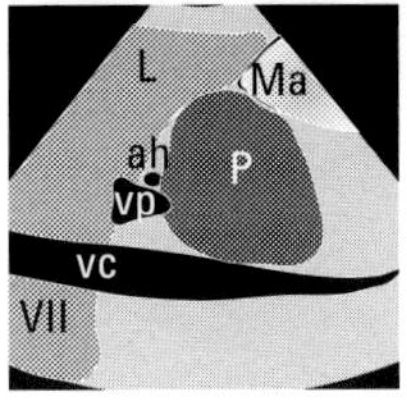

Abb. 88: Längsschnitt über der V. cava (vc) mit einem echoarm verrundeten Pankreas (P) bei ödematöser Pankreatitis. vp = V. portae; ah = A. hepatica; Ma = Magen. Leber (L) mit dorsalem Segment VII.

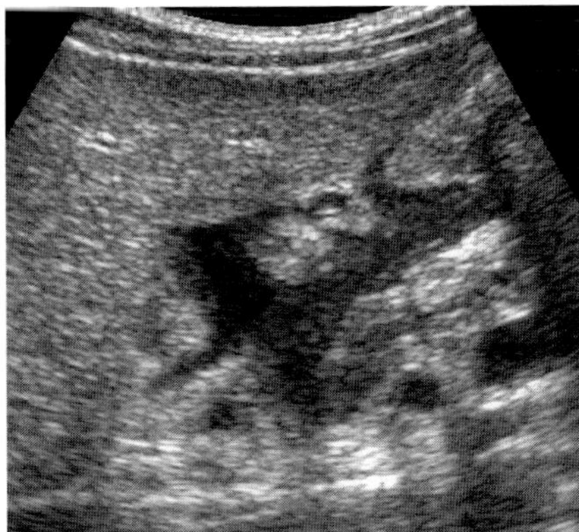

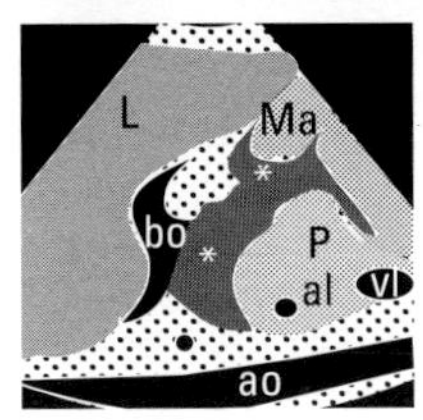

Abb. 89: Längsschnitt über der Aorta (ao). Unscheinbares und kaum abgrenzbares Pankreas (P) mit ausgeprägter echoarmer Umgebungsreaktion (*) einer akuten Pankreatitis sowie Aszites in der Bursa omentalis (bo). Ma = Magen; L = Leber; al, vl = Arteria und Vena lienalis. *(Bild: W. Wermke)*.

Abb. 90

Abb. 91

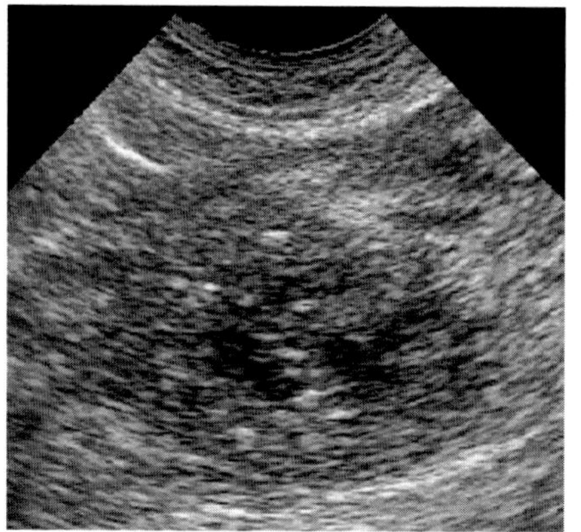

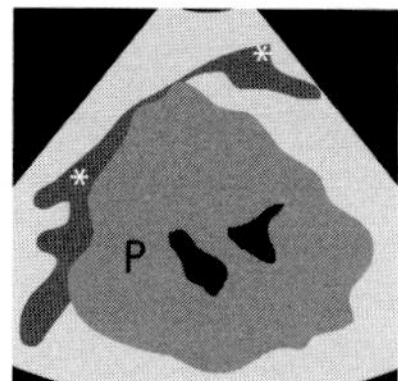

Abb. 90: Nekrosen im Pankreaskopf (P) bei einer unregelmäßig begrenzten Pankreasschwellung mit echoarmer Umgebungsreaktion (*).

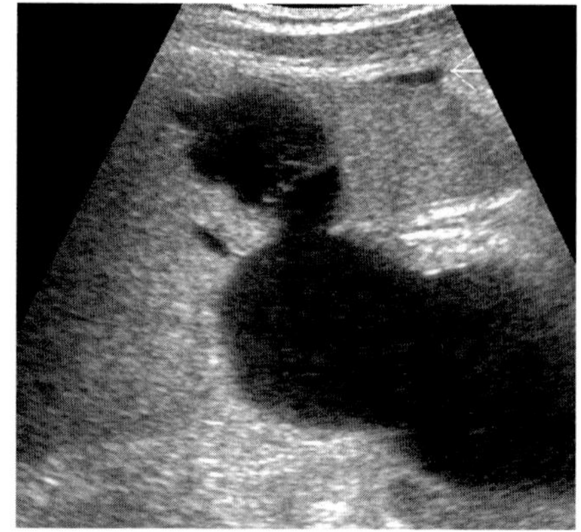

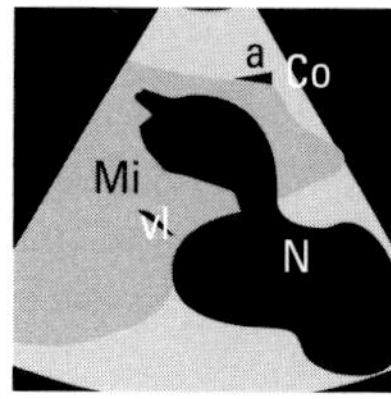

Abb. 91: Echofreie Nekrosehöhle (N), die auf die Milz (Mi) übergegriffen hat; wenig Aszites (a) am unteren Milzpol. Co = Kolon. vl = Segmentast der V. lienalis. Interkostalschnitt. *(Bild: W. Wermke).*

Abb. 92

Abb. 93

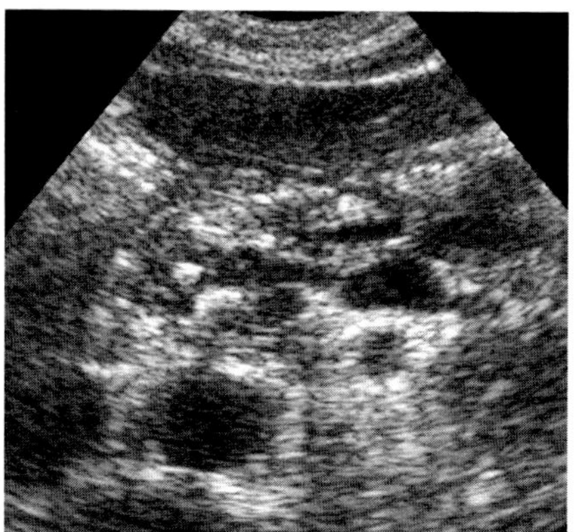

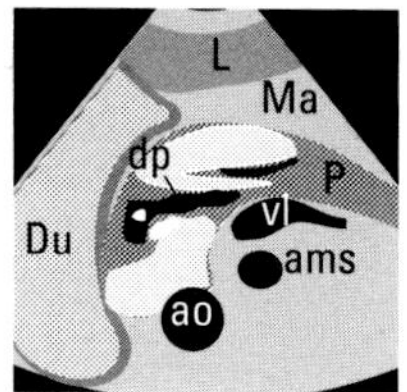

Abb. 92: Querschnitt über dem Pankreaskopf (P) mit unregelmäßiger Echostruktur, unregelmäßiger Kontur und Verkalkungen. Du = Duodenum; L = Leber; Ma = Magen; dp = Ductus pancreaticus; vl = V. lienalis; ao = Aorta; ams = A. mes. sup.

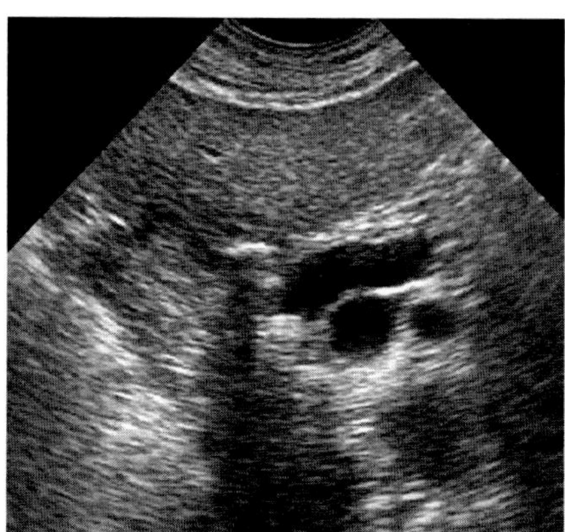

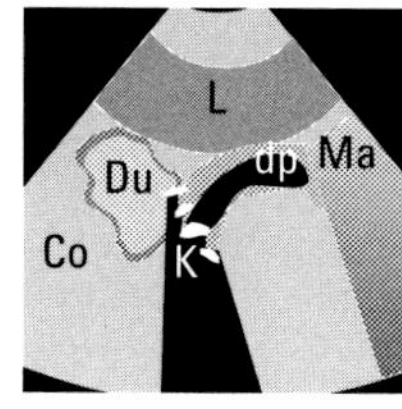

Abb. 93: Obstruktive Pankreatitis mit erweitertem Gang (dp), Verkalkungen (K) und eher atrophischem Organ. Ma = Magen; L = Leber; Du = Duodenum; Co = Kolon. Querschnitt.

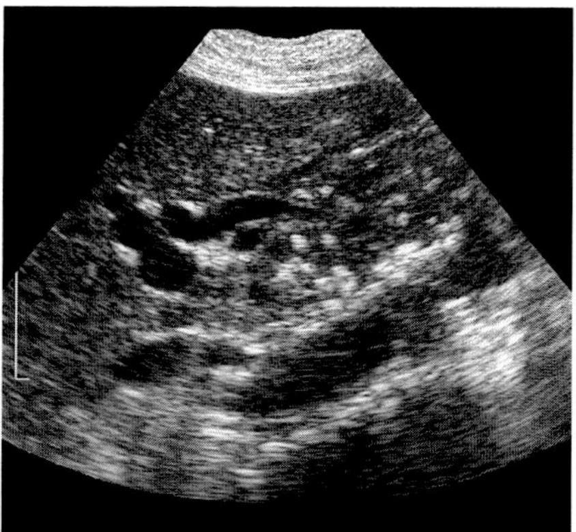

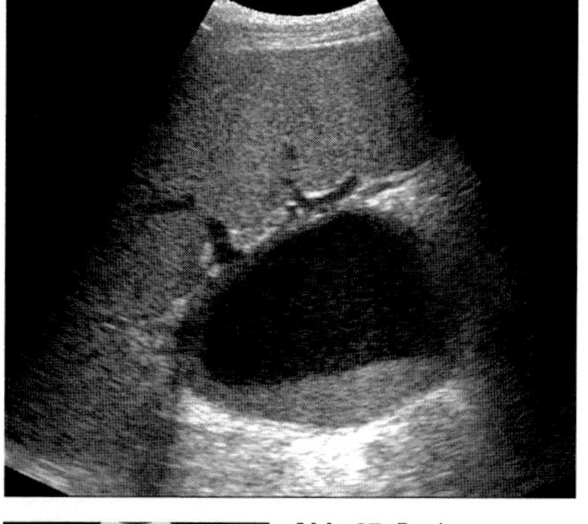

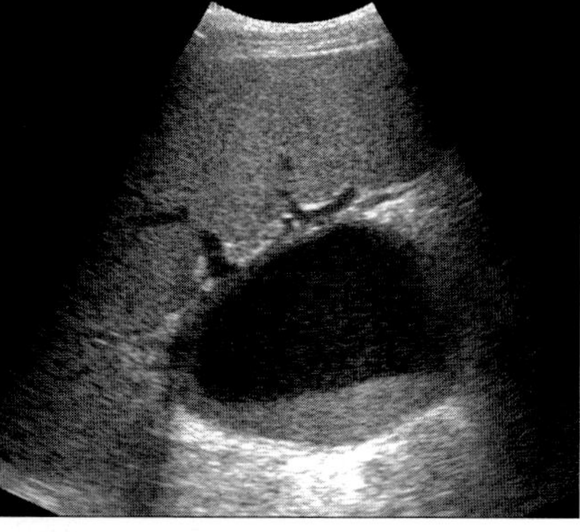

Abb. 94

Abb. 95

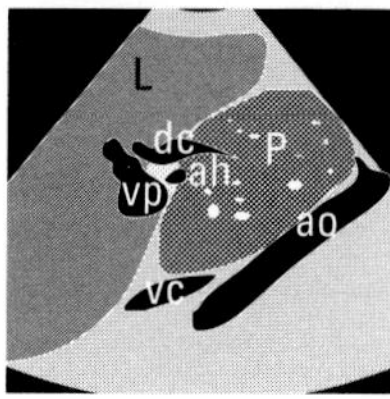

Abb. 94: Rezidivierende Pankreatitis: echoarm geschwollener Pankreaskopf (P) mit eingestreuten starken Reflexen. Dilatation des D. choledochus (dc). vp = V. portae; vc = V. cava; ao = Aorta; ah = A. hepatica; L = Leber.

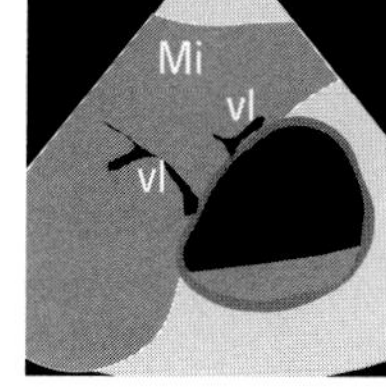

Abb. 95: Pankreaspseudozyste mit verdickter Wand, sowie einem echogenen Sediment. Milz (Mi) mit Segmentästen der Milzvene (vl). *(Bild: W. Wermke).*

bereich) oder ein segmental inhomogenes Echomuster (fibrotische Stränge, Mikrolithen).

Im Falle einer **rezidivierenden Pankreatitis** pfropft sich auf eine chronische Pankreatitis eine akute ödematöse oder nekrotisierende Entzündung auf. Segmental echoarme Auftreibungen, gelegentlich auch Flüssigkeit in den peripankreatischen Kompartimenten, echoarme Umgebungsreaktionen überlagern eine inhomogene, partiell kalzifizierende Matrix (Abb. 94).

Ein häufige Folge der Pankreatitis sind **Pseudozysten,** die sich aus Nekrosen oder verschlossenen Seitenästen entwickeln. Sie sind anfangs unscharf, später scharf begrenzt und entwickeln eine dicke, echoreiche Wand. Ihre Flüssigkeit kann echofrei sein, durch Sedimente oder durch Einblutung jedoch auch echogen. Ihre Größe und Gestalt wandeln sich. Zysten können sich rückbilden (Abb. 95).

Häufig sind **vaskuläre Komplikationen** der Pankreatitis wie Thrombosen oder Stenosen der Milzvene bzw. des Pfortaderkonfluens und arterielle Aneurysmata.

Differentialdiagnose

Die fokale Pankreatitis ist manchmal schwer von einem **Pankreaskarzinom** zu unterscheiden: Beide können als echoarme, unscharf begrenzte Tumoren erscheinen. Sowohl die Pankreatitis als auch das Karzinom verhalten sich invasiv. Karzinome können auf dem Boden der chronischen Pankreatitis wachsen.

Klinik, Verlauf und frühzeitige Punktion sind oft hilfreicher als eine Aneinanderreihung nicht beweisender diagnostischer Maßnahmen.

Die chronische Pankreatitis ist von **Fibrolipomatose** und vom atrophisch-echoreichen **Alterspankreas** abzugrenzen. Diffus retroperitoneal wuchernde Karzinome und vor allem Karzinomrezidive können echoreiche Tumormassen bilden. Die **Mukoviszidose** erzeugt eine chronische Pankreatitis.

■ Duktales Pankreaskarzinom

Das duktale **Pankreaskarzinom** ist ein echoarmer, anfangs glatt begrenzter, später unregelmäßiger Tumor. Er verlagert Nachbarorgane und vor allem Gefäße, die durch das Pankreas ziehen. Als Kopftumor erweitert er den Gallengang und den Pankreasgang und führt zur Thrombose der V. lienalis. Er metastasiert in regionale Lymphknoten und in die Leber und wächst in die Umgebung (Leberpforte, Duodenum und Magen, Milzhilus, Retroperitoneum) (Abb. 96).
Pankreaskarzinome können auf dem Boden einer chronischen Pankreatitis entstehen und umgekehrt eine fokale Pankreatitis auslösen.
Distale Pankreasschwanzkarzinome sind im linksseitigen Interkostalschnitt im Milzhilus und im Verlauf der V. lienalis nach medial dorsal zu suchen, proximale Schwanzkarzinome durch einen schräg nach dorsal lateral entlang der V. lienalis geführten Längsschnitt unter Verdrängung der kleinen Magenkurve (Abb. 97).
Karzinome des Processus uncinatus heben die V. mesenterica an, die bei ventralen Tumoren nach dorsal verlagert wird.

Differentialdiagnose
Metastasen, etwa von Bronchial- und Mammakarzinomen, sind ebenfalls echoarme, mit zunehmender Größe unschärfer begrenzte und polyzyklische Herde im Pankreas; manchmal mehrzählig.
Endokrine Tumoren sind echoarm und meist glatt begrenzt. **Lymphome** befallen das Pankreas selten direkt als echoarme Knoten, meist handelt es sich um regionale Lymphknoten. Auch Metastasen in regionale Lymphknoten bei Magenkarzinom sind zu erwägen.
Hämangiome und **Lipome** kommen als seltene echoreiche Tumoren vor.
Der **Processus papilliformis** des Lobus caudatus kann als echoarmer Tumor

Schema 59

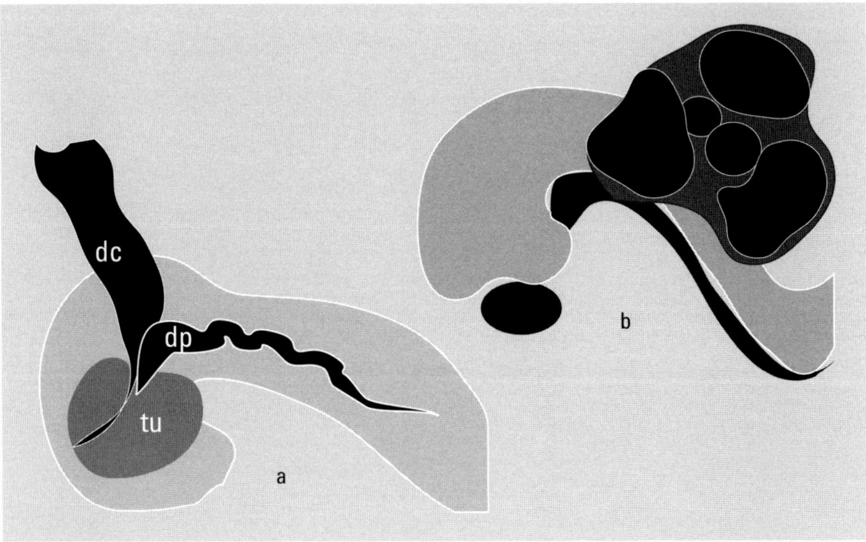

Schema 59: Pankreastumoren
a) Pankreaskopfkarzinom (tu) mit Aufweitung des Gallengangs (dc) und des Pankreasgangs (dp).
b) Großer gemischter zystischer Tumor mit Septen und soliden Anteilen: Zystadenom/Karzinom.

Abb. 96

Abb. 97

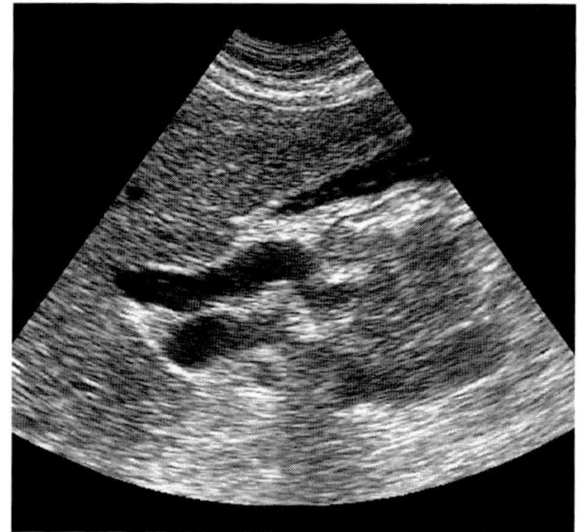

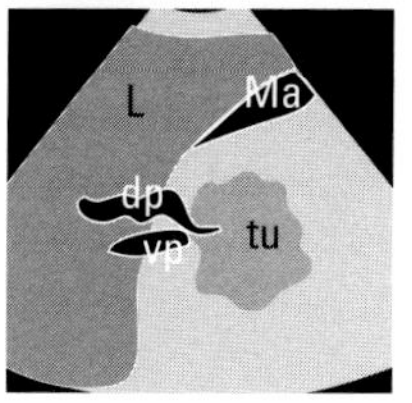

Abb. 96: Pankreaskopfkarzinom (tu) als echoarmer, unregelmäßiger und unscharf begrenzter Tumor mit gestautem Gallengang (dp). V. portae (vp); Leber (L); Magenantrum (Ma) im Interkostalschnitt.

Abb. 97: Pankreasschwanzkarzinom (tu) mit Invasion des Lig. splenocolicum. Etwas weitgestellte Segmentäste der Milzvene (vl). Interkostalschnitt links. Mi = Milz.

Abb. 98

Abb. 99

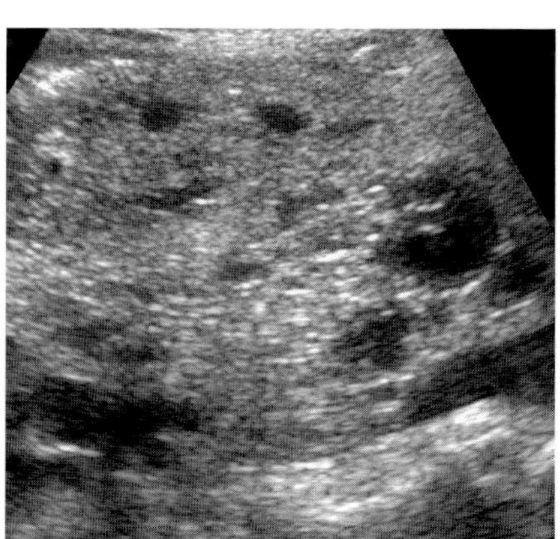

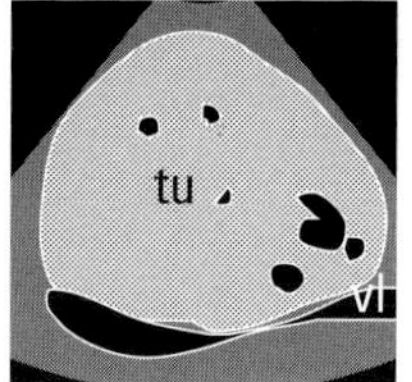

Abb. 98: Mikrozystisches Adenom als ein gemischt, vordringlich stark und grob echogener rundlicher Tumor (tu) mit kleineren Zysten. vl = V. lienalis. *(Bild: W. Wermke).*

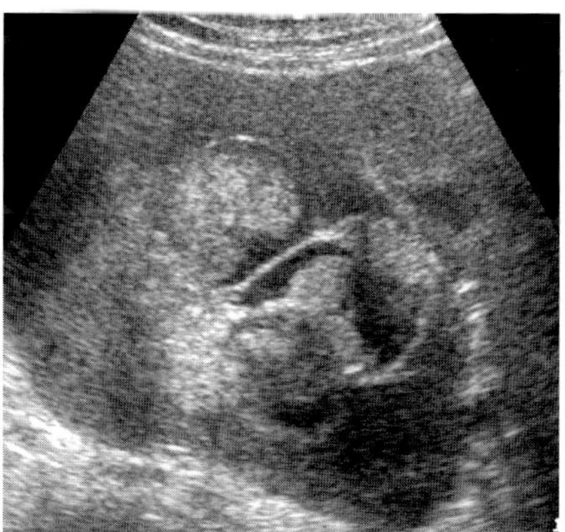

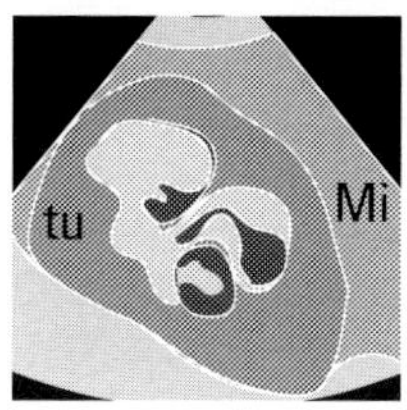

Abb. 99: Zystadenokarzinom (tu) des Pankreasschwanzes von gemischtem Aufbau. Querschnitt in der linken Flanke interkostal. Mi = Milz. *(Bild: W. Wermke).*

des Pankreaskopfes erscheinen. Der **Processus uncinatus** des Pankreas kann echoärmer als das Restorgan sein. Ein mit stehendem Chymus gefüllter **Dünndarmabschnitt** imitiert ein Pankreasschwanzkarzinom und wird durch Peristaltik aufgelöst.

■ Zystische Tumoren

Das **mikrozystische Adenom** variiert in der Gestalt: Viele kleine Zysten mit ihren zahlreichen Grenzflächen und solide Anteile lassen es echoreich erscheinen; meist enthält es auch größere, als solche erkennbare Zysten (Abb. 98).
Das **makrozystische Adenom** besteht aus septierten größeren Zysten mit „soliden“ Anteilen. Das **Zystadenokarzinom** ist ein großer, invasiver und verdrängender Tumor, bei dem zystische und echoreiche Anteile gemischt sind (Abb. 99).

Differentialdiagnose
Diese seltenen zystischen Tumoren sind von den viel häufigeren **Pankreaspseudozysten** zu unterscheiden, die bei Einblutung, Septierung, Organisation ebenfalls komplex aufgebaut sind. Pankreaspseudozysten sind dickwandiger als die dysontogenetischen oder die bei familiärer polyzystischer Degeneration vorkommenden Zysten und oftmals unregelmäßig geformt. **Zysten anderer Organe** (Nebennieren, Nieren, Leber, Milz u. a. m) sowie als Zyste wirkender gefangener **Bursaaszites** sind zu bedenken, da Pankreaszysten wiederum überall im Retroperitoneum und im Mesenterium gefunden werden.

S Stellenwert

Das Pankreas, früher der Bildgebung kaum zugänglich, kann heute nichtinvasiv (US, CT, MRT) und invasiv (endoskopischer Schall und ERCP) gut erfaßt werden.
Die Sonographie ist dabei prinzipiell der CT unterlegen, da sie nicht alle Pankreata komplett erfaßt. Schon normale Gangsysteme, vor allem aber pathologische kann man meist nur abschnittsweise darstellen. Dies gelingt besser durch die ERCP und neuerdings bestimmte Kernspinmethoden.
Die Pankreatitis und ihre Komplikationen sind in vielen Fällen sonographisch analysierbar. Oft wird man wegen der besseren Darstellung der retroperitonealen und mesenterialen Räume und der Abgrenzung nekrotischen Gewebes das CT benötigen. Punktionen von Nekrosen, Drainagen von Abszessen und Pseudozysten sind sonographisch gezielt möglich. Die ERCP mit ihren therapeutischen Möglichkeiten folgt auf den Schall bei der chronischen Pankreatitis, etwa bei Schmerzen durch Gangobstruktion.
Die häufigen vaskulären Komplikationen der Pankreatitis wie Gefäßverschlüsse und Aneurysmata bildet die Sonographie, unterstützt durch den Farb-Doppler, zuverlässig ab.
Bei fokalen Veränderungen, insbesondere in der Differenzierung der fokalen Pankreatitis vom Karzinom kann der endoskopische Ultraschall zusätzliche Hinweise geben, ersetzt aber keine Histologie. Die diagnostische Punktion ist als direkter Weg einer multimodalen Bildgebungskaskade vorzuziehen.

Milz

Topographie

T

Schema 60

Schema 61

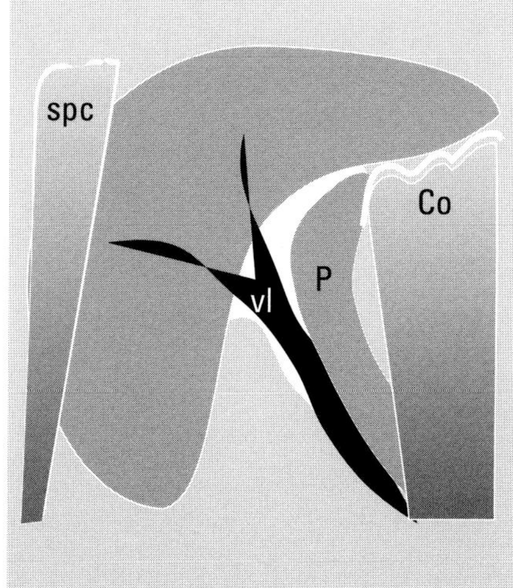

Schema 60: Interkostalschnitt auf die Milz mit Milzvene (vl), Pankreasschwanz (P), Sinus phrenicocostalis (spc), und linker Kolonflexur (Co).

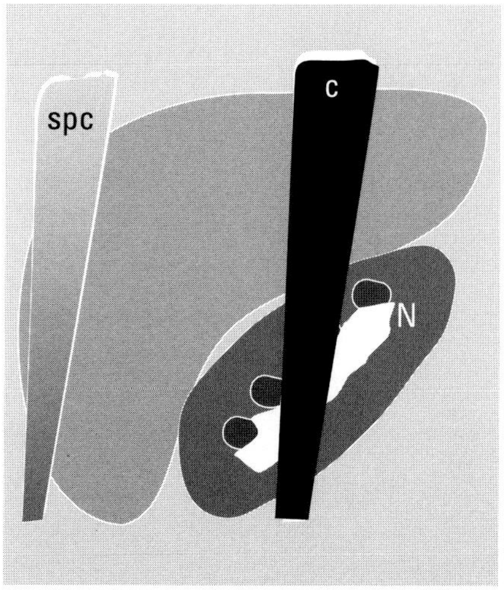

Schema 61: Längsschnitt in der linken Körperflanke mit Milz und linker Niere (N), Sinus phrenicocostalis (spc) und einer Rippe mit Schallschatten (c).

Die Milz wird subdiaphragmal im linken Oberbauch vom Sinus phrenicocostalis überdacht. Bei tiefer Inspiration ist sie zum Teil in seiner Schattenzone gelegen und nicht vollständig darzustellen. Der untere Milzpol berührt die linke Kolonflexur. Er wird deshalb gelegentlich von Darmluft überlagert. Der obere Pol liegt medial neben dem linken Leberlappen. Bei Asthenikern und vergrößertem linken Leberlappen kann sich dieser über oder unter den kranialen Milzpol schieben. Magenkorpus und Fundus liegen mit ihrer großen Kurvatur in enger Nachbarschaft zur Milz (Lig. gastrolienale). Der Pankreasschwanz ragt an den Milzhilus heran (Lig. splenorenale). Das untere Milzdrittel liegt ventral und lateral der linken Niere (Abb. 100).

Anatomie

A

Die Milzarterie entspringt aus dem Truncus coeliacus und verläuft kranial im Pankreaskorpus und entlang des Pankreasschwanzes.

Die V. lienalis formiert sich aus den intralienalen Segmentvenen, die sich im Hilus zum Milzvenenstamm vereinigen. Von dort zieht sie am Oberrand des Pankreas bis zum Zusammenfluß mit der oberen Mesenterialvene. Weitere venöse Zuflüsse zur Milzvene sind die Vv. gastricae breves (Kardia, Magenfundus), der gastroepiploische Venenkomplex (große Kurvatur) und die Pankreasvenen. Manchmal drainieren die V. mesenterica inferior und die V. coronaria ventriculi in die Milzvene.

Milz

N Normalbefund

Größe
Die Milzgröße wird im Interkostalschnitt bestimmt, indem man den Milzhilus mit seinem Gefäßstiel darstellt. Hier mißt man den größten Polabstand. Der Querdurchmesser wird senkrecht dazu zum Scheitelpunkt der Milzkrümmung ermittelt.
Als normal gelten ein Polabstand bis 11 cm und ein Querdurchmesser bis 5 cm. Je nach Alter (Jugendliche) und Konstitution (Astheniker) können etwas größere Poldistanzen bei geringem Querdurchmesser und beim Pykniker kurze, plumpe Milzen akzeptiert werden. Mit zunehmendem Alter nimmt das Milzvolumen ab, bei Kindern ist es relativ groß.

Form und Kontur
Die Milz ähnelt einem Halbmond. Ihre Kontur ist außen meist glatt; innen sieht man gelegentlich Einkerbungen. Formvarianten entstehen durch solche Einkerbungen und Buckel der Kontur.

Echomuster
Das Echomuster der normalen Milz ist homogen, gering echoreicher als gesundes Leberparenchym und deutlich reflexogener als normales Nierenparenchym.

Architektur
Die Architektur der Milz wird durch den radspeichenartigen Verlauf der Segmentarterien und -venen geprägt.
Nebenmilzen sind runde oder ovale, homogene und glatt abgrenzbare Gebilde bis zu etwa 3 cm Durchmesser, die häufig im Milzhilus oder an anderer Stelle der medialen Milzkontur zu finden sind. Ihre Echogenität entspricht der Hauptmilz. Oft ist ein Gefäßstiel erkennbar (Abb. 101).

Abb. 100

Abb. 101

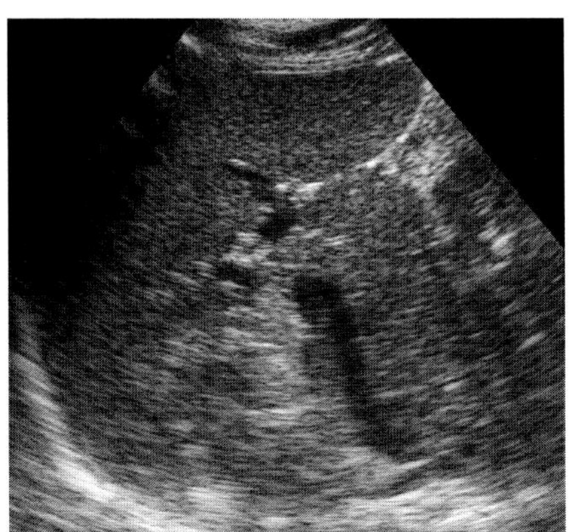

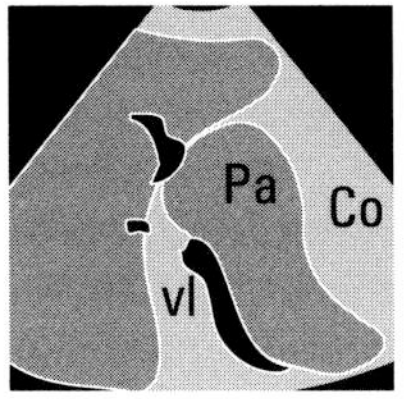

Abb. 100: Interkostalschnitt links auf den Milzhilus mit Milzvene (vl), Segmentvenen und Pankreasschwanz (Pa) kranial des Kolon (Co).

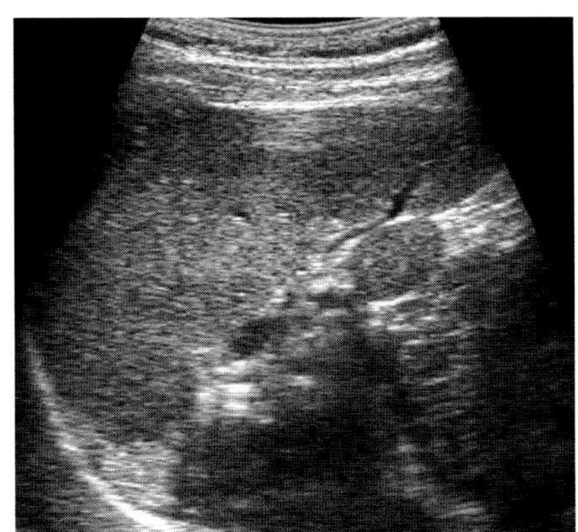

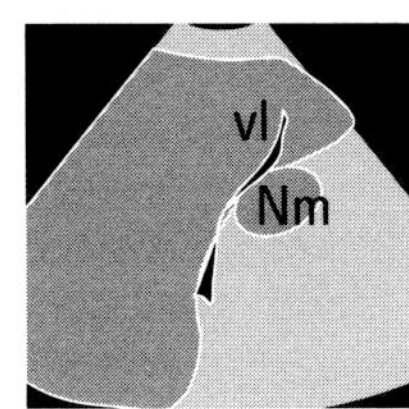

Abb. 101: Nebenmilz (Nm) am medialen unteren Rand der Milz. vl = V. lienalis.

Untersuchungstechnik

Man identifiziert die Milz in einem Flankenschnitt oberhalb der linken Niere und stellt sie dann in einem Interkostalschnitt auf den Milzhilus ohne Artefakte durch Rippen dar. Milzvene und Pankreasschwanz sollten sichtbar sein. In Schallrichtung nach medial folgt der Magen; nach lateral die Niere.

Allgemeine sonographische Pathologie

Größe

Die wichtigste pathologische Abweichung ist die Splenomegalie. Die vergrößerte Milz überragt die Niere und berührt den linken Leberlappen. Schließlich wird die Niere nach kaudal verlagert und die Milz kann das kleine Bekken erreichen und die Abdomenmitte überschreiten.

Die Splenomegalie hat viele Ursachen: akute und chronische Infektionskrankheiten, Sepsis, Speicher- und Stoffwechselerkrankungen, einige Anämieformen, systemische Erkrankungen, die portale Hypertension bei Lebererkrankungen oder Pfortaderthrombose sowie die chronische kardiale Dekompensation. Als systemische bzw. bösartige Ursachen seien diffus infiltrierende maligne Lymphome sowie die myeloproliferativen Syndrome erwähnt (Abb. 102).

Form und Kontur

Jede Splenomegalie führt zu einer Verplumpung der Form und Abrundung der Pole. Kugelige Milzgestalten sieht man bei der kompensatorischen Hypertrophie einer Nebenmilz nach Splenektomie. Narbige Einziehungen folgen auf Infarkte und Traumen (Abb. 103).

Schema 62

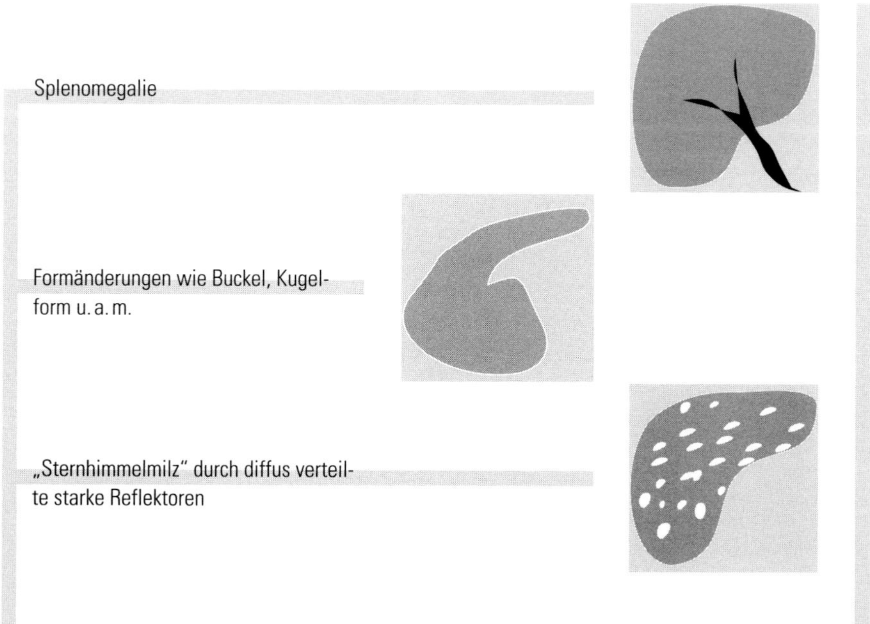

Splenomegalie

Formänderungen wie Buckel, Kugelform u. a. m.

„Sternhimmelmilz" durch diffus verteilte starke Reflektoren

Schema 62: Häufige Abweichungen der Milzform und Echogenität

Abb. 102

Abb. 103

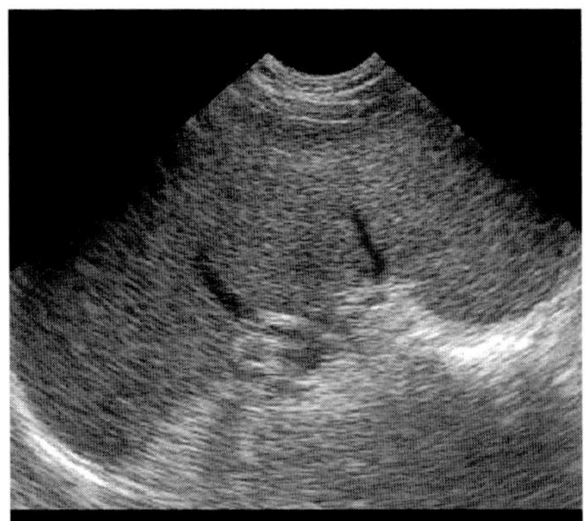

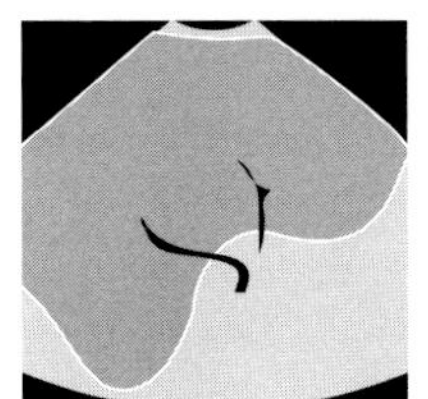

Abb. 102: Vergrößerte, verbreiterte und abgerundete Milz mit Segmentvenen.

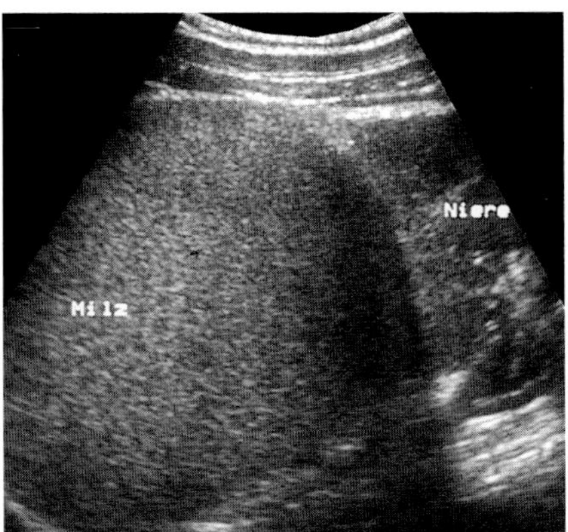

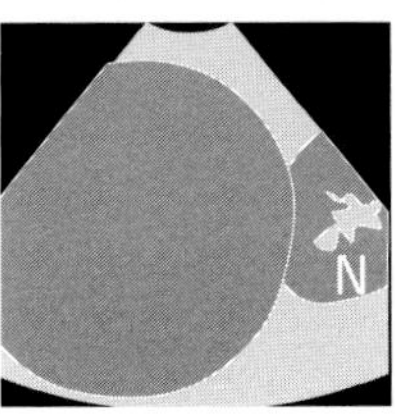

Abb. 103: Kompensatorische Milzhypertrophie nach partieller Resektion. Niere (N) kaudal. *(Bild: W. Wermke).*

Abb. 104

Abb. 105

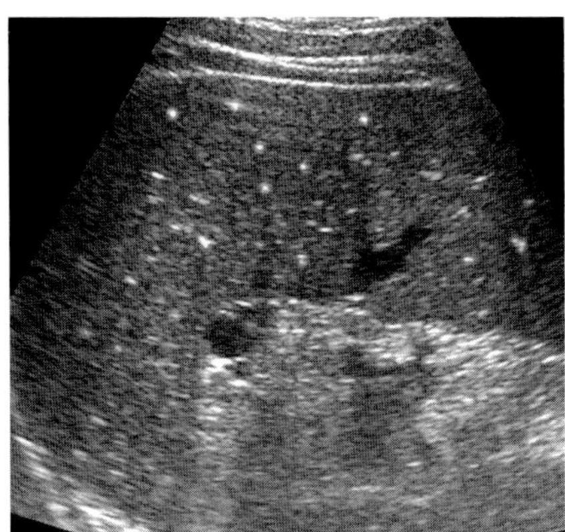

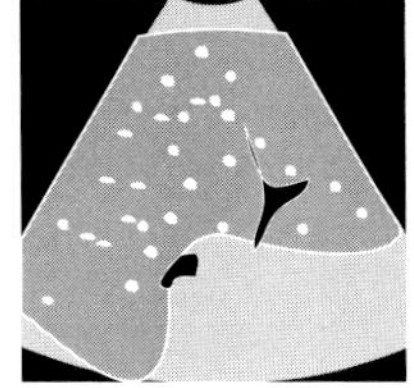

Abb. 104: Bei einer miliaren Tuberkulose fallen disseminierte starke Reflexe auf. *(Bild: W. Wermke).*

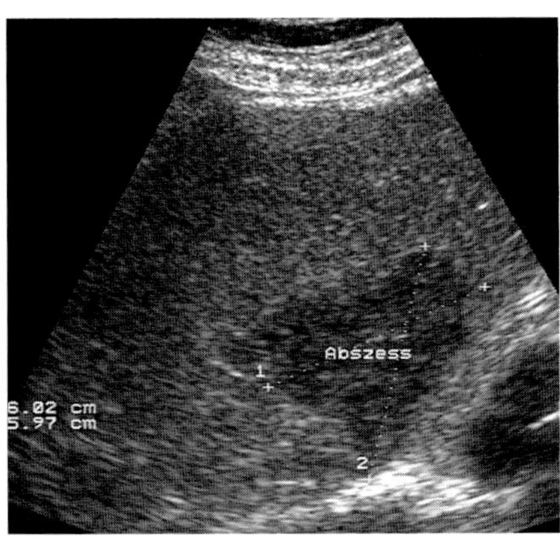

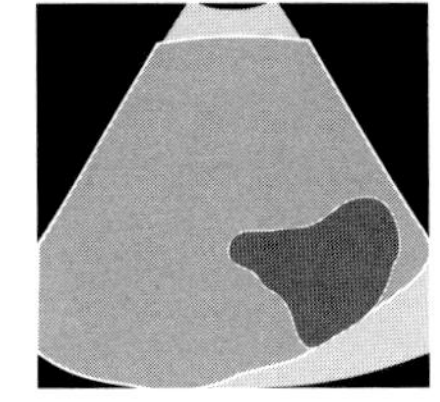

Abb. 105: Echoarme, glatt begrenzte, polyzyklische Raumforderung bei Abszeß. *(Bild: W. Wermke).*

Echomuster
Dieses ist selten echoreicher oder schwächer als normal, zuweilen inhomogen durch verstreute starke Reflektoren („Sternhimmelmilz") (Abb. 104). Herdbefunde von der Zyste bis zur Verkalkung kommen bei den unterschiedlichsten Erkrankungen vor.

Architektur
Sie kann durch Gefäßerweiterungen, Thrombosen, Aneurysmen, Wandverkalkungen und Kollateralgefäße am Milzhilus bzw. auf der Organkapsel verändert sein.

Spezielle sonographische Befunde

■ Infektionskrankheiten

Akute (Mononukleose, Sepsis) und chronische Infektionskrankheiten, insbesondere Tropenerkrankungen (z. B. Malaria) führen zur Splenomegalie. Die Milzstruktur ist gleichmäßig. Bei Tuberkulose, Candidiasis, Lues können verstreute echoarme oder sehr reflexreiche Herde auftreten.
Milzabszesse als echofreie, echoarme und gemischt echogene Raumforderungen entstehen bei hämatogener Streuung, nach Infektion eines Infarkts oder durch Ausbreitung einer Pankreatitis (Abb. 105).

■ Vaskuläre Erkrankungen

Die vergrößerte Milz bei **portaler Hypertension** wird an den Kollateralbildungen am Milzhilus oder den Veränderungen an Leber und Portalsystem erkannt (Abb. 106).

Abb. 106

Abb. 107

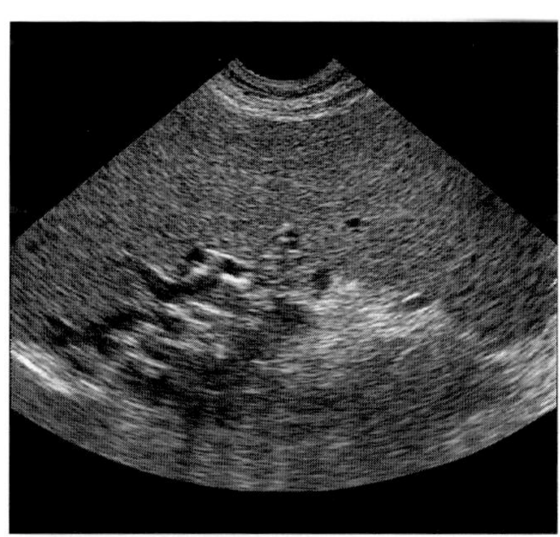

Abb. 106: Splenomegalie und Venenkonvolute, die zur Kardia ziehen, bei portaler Hypertension.

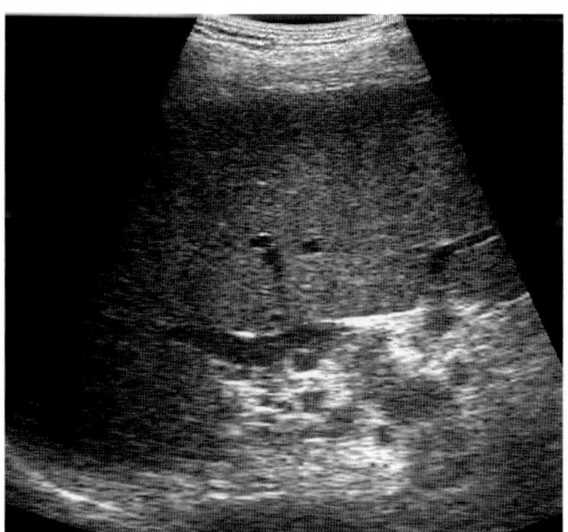

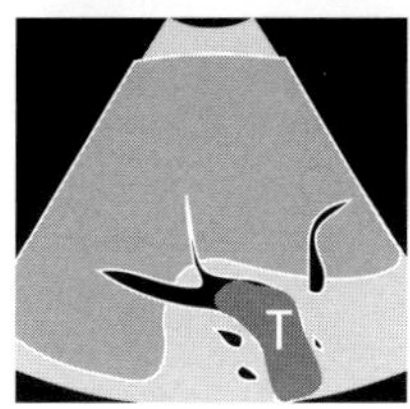

Abb. 107: Die Milzvene ist nach dem Verlassen der Milz von einem echogenen Thrombus (T) ausgefüllt und erweitert.

Abb. 108

Abb. 109

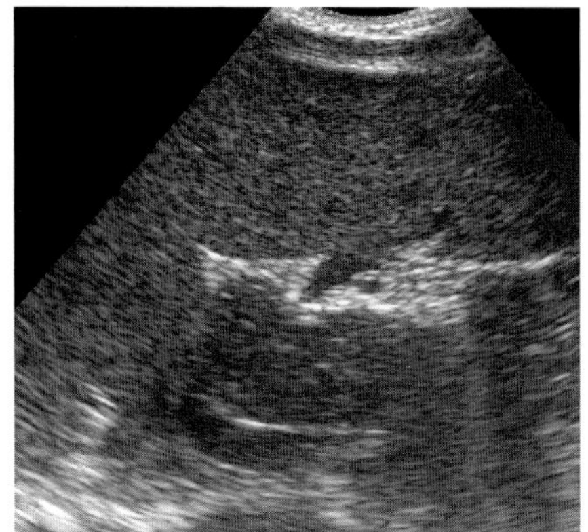

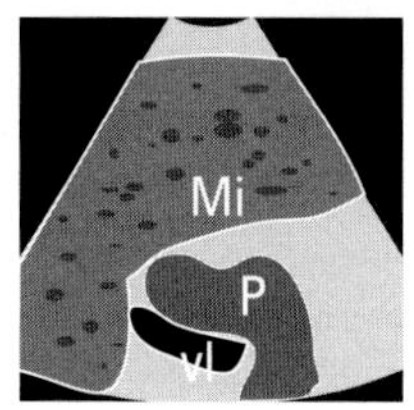

Abb. 108: Multiple, unscharf begrenzte echoarme Herde bei niedrigmalignem Non-Hodgkin-Lymphom. Mi = Milz; P = Pankreas; vl = V. lienalis.

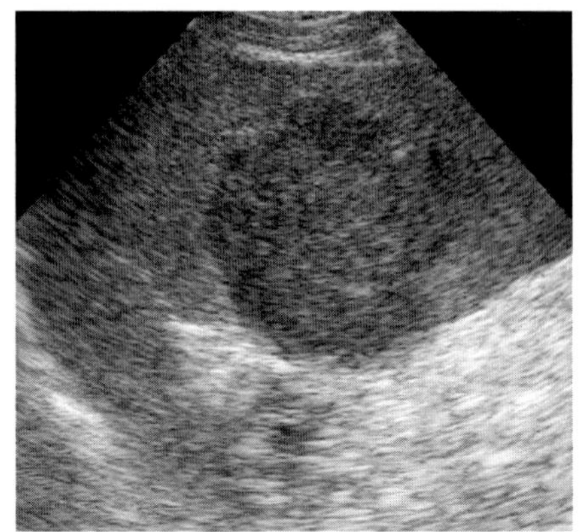

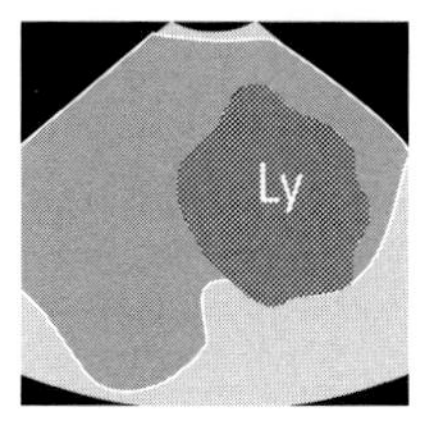

Abb. 109: Größerer polyzyklischer echoarmer Tumor bei hochmalignem Non-Hodgkin-Lymphom (Ly).

Abb. 110

Abb. 111

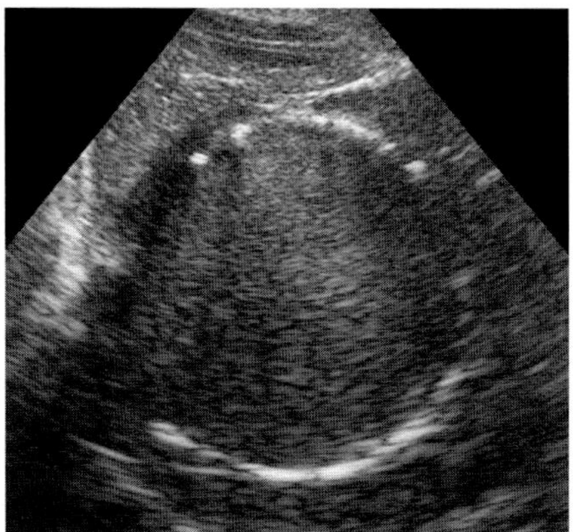

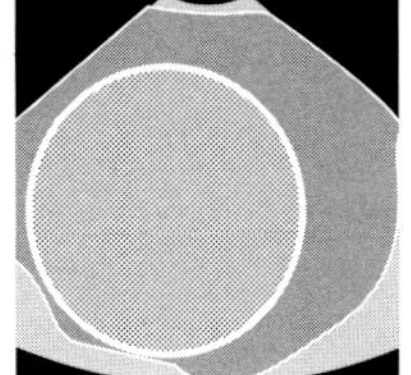

Abb. 110: Größere, mit echogenem Material angefüllte Zyste mit verstärkter Wand.

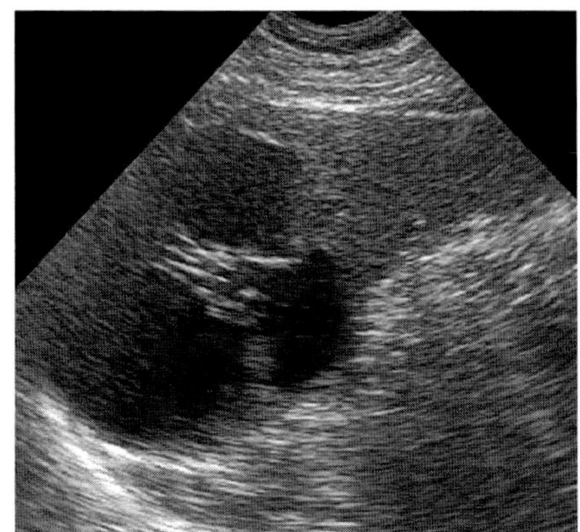

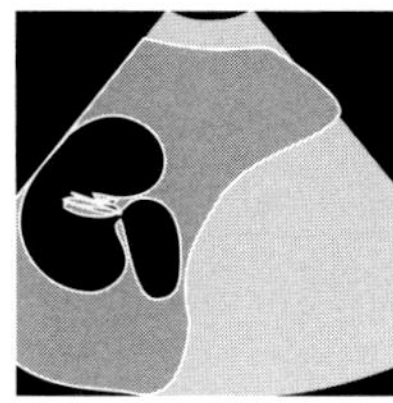

Abb. 111: Septierte Zyste mit echoreichen Wandanteilen bei Echinococcus cysticus.

Bei **Milzvenenthrombose** ist das Gefäßlumen anfangs nur verbreitert, später echoarm und zuletzt echoreich verschlossen. Manchmal wird es rekanalisiert und erhält eine unregelmäßige Kontur. Kollateralen überbrücken über den Milzhilus via Magen- oder Mesenterialvenen oder über die Pankreasvenen. **Milzinfarkte** sind keilförmige oder rundlich-ovale echoarme Herdbefunde, die folgenlos oder als Narbe ausheilen (Abb. 107).

■ Myeloproliferative Syndrome und maligne Lymphome

Die Milzgröße ist variabel, das Echomuster meist homogen, manchmal diffus echoreich. Bei Non-Hodkgin-Lymphomen kann das Organ kleinherdig bis wabenartig durchsetzt sein. Hochmaligne Lymphome bilden größere, gemischt echogene, polyzyklisch begrenzte Tumoren (Abb. 108 und 109).

■ Zystische Veränderungen

Dysontogenetische Zysten sind echofrei, glatt begrenzt, evtl. septiert und haben die typischen Sekundärphänomene wie Schallverstärkung und Schallbeugung. Größere Zysten enthalten bewegliches echogenes Material.
Echinokokkuszysten sind selten. Sie sind septiert, mit verstärkter Wand, zunehmend soliden Anteilen und Verkalkungen (Abb. 110 und 111).
Echofrei oder fast echofrei können **Abszesse**, **Hämatome** und nekrotische **Metastasen** erscheinen. **Aneurysmata** der Milzarterien können ebenfalls echofreie rundliche Raumforderungen sein. **Pankreaspseudozysten** können im Milzhilus, aber auch nach Nekrose im Parenchym entstehen; sie entwickeln gelegentlich eine dicke Wand und sind oft gemischt echogen, mit Sediment und Septen.

Abb. 112

Abb. 113

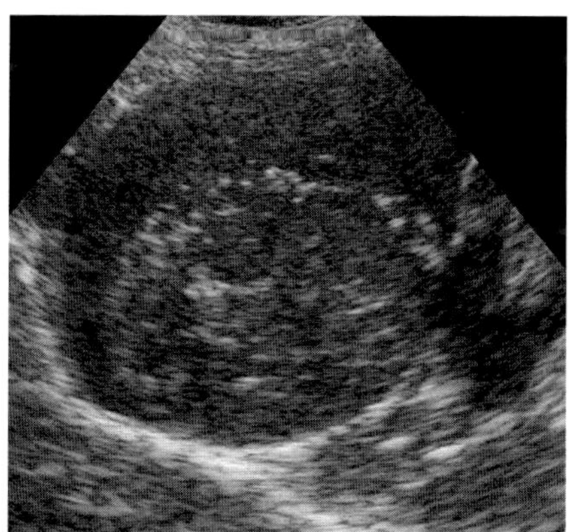

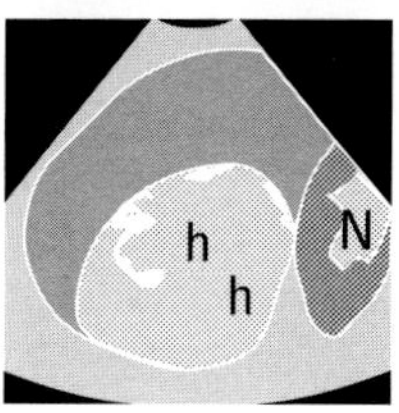

Abb. 112: Echoreicher, grober Tumor mit irregulärer Wandverstärkung und inhomogenem Muster. h = kavernöses Hämangiom; N = Niere.

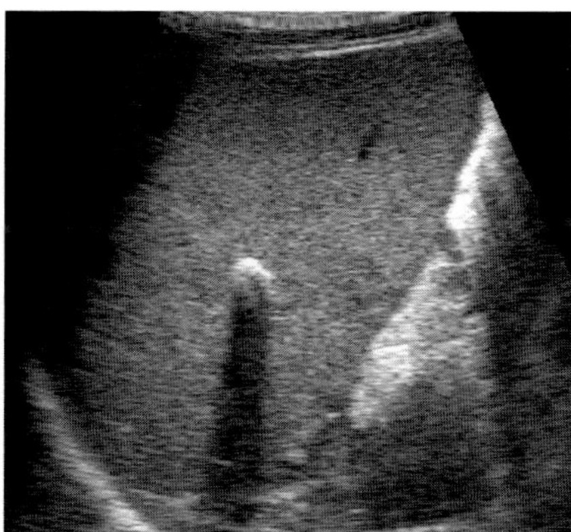

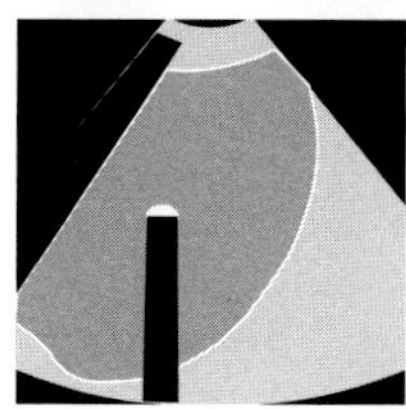

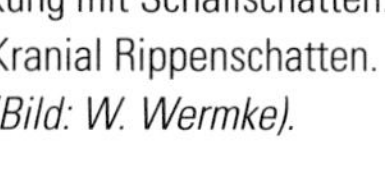

Abb. 113: Blande Verkalkung mit Schallschatten. Kranial Rippenschatten. *(Bild: W. Wermke).*

Milz

Schema 63

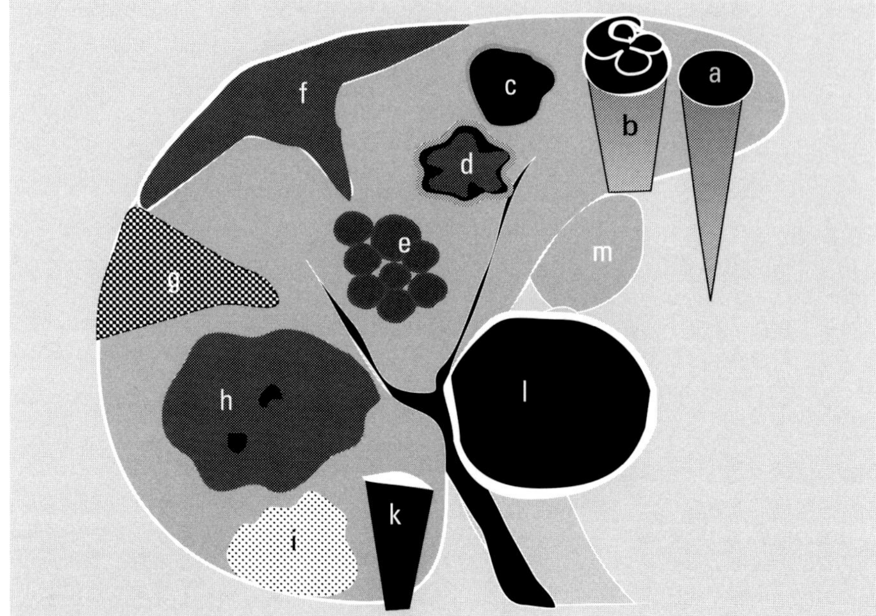

Schema 63: Übersicht über häufige fokale Veränderungen.
a) Blande Milzzyste
b) Septierte Milzzyste (z. B. Echinokokkkus)
c) Einschmelzungszone bei Abszeß oder Infarkt oder Trauma
d) Gemischt echogener Herd (z. B. Abszeß oder Nekrose)
e) Multiple wabenförmig angeordnete echoarme Herde bei malignem Lymphom
f) Subkapsuläre und Parenchymblutung
g) Keilförmiger oder rundlicher Infarkt
h) Größerer gemischt echogener Herd: malignes Lymphom, kavernöses Hämangiom, Abszeß...?
i) Grober echoreicher Herd: kapilläres Hämangiom, Lipom...
k) Postinfektiöse oder Gefäßverkalkung
l) Pankreaspseudozyste
m) Nebenmilz

■ Milztumoren

Gutartige Tumoren der Milz sind selten; am häufigsten sind noch die echoreichen kapillären und die gemischt echogenen kavernösen Hämangiome, selten die echoreichen Lipome, sehr selten das echoreiche Splenom (Abb. 112). **Metastasen** in die Milz aus Ovarial-, Bronchial-, Mamma-, Intestinalkarzinomen sowie malignen Melanomen sind meist gemischt echoarm, selten echoreich oder zystisch.

■ Milzverkalkungen

kommen ohne faßbare Ursache, bei Arteriosklerose, nach Infektionen, Abszessen und Blutungen, bei gut- und bösartigen Tumoren vor (Abb. 113).

■ Milztraumata

Bei Milzverletzung kann es in das Parenchym, unter die Kapsel und in die Bauchhöhle bluten. Die frische Blutung kann echoreich oder echoarm sein. Sie ändert rasch ihre Gestalt, bizarre Tumoren können entstehen und die Milzgestalt zerstören. Manchmal heilen sie als Narbe aus. Subkapsuläre Hämatome dehnen sich länglich sichelförmig entlang der Kapsel aus. Bei Kapselriß tritt Blut anfangs echofrei, schnell koagulierend und dann unterschiedlich echogen in die Bauchhöhle. Es wird um die Milz angetroffen oder gefangen im Rezessus oberhalb des Lig. phrenocolicum oder es sinkt in den linken Unterbauch, in den Douglas-Raum (s. Abb. 141).

Stellenwert

Die Sonographie ist das erste und meist einzige bildgebende Verfahren an der Milz. Mit Klinik und Labor stellt sie die Weichen, in welcher Richtung (hämatologisch, hepatologisch, onkologisch) ein pathologischer Befund weiteruntersucht wird. Bei Trauma und nach Operation wird sie rasch und wiederholt eingesetzt. Durch die Doppler-Verfahren ist ihr Wert bei der Analyse der häufigen vaskulären Veränderungen bei portaler Hypertension und Thrombosen gestiegen. Unter sonographischer Leitung kann diagnostisch und therapeutisch punktiert und drainiert werden.

Lymphatisches System

T

Topographie

Lymphknoten werden mittels Sonographie in unterschiedlichen Regionen (Hals, Axilla, Mediastinum, Abdomen und Leiste) untersucht.
Im Abdomen liegen die **parietalen Lymphknoten** um die großen retroperitonealen Gefäße Aorta und V. cava und drainieren die unteren Extremitäten, die Nieren, das kleine Becken und den Retroperitonealraum. Die in den Peritonealfalten und an der Mesenterialwurzel bis ventral der Aorta gelegenen **viszeralen Lymphknoten** erhalten ihren Zufluß aus dem Gastrointestinaltrakt, dem Pankreas, der Milz und dem hepatobiliären System.
Vergrößerte Lymphknoten sind häufig im **Hilus** der Organe zu finden (Abb. 114).

Schema 64

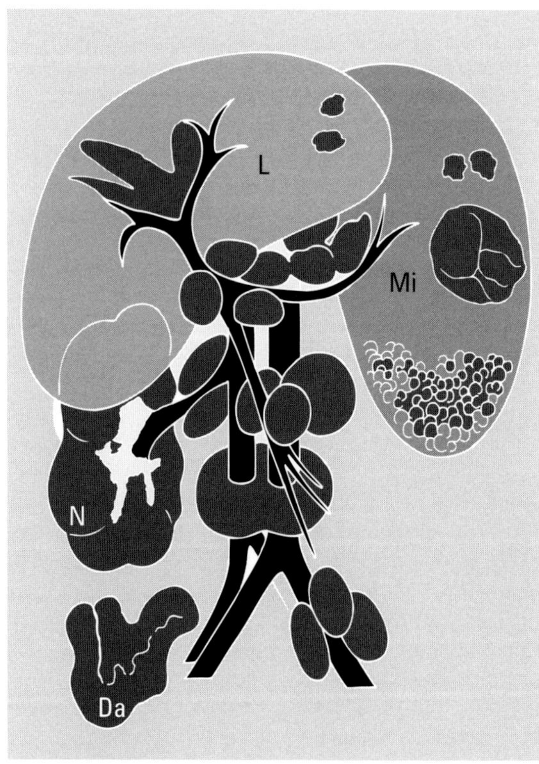

Schema 64: Lokalisation von pathologisch veränderten Lymphknoten und Organbefall bei malignen Lymphomen.
Peripankreatisch, im Lig. hepatoduodenale, im Milz- und Nierenhilus sowie entlang der retroperitonealen und intraperitonealen Gefäße werden oft verbackene Lymphknotenpakete gefunden. Der Befall einiger Organe ist abgebildet: in der Leber (L) als diffuse Vergrößerung, als flächige oder herdförmige Infiltration; ebenso in der Milz (Mi) als diffuse Vergrößerung, als inhomogen netzartiger, als klein- oder großknotiger Befall; als umschriebene oder diffuse „echoarme" Auftreibung der Nieren (N); als kurz- oder längerstreckige knollige, das Schichtungsbild destruierende Darmwandverdickung (Da).

A

Anatomie der Lymphknoten

Vor allem am Hals und in der Leiste ist der Bau der Lymphknoten wegen der verwendbaren hohen Schallfrequenzen darstellbar: Sie bestehen aus einem echogenen Hilus und dem echoarmen Parenchym. Ihre Form ist länglich oval, ihre Kapsel glatt. Sie sind je nach Lokalisation bis 2 cm lang.

Untersuchungstechnik

U

Das lymphatische System mit seinen Lymphknoten ist überall anzutreffen. Dennoch gibt es typische Lokalisationen pathologisch veränderter Lymphknoten. Somit ist je nach Fragestellung gezielt in der Nachbarschaft von regionalen Gefäßen oder den Hilus von Organen zu suchen.
Am Hals werden (entzündliche oder neoplastische) Lymphome in der Nachbarschaft der Speicheldrüsen, submandibulär, entlang der Gefäßachse und lateral neben dem M. sternocleidomastoideus (nuchal) gefunden. Die supra- und infraklavikuläre Region ist bei malignem Lymphom und bei Metastasen etwa des oberen Gastrointestinaltrakts, des Thoraxraums und der Mamma entlang der Subklavikulargefäße anzusehen. Mediastinale Lymphome lassen sich in vielen Fällen unter Beachtung einer speziellen Technik erfassen (s. Kap. Mediastinum). Im Abdomen sucht man vergrößerte Lymphknoten in den Hilus von Leber und Milz sowie um Magen und Kolon. Sodann im Mesenterialraum nach Darstellung der zentralen Mesenterialgefäße, bei entzündlichen Prozessen im rechten Unterbauch auch in Nachbarschaft der A. ileocolica. Zuletzt wird das Retroperitoneum um die großen Gefäße und am Nierenhilus bzw. um das Pankreas abgefahren. Im Becken und in der Leiste nutzt man als Leitstruktur die Iliakal- und Femoralgefäße.

Allgemeine sonographische Pathologie

P

Pathologische Lymphknoten sind in Größe, Form und Echomuster verändert. Kann man sie gut darstellen, etwa am Hals oder der Leiste, so kann auch die Architektur als erhalten oder zerstört beurteilt werden.

Schema 65

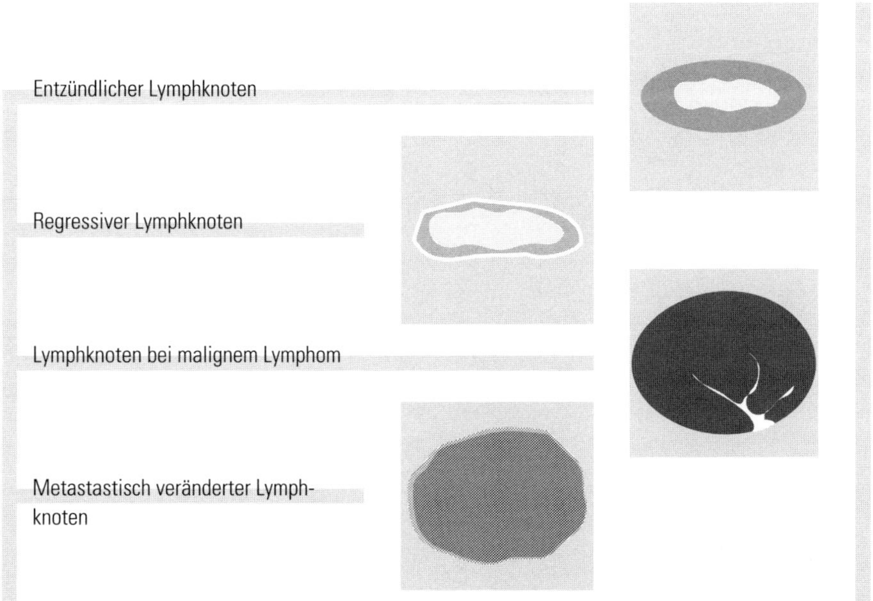

Entzündlicher Lymphknoten

Regressiver Lymphknoten

Lymphknoten bei malignem Lymphom

Metastastisch veränderter Lymphknoten

Schema 65: Lymphknotenveränderungen

Mit modernen Geräten und bei guten Schallverhältnissen sind allerdings auch normale Lymphknoten, wenn sie sich von ihrer meist echoreichen Umgebung abgrenzen, erkennbar. Umgekehrt heben sich pathologische Lymphknoten dann nicht gut von ihrer Umgebung ab, wenn sie echoreich sind.

B Spezielle sonographische Befunde

Entzündlich veränderte Lymphknoten sind vergrößert, etwas abgerundet, echoarm, im Aufbau erhalten mit erkennbarem Sinus.
Bei einigen Erkrankungen kommen allerdings sehr große, sehr echoarme und ballonierte Lymphknoten vor (z. B. Toxoplasmose), die den Lymphkoten maligner Lymphome gleichen (Abb. 115). Oder es finden sich nekrotische Areale und kleine Verkalkungen. In wieder anderen Fällen sind entzündliche Lymphknoten eher echoreicher und unscharf begrenzt und gleichen von Metastasen befallenen Knoten.
Typisch für (vor allem C-) Hepatitis sind ovale, im Aufbau erhaltene Lymphknoten in der Leberpforte (Abb. 116).
Große Lymphome finden sich bei Ileozökitis und Appendizitis um die A. und V. ileocolica im rechten Unterbauch (Abb. 117).
Regressiv veränderte Lymphknoten sind länglich oval mit reduziertem Parenchymsaum.
Maligne Lymphome bilden, ob einzeln, ob als Konglomerate, eher rundliche, sehr echoarm aufgetriebene Tumoren. Sie sind auch gegeneinander mit einer zarten Kontur abgegrenzt. Sie liegen vor, hinter und neben den großen Gefäßen und vor allem im Hilus der Organe (Abb. 118).
Metastasen in Lymphknoten sind tendenziell etwas echoreicher und weniger glatt begrenzt, wenn sie nicht überhaupt zu infiltrierenden Tumormassen verfließen (Abb. 119).

Abb. 114

Abb. 115

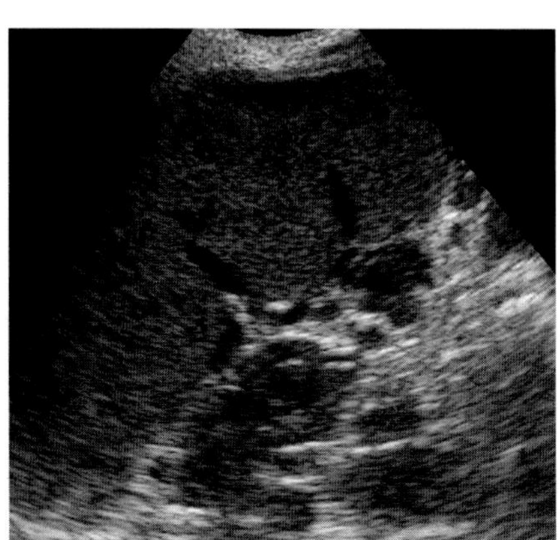

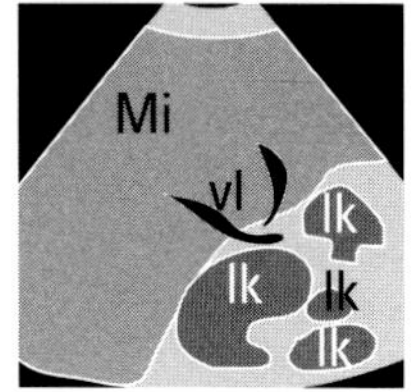

Abb. 114: Interkostalschnitt im Milzhilus mit Lymphknotenmetastasen (lk) eines epithelialen Tumors (Magenkarzinom). vl = Segmentvenen; Mi = Milz.

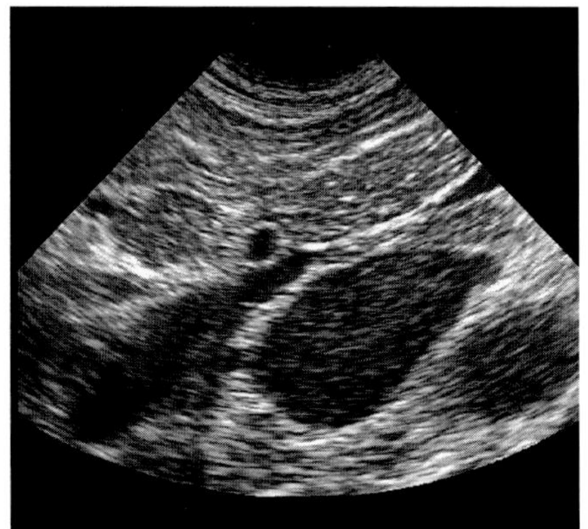

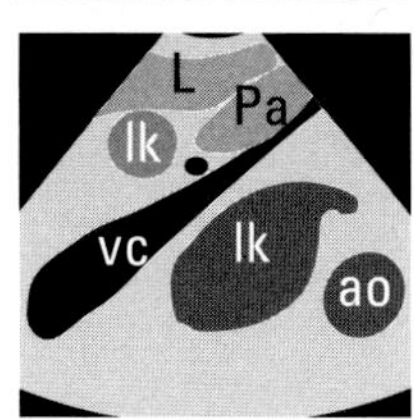

Abb. 115: Entzündlich veränderte ovale bis rundliche echoarme Lymphknoten (lk) bei einer Tuberkulose. vc = Vena cava; ao = Aorta; L = Leber; Pa = Pankreas. Längsschnitt.

Abb. 116

Abb. 117

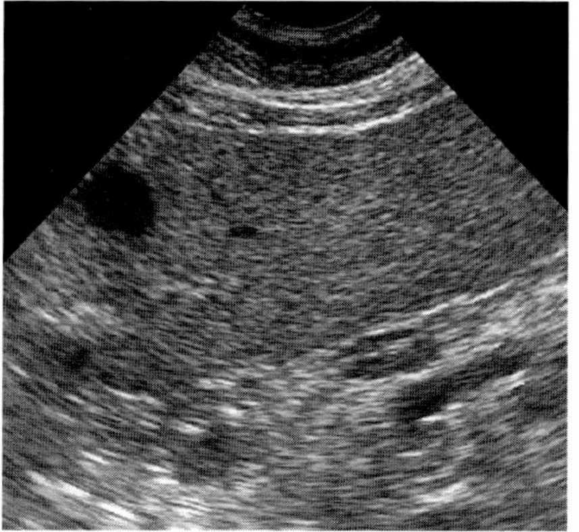

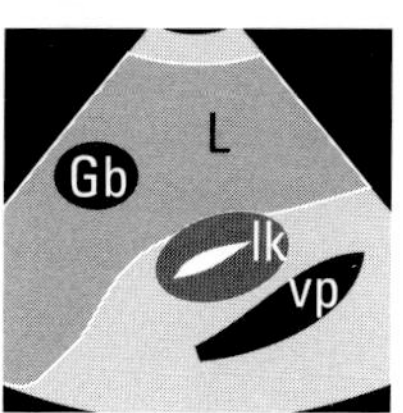

Abb. 116: Ovaler Lymphknoten (lk) im Leberhilus bei Hepatitis C. Längsschnitt mit V. portae (vp), Leber (L) und Gallenblase (Gb).

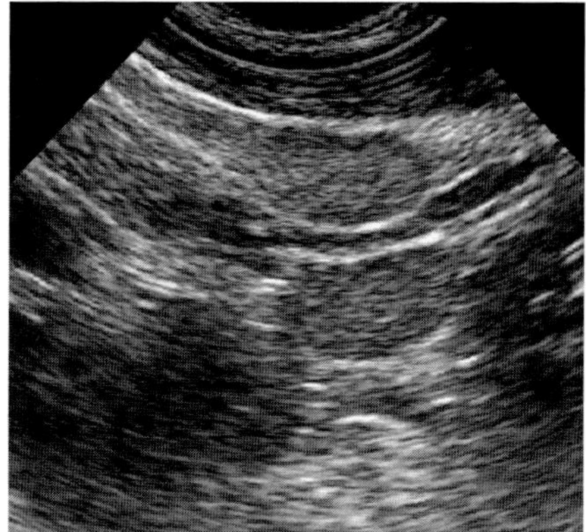

Abb. 117: Schräger Längsschnitt im rechten Unterbauch über der A. ileocolica (aic) mit mehreren rundlich-ovalen Lymphknoten (lk) bei akuter Ileozökitis durch Yersiniose.

Abb. 118

Abb. 119

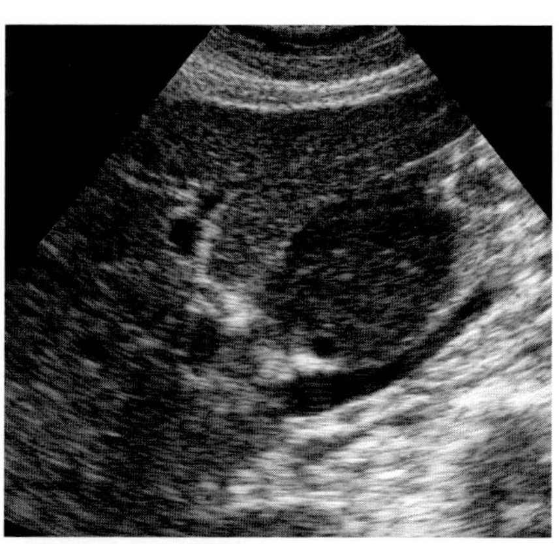

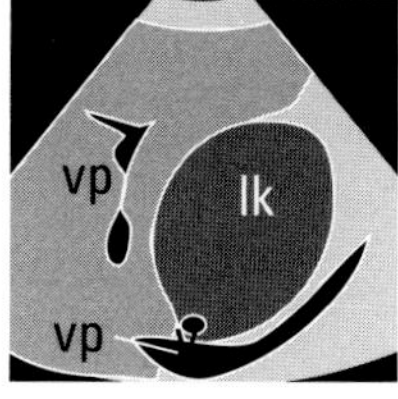

Abb. 118: Längschnitt entlang der V. portae (vp) mit einem sehr echoarmen glatt begrenzten Knoten bei malignem Non-Hodgkin-Lymphom (lk).

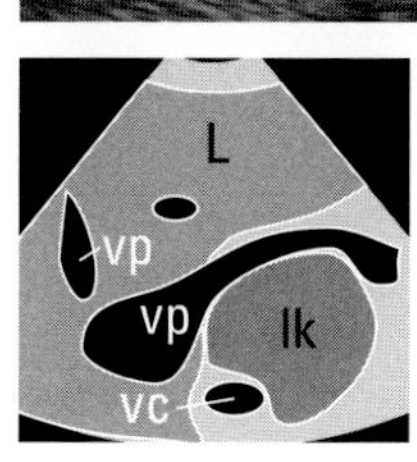

Abb. 119: Schräger Oberbauchschnitt über der V. portae (vp), angehoben von einem mäßig echoarmen Lymphknoten (Metastase, lk). Dorsal die V. cava (vc). L = Leber.

Ein ausreichend sicherer Schluß von der Gestalt auf die Natur der Lymphknotenvergrößerung ist nicht zu ziehen.

Differentialdiagnose
Retroperitoneale mesenchymale **Geschwülste** sind selten.
Blutungen kommen nach Trauma oder unter Antikoagulation vor und können echoarme Tumoren imitieren.
Nekrosestraßen und **Abszesse** bei Pankreatitis und Morbus Crohn sind zu erwägen. Der **M. psoas** kann hypertrophiert sein. Die **retroperitoneale Fibrose** infiltriert echoarm das Retroperitoneum, sie kann die Nieren aufstauen. **Aortenaneurysmata** mit echoarmem Wandthrombus können mit einer Tumormanschette verwechselt werden. Die Parenchymbrücke einer **Hufeisenniere** liegt vor den großen Gefäßen als ovaler echoarmer Tumor. Die **Pars horizontalis duodeni** kreuzt retroperitoneal die Aorta und V. cava, ist manchmal mit echoarmem Chymus gefüllt, jedoch durch Druck und Peristaltik verformbar.

S

Stellenwert

Der Lymphknotenbefall bei malignen Erkrankungen ist meist sonographisch zu verfolgen, allerdings ist in manchen Lokalisationen die belastendere Computertomographie genauer. Bei Infektionen (Hepatitis, Enteritis, Tuberkulose) ist die gezielte Suche in typischen Regionen wegweisend.

Gastrointestinaltrakt

T

Topographie

Anhand der Lagebeziehungen zu den besser erkennbaren parenchymatösen Organen kann man viele Darmabschnitte sicher auffinden:

- Ösophagus: zervikaler Abschnitt medial und dorsal des linken Schilddrüsenlappens.
- Kardia: Kokardenfigur ventral der Aorta im Längsschnitt, bei Kippung nach lateral links in den Magenkorpus verfolgbar.
- Magenkorpus: durch die Milz im Flanken- bzw. Interkostalschnitt, nach medial und ventral gekippt.
- Magenantrum: ventral des Pankreas und dorsal des linken Leberlappens.
- Bulbus duodeni: lateral und kranial des Pankreaskopfs, ventral des Lig. hepatoduodenale.
- Pars descendens: lateral des Pankreaskopfs.
- Pars horizontalis: retroperitoneal vor den großen Gefäßen und dorsal der A. und V. mes. sup.
- Pars ascendens: kaudal des Pankreasschwanzes und ventral der linken Niere.
- Jejunum und Ileum: nicht sicher zu orten; erkennbar bei Flüssigkeitsfüllung an den nach distal abnehmenden Kerckring-Falten.
- Terminales Ileum: vor dem M. iliopsoas und den Iliakalgefäßen im rechten Unterbauch.
- Kolonrahmen: verfolgbar an den luftgefüllten Haustren.
- Linke Kolonflexur: von lateral durch die Milz, etwas ventral der Niere und mit herausgedrücktem Bauch von ventral.
- Colon sigmoideum: erkennbar vor dem M. iliopsoas und den Iliakalgefäßen im linken Unterbauch.
- Rektum: transvesikal und transperineal bzw. endosonographisch.

A

Anatomie

An Hohlorganen kann man prinzipiell die Wand und das Lumen sonographisch analysieren. Allerdings sind lufthaltige Organe nicht vollständig untersuchbar: Die an den Grenzen zu Luft entstehenden Artefakte und Schatten überlagern die dahinterliegenden Strukturen, während die zarten schallkopfnahen Wandschichten mit niedrigen Schallfrequenzen nicht auflösbar sind. Diese Wandschichten werden allerdings darstellbar, wenn keine großen Luftansammlungen stören, wenn höherfrequente Schallköpfe verwandt oder mittels Endoskop herangeführt werden. Dann wird eine Schichtung erkennbar, die den physiologischen Darmwandschichten entspricht (Schema 66).

Das Lumen ist im Kolon meist lufthaltig d. h. stark reflexiv mit Schallstreuung, im Dünndarm ist der Chymus gelegentlich echofrei mit Luftblasen oder gemischt echogen bis lufthaltig. Oft ist das Darmlumen kollabiert. Die Falten des Dünndarms sind bei starker Peristaltik als hirnwindungsartige Strukturen oder bei starker Flüssigkeitsfüllung als gestreckte Wandvorsprünge erkennbar; die Falten des Dickdarms an der Einschnürung der Lufthauben.

Gastrointestinaltrakt

Schema 66

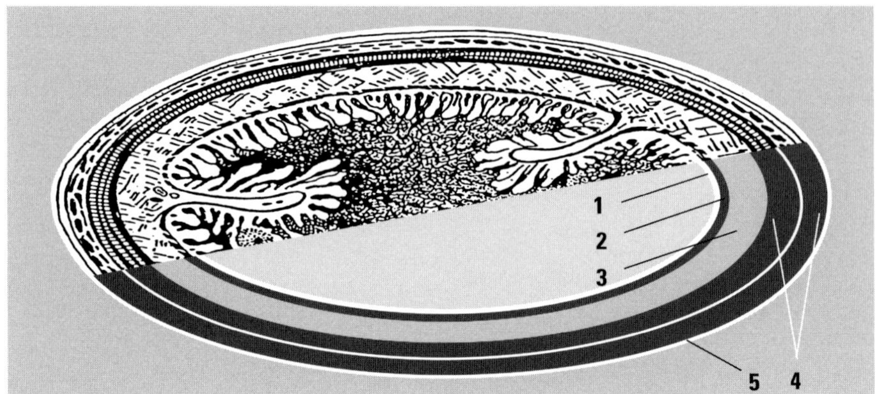

Schema 66: Schichtenstruktur des Magen-Darm-Trakts im sonographischen Bild. Reflexstarke Mukosagrenzfläche (1); reflexschwache Mukosa (2); reflexstarke Submukosa (3); reflexschwache L. muscularis (4); reflexstarke Serosagrenzfläche (5).

N

Normalbefund

Messungen des normalen Darms sind wertlos, da sie sehr von der Kontraktion abhängen. Bei pathologischen Befunden schätzt man die Länge und (einseitige) Dicke der Wand, sowie gegebenfalls die Weite des Lumens.

U

Untersuchungstechnik

Die Abschnitte des Intestinum werden an den o. g. topographischen Landmarken gesucht. Meist untersucht man unvorbereitet. Man kann den Magen mit Flüssigkeit anfüllen, wobei die kleinen Gasbläschen eines Mineralwassers nicht stören. Dies benutzt man vor allem, um fragliche Wandverdickungen abzuklären oder um Pseudotumoren des Magens und Zwölffingerdarms durch Peristaltik zum Verschwinden zu bringen.
Den Kolonrahmen untersuchen wir antegrad vom Zökum aus und verfolgen die Lufthauben bis zur rechten Flexur, dann den variablen Verlauf des C. transversum bis zur Flexura lienalis, lassen dort oft den Bauch herausdrükken, um den Übergang zum dorsal-lateralen C. descendens zu erkennen. Dieses geht vor der Beckenmuskulatur und den Iliakalgefäßen ins unterschiedlich lange Sigma über. Das Rektum sucht man hinter Prostata oder Vagina durch die gefüllte Blase; besser durch die unkomplizierte perineale Sonographie von dorsal. Dann liegt das Rektum vor der Vagina/Prostata und der Harnblase. Der anale Kanal wird so ebenfalls sichtbar.
Die Wasserfüllung des Kolon wird von einigen Untersuchern angewandt, um eine bessere Darstellung zu erreichen; sie ist aufwendig, wenig spezifisch und ersetzt die histologische Abklärung nicht. Die Methode hat sich nicht durchgesetzt.
Entblähende Medikamente helfen wenig.
Entscheidend weiter führt die Endosonographie bei der gezielten Untersuchung pathologischer Befunde – im oberen Gastrointestinaltrakt mit flexiblen, am Rektum und Anus mit starren Sonden.

P

Allgemeine sonographische Pathologie

Veränderungen der Darmwand oder des Darmlumens werden in vielen Fällen sonographisch erkennbar, weil krankhafte Prozesse zur Verdickung der Darmwand führen oder das Darmlumen mit sonographisch darstellbarem Inhalt angefüllt ist. Wir unterscheiden langstreckige von umschriebenen, schichtenzerstörende von schichtenerhaltenden Prozessen. Die Beteiligung von Mesenterium, Serosa und Peritoneum werden beurteilt. Eine mögliche Behinderung des Darmtransports (Stenose bis hin zum Ileus) wird vermerkt (Schema 67).

Schema 67

Akzentuierte Schichtung. Die physiologischen Schichten sind erhalten und verbreitert. Unspezifische Reaktion bei verschiedenartigen Entzündungen.

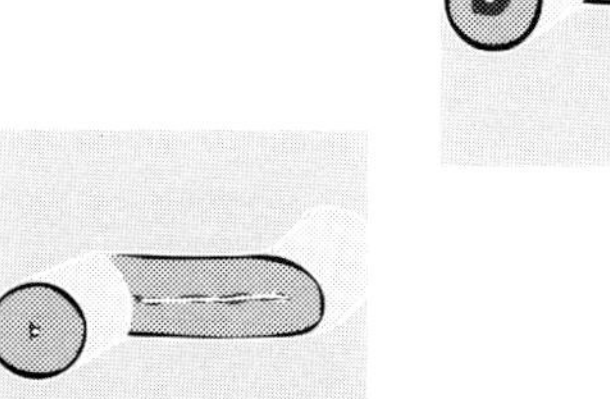

Echoreicher Typ. Vor allem die L. submucosa ist verbreitert. Kommt vor bei M. Crohn, selten bei radiogener Stenose, Amyloidose u. a. m.

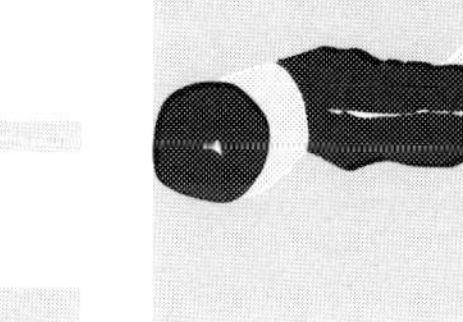

Echoarm vorwaschener Typ. Die Schichtung ist echoarm, mit unscharfer Außengrenze. Ausdruck akuter Entzündung beim M. Crohn.

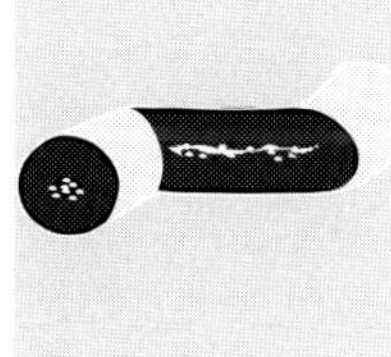

Echoarmer Typ mit glatter Außengrenze. Bild der hochakuten Colitis ulcerosa.

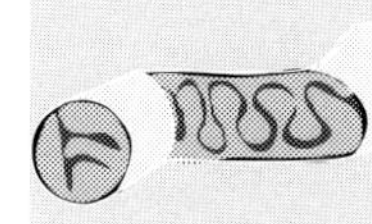

Gyriformer Typ. Hirnwindungsartige akzentuierte Schichtenverbreiterung. Bei floridem M. Crohn, Enterokolitis, und pseudomembranöser Kolitis.

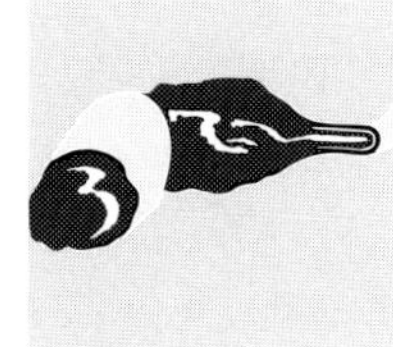

Destruktion der Wandschichten. Bei Karzinomen und Lymphomen, aber auch bei Tuberkulose und M. Crohn.

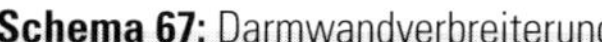

Schema 67: Darmwandverbreiterung

Schema 68

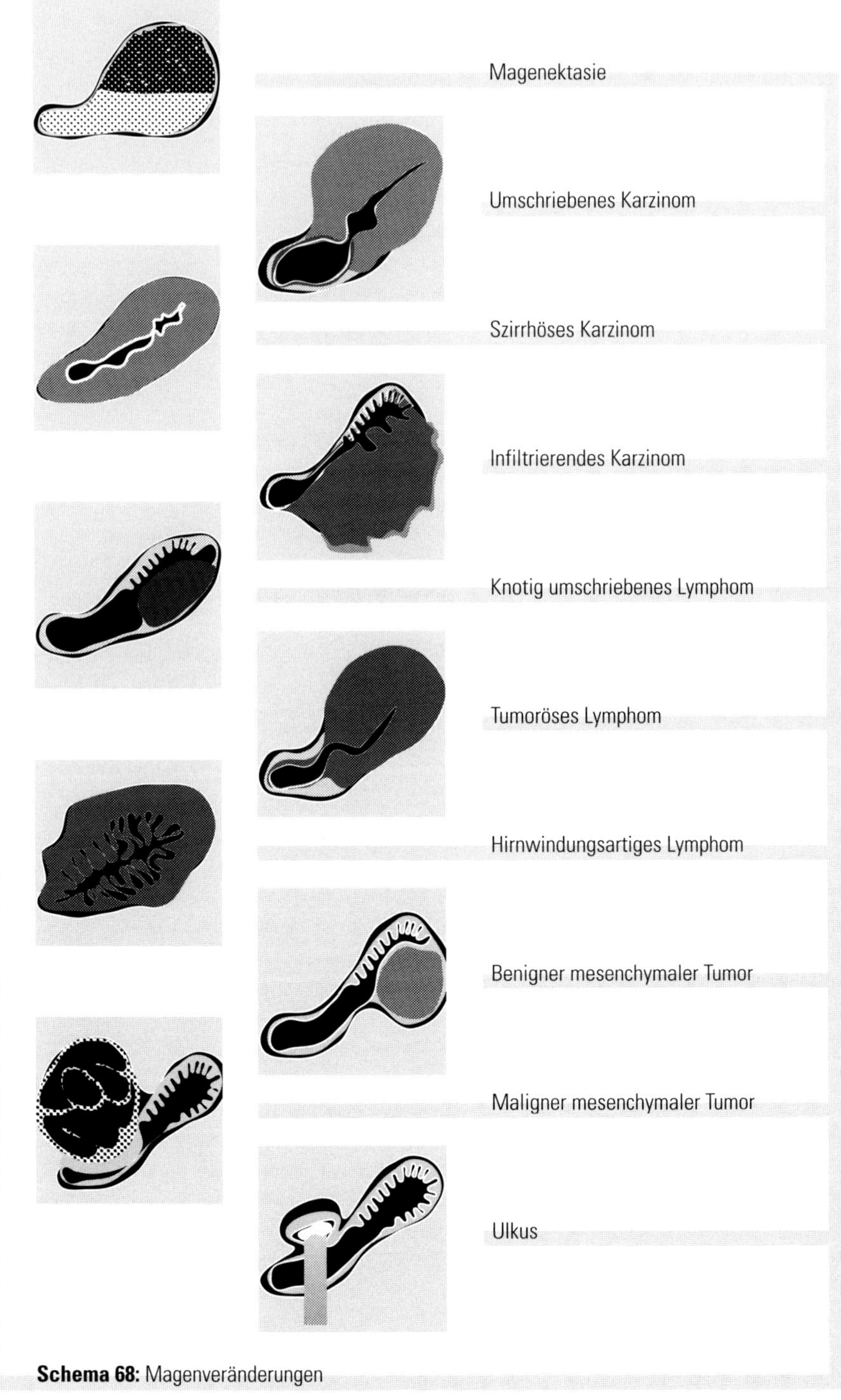

Schema 68: Magenveränderungen

Spezielle sonographische Befunde

Magen

■ Magenektasie

Nach ausführlichem Mahl, bei Gastroparese oder bei Stenosen kann der Magen mit unterschiedlich echogenem Inhalt angefüllt sein: echofreie Flüssigkeit; gemischt echogene, oft absinkende Partikel; perlend aufsteigende Luftbläschen oder breite Luftsicheln, die dahinterliegende Strukturen überlagern. Meist herrscht eine rege bis erkennbare Peristaltik.
Ist die Magenenentleerung länger behindert, bildet sich ein großer, aperistaltischer Sack, der bis ins Becken reichen kann.
Manche Ursache einer Magenektasie findet man in einem distalen Tumor, in der Wandschwellung durch ein Ulkus, der Penetration eines Pankreas- oder Gallenblasenkarzinoms, der Kompression durch Lymphome, der Wandverbreiterung bei Morbus Crohn u. a. m. (Abb. 120).

■ Magentumoren

Das **Karzinom** wird an einer umschriebenen, polypoiden, an einer zirkulären oder einer longitudinalen (szirrhösen) oder einer in die Umgebung infiltrierenden Verdickung der Magenwand erkannt. Die Schichtung ist, außer beim Szirrhus, zerstört. Regionale Lymphknoten entlang der Kurvaturen, im Lig. hepatogastricum und am Pankreas, sowie im Milzhilus sind echoarm befallen (Abb. 121).
Das **Lymphom** kann umschrieben, knollig oder diffus wachsen und dann eine hirnwindungsartige Verdickung der Magenfalten erzeugen. Es ist meist sehr echoarm (Abb. 122).
Mesenchymale Tumoren sind als umschriebene, geometrische, oft rundliche Verdickungen in der Magenwand zu sehen. Die Wandschichten sind um sie ausgespannt. Sie sind verschieden echogen. Wenn sie glatt begrenzt sind, homogen und nicht zu groß, handelt es sich wahrscheinlich um benigne Leiomyome, Neurinome, Lipome etc. Sind sie größer und ungleichmäßig aufgebaut, mit nekrotisch echofreien Arealen, können es schon Sarkome sein (Abb. 123).

Differentialdiagnose
Generell stellen im Intestinaltrakt **physiologische Veränderungen** das größte differentialdiagnostische Problem. So auch am Magen: Immobile und an eine kontrahierte Wand angelagerte Speise, ungewöhnlich dicke Muskularis in der Pylorusregion u. a. m. können mit diffusen oder umschriebenen Wandverdickungen verwechselt werden. Kontrollen zu anderem Zeitpunkt, nach Flüssigkeitsaufnahme, in anderer Lagerung sind erforderlich.
Umschriebene Wandverdickungen mit aufgehobener Schichtung und zentraler Lufthaube erzeugt das **Ulkus.** Es ist sonographisch nicht von einem ulzerierten Karzinom zu unterscheiden. Wie beim Karzinom können regionale Lymphknoten vergrößert sein.
Diffuse Wandverdickungen durch **kardiale Stauung** oder **venöse Kollateralen** bei portaler Hypertension kommen häufiger vor, selten durch hyperplastische Gastropathien wie den M. Menetrier oder einen M. Crohn. **Tumoren** können vor allem **aus dem Pankreas** einwachsen. Bei **Pankreatitis** wird die Magenwand echoarm unscharf verbreitert; als Folge von Nekrosen können **Zysten** in der Magenwand entstehen.

Gastrointestinaltrakt

Abb. 120

Abb. 121

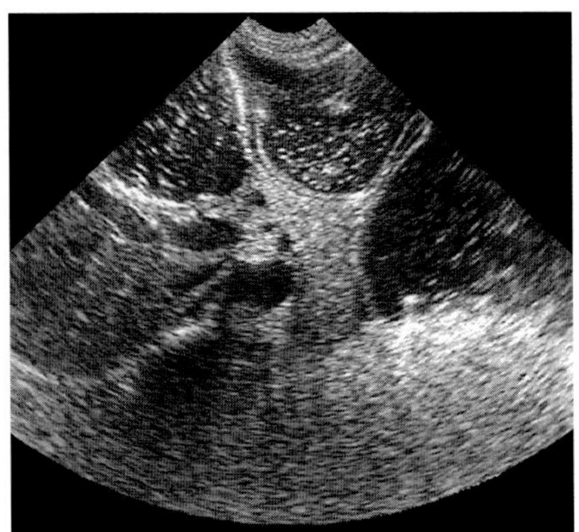

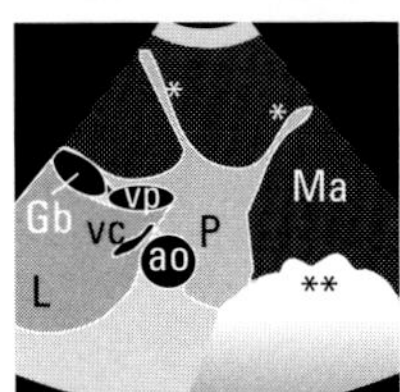

Abb. 120: Querschnitt über dem Oberbauch. Ein erheblich aufgeweiteter Magen (Ma) mit gemischt echogenem flottierenden Inhalt wird von ausgespannten Falten (*) unterteilt. Abgesunkener echoreicher Inhalt (**). P = Pankreaskorpus; L = Lebersegment VII; ao = Aorta; vc = V. cava; vp = V. portae; Gb = Gallenblase.

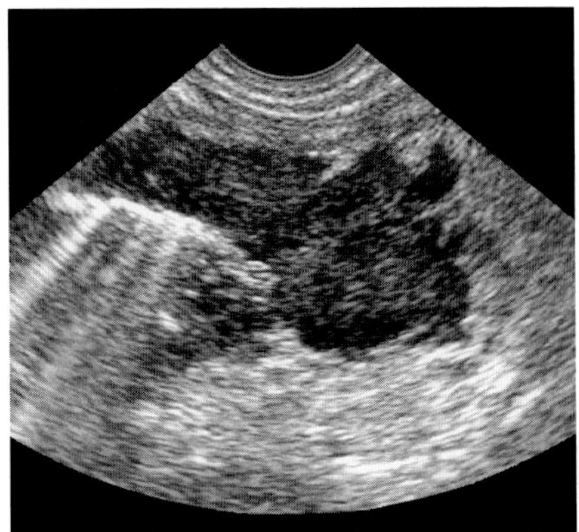

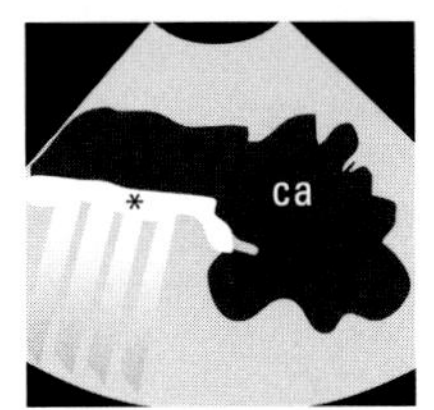

Abb. 121: Echoarmes, breit und irregulär infiltrierendes Magenkarzinom (ca). Nach dorsal verdrängte Lumenluft (*).

Abb. 122

Abb. 123

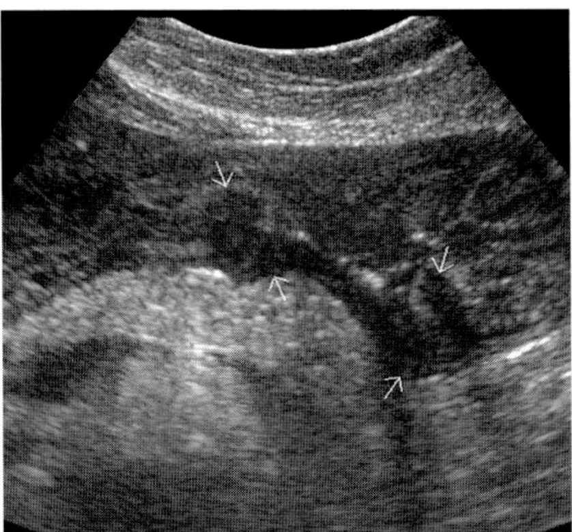

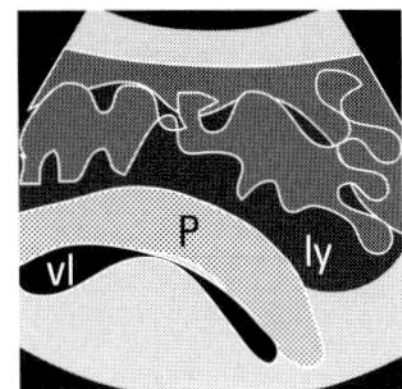

Abb. 122: Teils hirnwindungsartige Verbreiterung der Magenfalten, teils umschrieben knollige Verdickung der Magenwand bei einem Non-Hodgkin-Lymphom (ly). P = Pankreas; vl = V. lienalis. *(Bild: W. Wermke).*

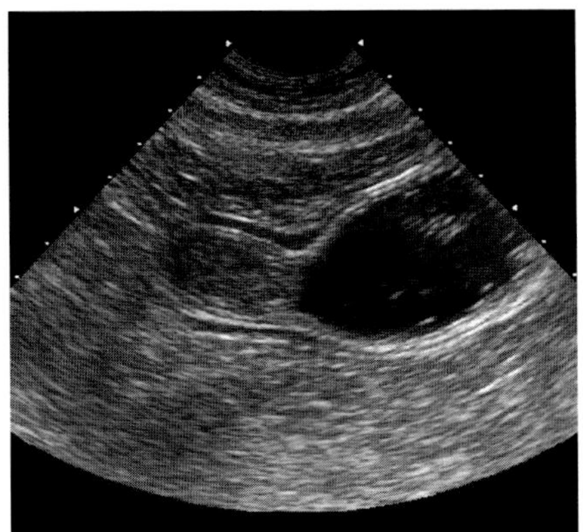

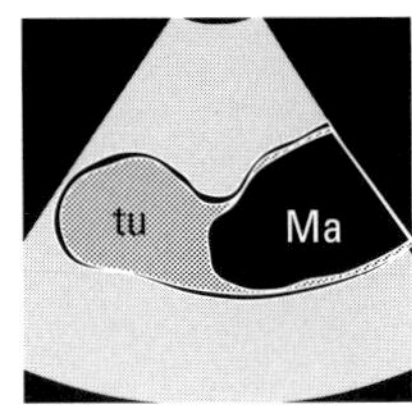

Abb. 123: Rundlicher, homogener, glatt begrenzter, echoarmer Tumor (tu) der Magenwand (Leiomyom). Um ihn sind Magenwandschichten ausgespannt. Ma = Magen.

Darm

■ Darmektasie und Ileus

Flüssigkeit, Chymus und Luft füllen als Gemenge unterschiedlich starker Reflexe das Darmlumen an. Dies entweder bei vermehrter Flüssigkeitszufuhr, Sekretion und bei Malabsorption, bei starker Blutung oder durch Obstruktion bei einem mechanischen Ileus.
Beim **Ileus** sind die Darmschlingen abgerundet. Die Darmwand ist anfangs ausgedünnt, mit der Zeit echoarm verschwollen, der Darminhalt wird echogener, Aszites entsteht. Vermehrte Peristaltik unterscheidet einen mechanischen Ileus von einem nur noch passiv verformbaren, paralysierten Darm.
Im Jejunum folgen die Falten im Millimeterabstand aufeinander wie „Klaviertasten". Beim reinen **Dünndarmileus** ist das kollabierte Kolon an typischen Stellen zu suchen.

Abb. 124

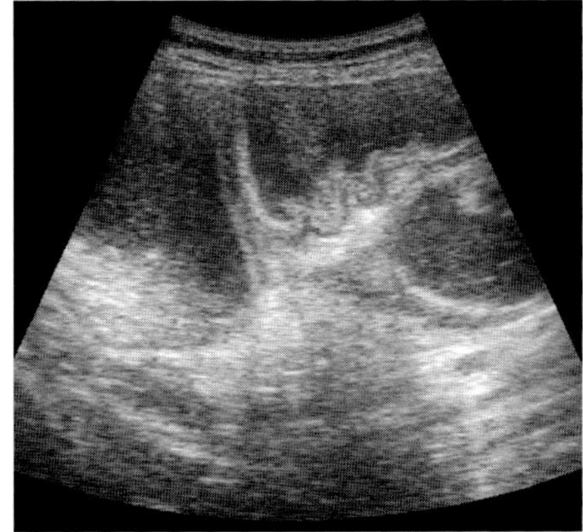

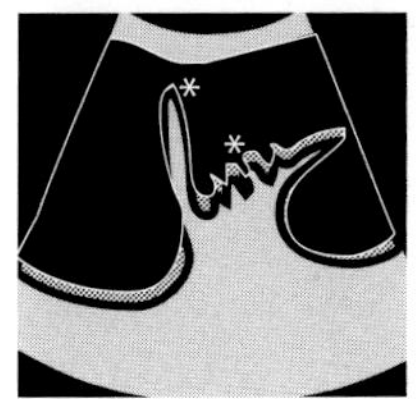

Abb. 124: Dünndarmileus mit ins Lumen ragenden Falten im Millimeterabstand (*).

Abb. 125

Abb. 126

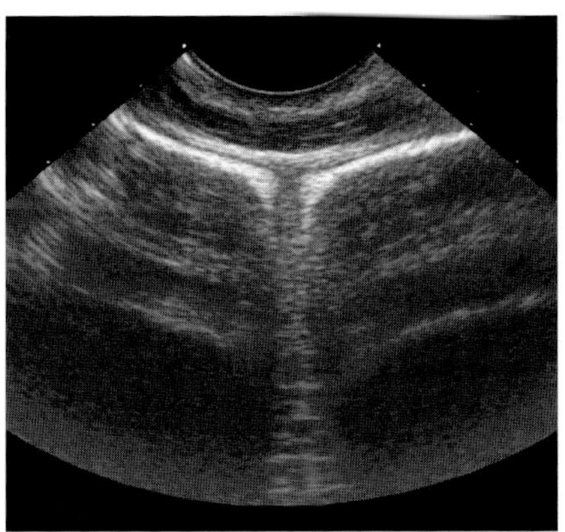

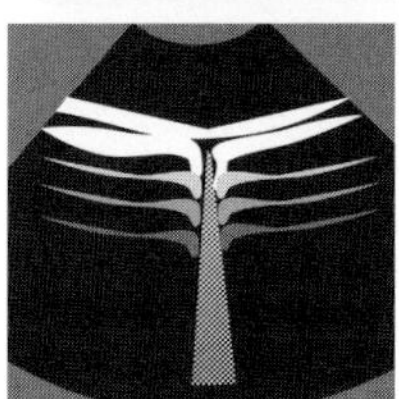

Abb. 125: Kolonileus mit ausgespannten Lufthauben.

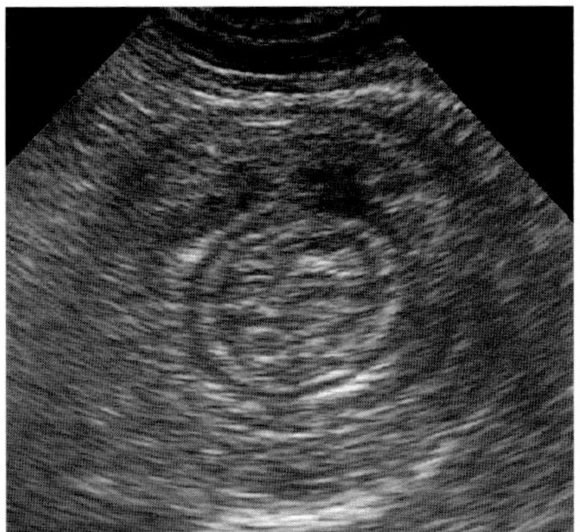

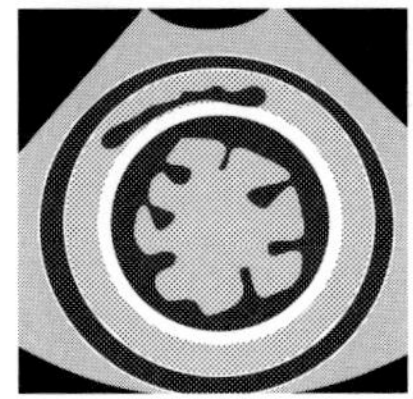

Abb. 126: Invagination mit mehrfach geschichtetem Darmquerschnitt. In der Mitte das Invaginat.

Schema 69

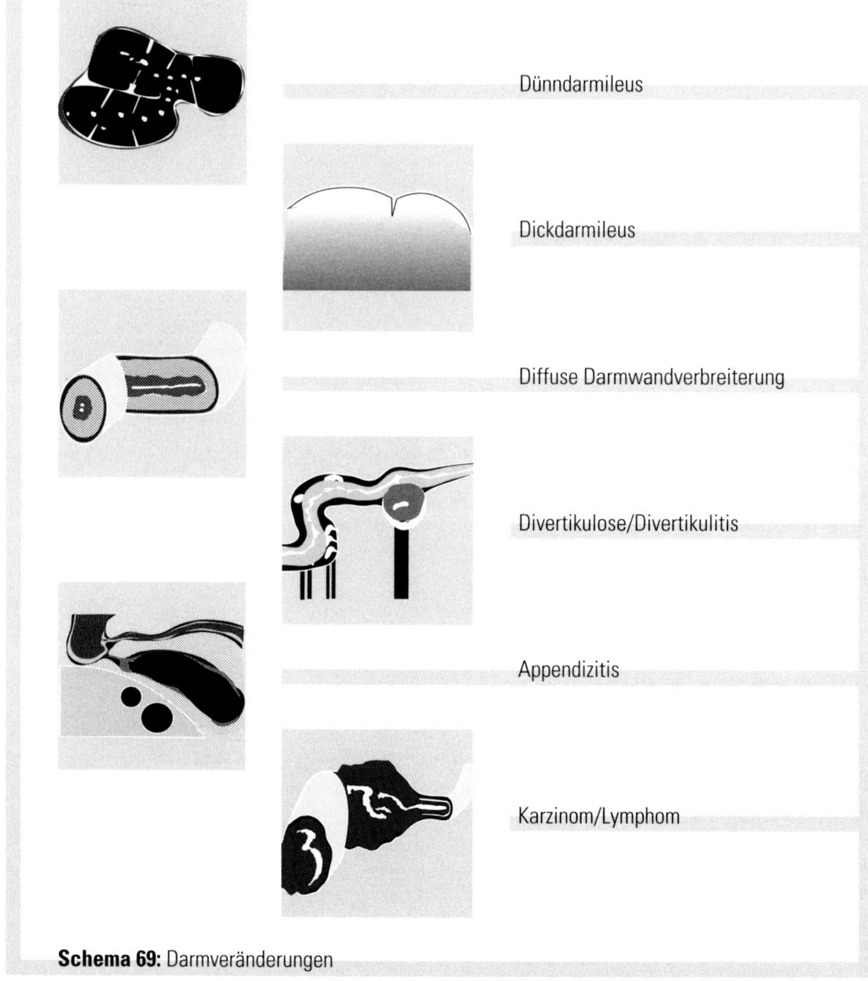

Schema 69: Darmveränderungen

Beim **Kolonileus** sieht man häufiger als das beschriebene Gemisch aus Luft, Chymus und Wasser eine Auftreibung der Haustren in Gestalt starker, breiter Reflexbögen (Abb. 124 und 125).

Manchmal ist auch die Ursache eines Ileus zu erkennen: Bei der Darminvagination entsteht das Bild einer vielfach geschichten Ringfigur mit einer asymmetrischen echoreichen Kappe, dem invaginierten Mesenterium. Sie tritt spontan bei Kindern auf, intermittierend nicht selten bei der chronischen Darmentzündung und durch eingeklemmte Polypen und Tumoren beim Erwachsenen (Abb. 126).

Der Morbus Crohn stenosiert den Darm häufig. Karzinome und Lymphome führen zum Darmverschluß. Bei mesenterialen Gefäßverschlüssen folgt der Ileus auf eine Durchgangsphase mit echoarmer Darmwandschwellung. Eine seltene erkennbare Ursache ist der Ileus durch ins Darmlumen perforierte große Gallensteine.

■ Entzündliche Darmerkrankungen

Bei akuter Enterokolitis, bei der antibiotika-assoziierten Kolitis, bei ischämischer Enterokolitis kann die Darmwand im Rahmen eines akuten Krankheitsbildes verbreitert sein.

Bei **Enterokolitis** ist die Darmschichtung meist akzentuiert erhalten, manchmal gyriform gewunden. In Nachbarschaft der Mesenterialgefäße liegen unterschiedlich große mesenteriale Lymphome (Abb. 127).

Bei **ischämischer Enterokolitis** mit Gangrän treten in einer echoarmen Darmschwellung starke Luftreflexe in der Darmwand, gelegentlich im Portalsystem auf. In der nächsten Phase wird das Bild durch den Ileus überlagert.

Bei **chronischer Darmentzündung** wie der Colitis ulcerosa und dem Morbus Crohn, und anderen seltenen Erkrankungen wie der Amyloidose ist die sonographische Untersuchung der Darmwand und der Darmumgebung wegweisend.

Beim **Morbus Crohn** gibt es verschiedene Typen einer Darmwandverbreiterung: den uncharakteristischen akzentuierten Typ, einen echoarmen Typ (meist bei akuter inflammatorischer Stenose) und einen Typ mit dominanter echoreicher Submukosa (Abb. 128 und 129). Sonographisch wird die Ausdehnung der Entzündung in den einzelnen Darmabschnitten bestimmt. Darüber hinaus sind mesenteriale (echoarme) und serosale/omentale (echoreiche) Reaktionen, Fistelgänge ins Mesenterium, in Darm, Blase, Haut und andere Organe sowie die daraus entstehenden Abszesse gut zu sehen. Mittels der schonenden perinealen Sonographie erfaßt man die analen und rektalen Veränderungen wie Fisteln und Abszesse.

Die **Colitis ulcerosa** verbreitert im hochakuten Stadium die Darmwand echoarm ohne Umgebungsreaktionen außer gelegentlichen Lymphomen. In der Remission bildet sich die Wand zurück oder geht in das Bild der uncharakteristischen akzentuierten Verbreiterung über (Abb. 130).

Die **Divertikulitis** zeigt zum einen die für die Divertikulose typischen Veränderungen (echoarme Hypertrophie der L. muscularis propria; echoreiche Lufthauben – Skyballae – in der Darmwand und außerhalb; ziehharmonikaartiger Verlauf des Sigma). Dazu kommen echoarme Entzündungshauben um echoreiche Skyballae (Peridivertikulitis), lufthaltige Fistelstraßen ins Mesenterium oder in die Blase, echoarme bis echofreie Abszeßhöhlen, die durch Luftbesatz und nekrotisches Material auch echoreich erscheinen können (Abb. 131 und 132).

Die **Appendizitis** wird klinisch und durch die Schnittbildverfahren wie Sonographie und Computertomographie diagnostiziert. Am Punkt des größten Schmerzes bzw. am Zökalpol wird meist hinter dem Ileum, selten hinter dem Zökum oder im kleinen Becken gesucht. Man findet eine akzentuierte Ringfigur oder eine blind endende, aperistaltische, starre und druckschmerzhafte tubuläre Struktur. Manchmal ist ein echoreicher Kotstein mit Schatten zu sehen (Abb. 133).

Oft ist die Umgebung echoreich verbreitert, sind das Zökum und vor allem das Ileum akzentuiert verdickt. Vor allem das Ileum könnte man deshalb für die Appendix halten: Wegen der reflektorischen Darmatonie kann die Peristaltik fehlen. Eine Phlegmone erkennt man an einem echoarm aufgetriebenen gurkenförmigen Tumor. Die Komplikationen wie Perforation und Abszeß vermutet man an einer bizarren, gemischt echogenen Tumorbildung mit verstreuten Luftreflexen und mesenterialen Entzündungsstraßen (Abb. 134).

Wie auch bei akuter Enterokolitis sind die regionalen mesenterialen Lymphknoten geschwollen.

Abb. 127

Abb. 128

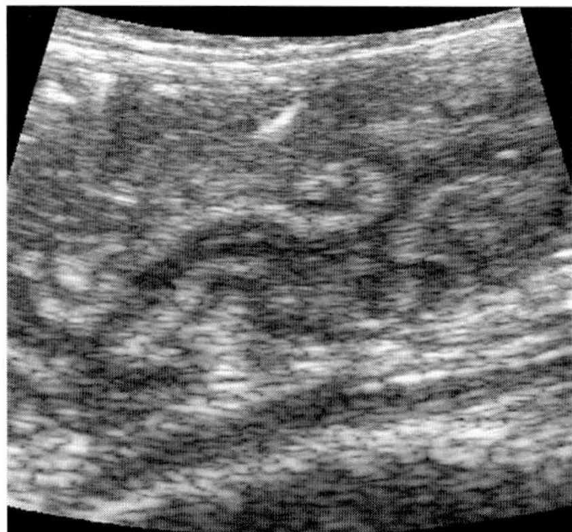

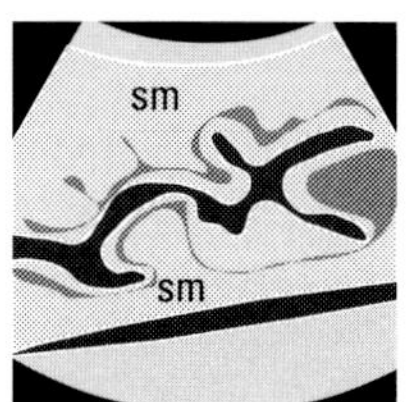

Abb. 127: Gyriforme Darmwandschwellung, hier bei einer pseudomembranösen Kolitis. Echoreiche Submukosa (sm).

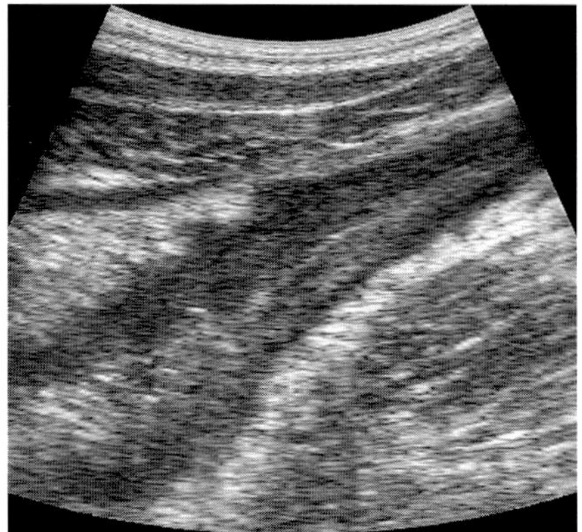

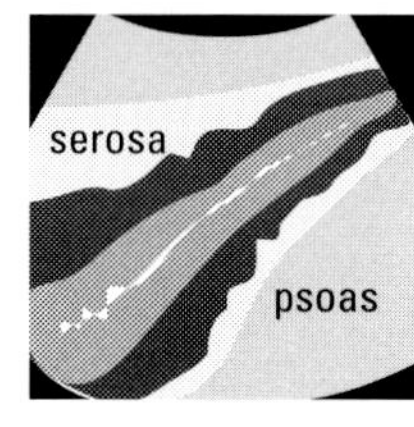

Abb. 128: Echoarme Darmwandverbreiterung des Kolon bei Morbus Crohn mit unscharfen Rändern zur echoreich verdickten Serosa hin.

Abb. 129

Abb. 130

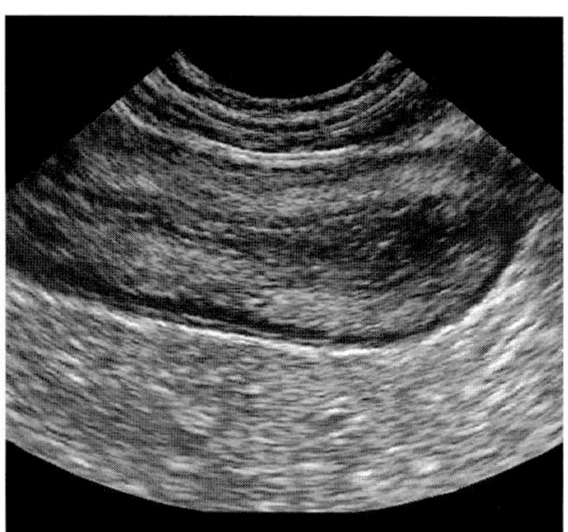

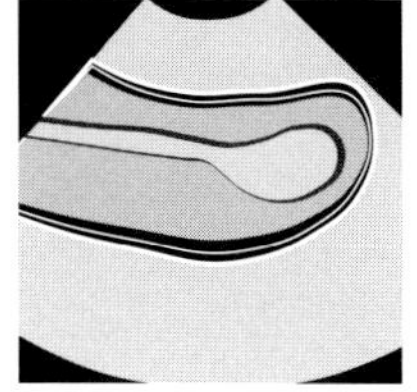

Abb. 129: Echoreiche Wandverbreiterung des Ileum bei Morbus Crohn mit dominanter Submukosa.

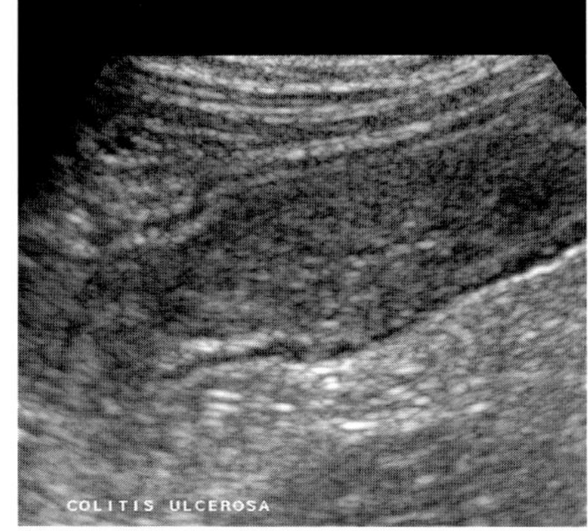

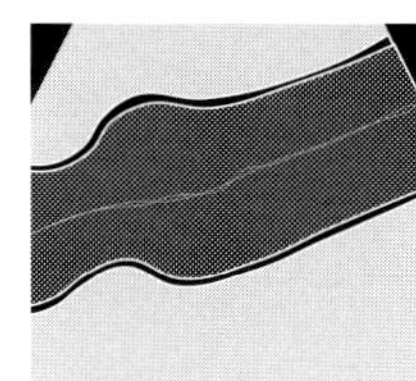

Abb. 130: Echoarme Verbreiterung der Kolonwand bei florider Colitis ulcerosa. Die Außenkontur ist scharf begrenzt. *(Bild: W. Wermke).*

Abb. 131

Abb. 132

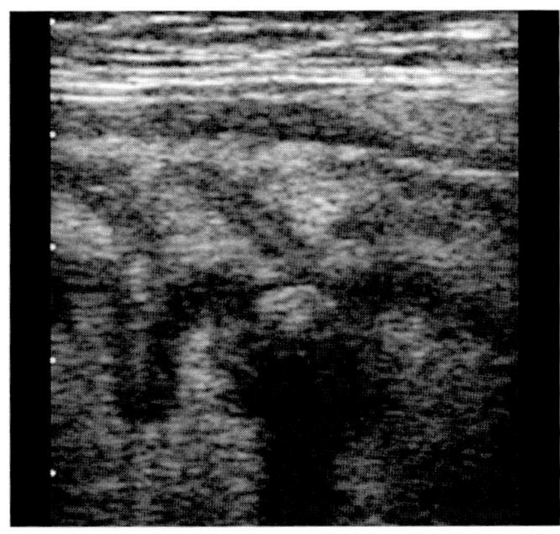

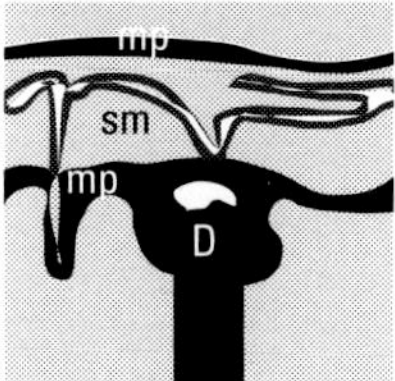

Abb. 131: Divertikulitis mit verdickter L. muscularis (mp) und L. submucosa (sm). Ein in die Darmwand eingelassenes Divertikel (D) mit lufthaltig echoreicher Skyballa, Schatten und echoarmer Peridivertikulitis.

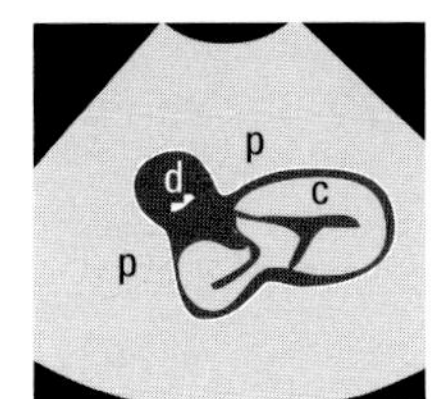

Abb. 132: Divertikulitis mit quergetroffener verbreiterter Darmwand (c) und einem Divertikel mit echoarmer Peridivertikulitis (d). Abdeckung der Entzündung durch eine eochoreiche pannusartige Serosareaktion (p).

Abb. 133

Abb. 134

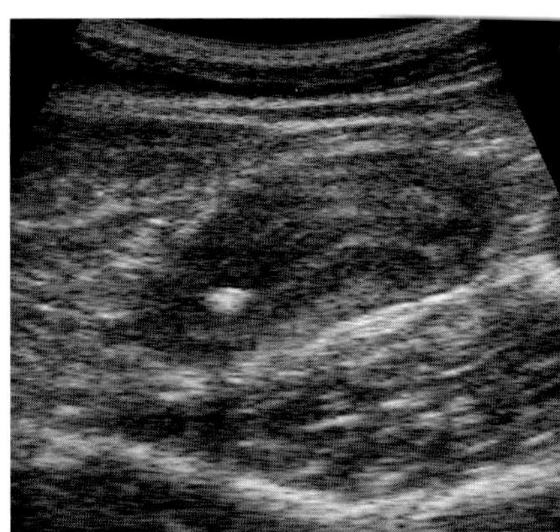

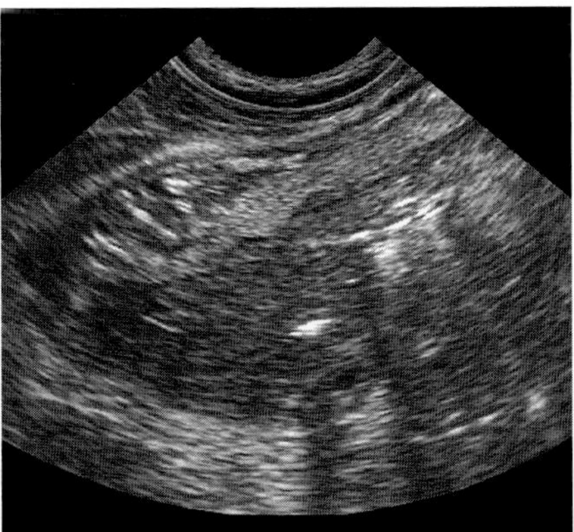

Abb. 133: Verdickung der Appendix, ohne Peristaltik oder Verformbarkeit durch Druck, geschichtet aufgetriebene Wand und Lumen, Fäkolith (*) mit Schallschatten.

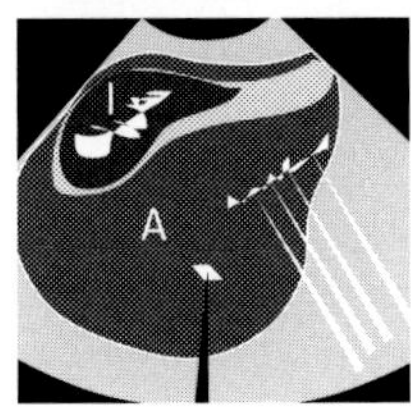

Abb. 134: Gedeckt perforierte Appendizitis (A) mit aufgehobener Struktur, eingelassener Luft. Akzentuierte sympathische Wandverbreiterung des Ileum (I).

Abb. 135

Abb. 136

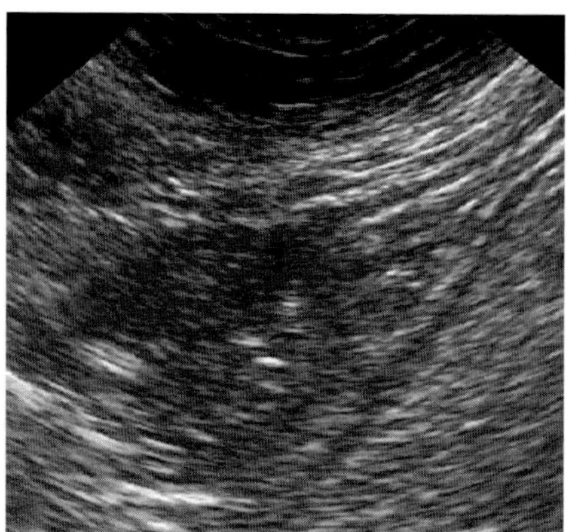

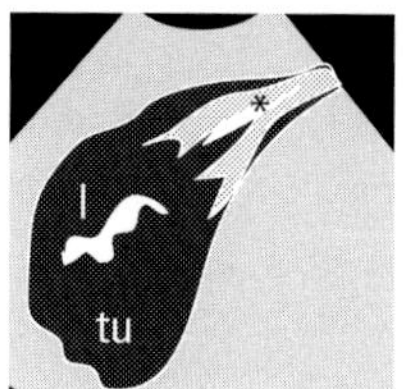

Abb. 135: Zerstörung der Darmschichtung und Zersplitterung des Lumenreflexes (l) durch ein echoarmes Kolonkarzinom (tu). Vorgeschaltetes Darmsegment akzentuiert entzündlich verdickt (*).

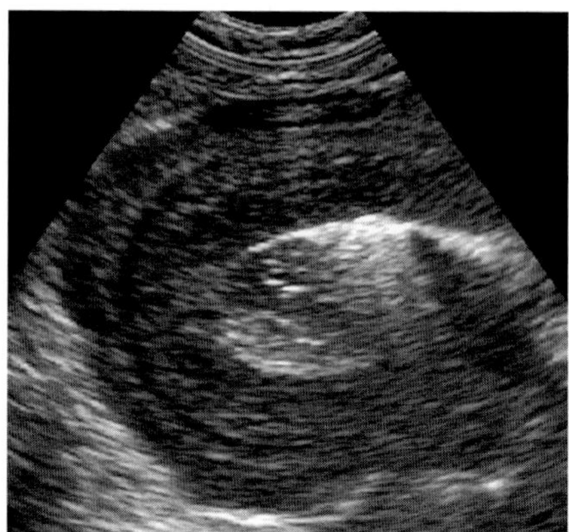

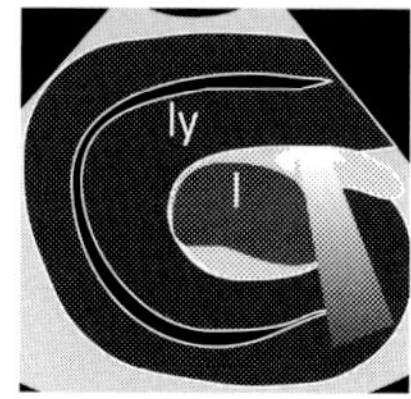

Abb. 136: Malignes Lymphom (ly) mit einem geschichteten, ineinander invaginierten Aufbau, sehr echoarm. Darmlumen (l) umschlossen, nicht komplett stenosiert.

Als seltene Folge der Appendizitis entsteht die Mukozele: Ein birnenförmiger, sehr echoarmer, wenig symptomatischer Tumor im rechten Unterbauch, mit kaum beweglichem Sediment und einer geschichteten zarten Wand.

■ Kolontumoren

Gutartige Tumoren sind seltene sonographische Diagnosen. Es sind meist glatt begrenzte, echoarme rundliche oder ovale Tumoren, die keine Luftreflexe einschließen. Von größeren Polypen sind sie sonographisch ohne Flüssigkeitsfüllung nicht zu differenzieren.
Kolonkarzinome werden nicht immer entdeckt: Anfangs ist die Darmwand umschrieben verdickt, mit aufgehobener Schichtung, allerdings einer erhaltenen echoarmen äußeren Schicht (L. muscularis p.). Die Lumen-Luft-Straße ist verzogen, ausgedünnt, exzentrisch, zersplittert. Größere Tumoren überschreiten die Wand und infiltrieren eine echoreich verbreiterte Serosa (Abb. 135).
Ein Ileus kann entstehen. In der Nachbarschaft können Lymphknoten echoarm und rundlich vergrößert sein. In der Leber sucht man nach den meist echoreichen Metastasen.
Maligne **Lymphome** des Darms sind sehr echoarme, entweder knollige Verdickungen der Darmwand mit girlandenförmig ausgespanntem Lumenreflex oder polypoide glatt begrenzte Tumoren oder große Tumormassen, die exzentrisch die Lumenluft einschließen (Abb. 136).

Stellenwert

Da die Sonographie die Schleimhaut nicht erfaßt, deren Beurteilung für viele Magen-Darm-Erkrankungen entscheidend ist, kann sie die Endoskopie und das Röntgen nicht ersetzen. Die Schnittbildverfahren wiederum bilden die oft wesentlichen Veränderungen im Darmlumen, an der Wand und in der Darmumgebung ab.
Dadurch ist die Sonographie bei der Divertikulose, der chronisch-entzündlichen Darmerkrankung und der Appendizitis, sowie beim Ileus zur primären, im Notfall und Verlauf oft einzigen bildgebenden Methode geworden. Vor allem, wenn drohende Perforation das Röntgen und die Endoskopie verbieten oder bei chronischer Erkrankung die Belastung des Patienten zu beachten ist.
In vielen anderen Fällen gibt sie hilfreiche Informationen (etwa bei der infektiösen Enterokolitis) oder fördert beim abdominellen Status bisher unbekannte Befunde (etwa einen Magen- oder Kolontumor).
Beim akuten Abdomen ist sie neben der Klinik und bei schlecht zugänglichem CT die einzige Entscheidungshilfe für oder gegen die Operation.
Die Magen-Darm-Sonographie ist dabei nicht einfach: Eine systematische Untersuchungstechnik, die Kenntnis der Vielzahl pathologischer Befunde und Lokalisationen und nicht zuletzt geeignetes Gerät sind Voraussetzung, will man die Methode nicht durch falsche Befunde entwerten.

T

Abdomen

Topographie

Man kann das Abdomen in vier Kompartimente einteilen: die Bauchdecken, den Peritonealspalt, den Mesenterialraum mit den Organen der Bauchhöhle und das Retroperitoneum mit den retroperitonealen Organen. Im folgenden werden die abdominellen Räume und ihre Veränderungen dargestellt. Die Organe werden in gesonderten Kapiteln behandelt.

Schema 70

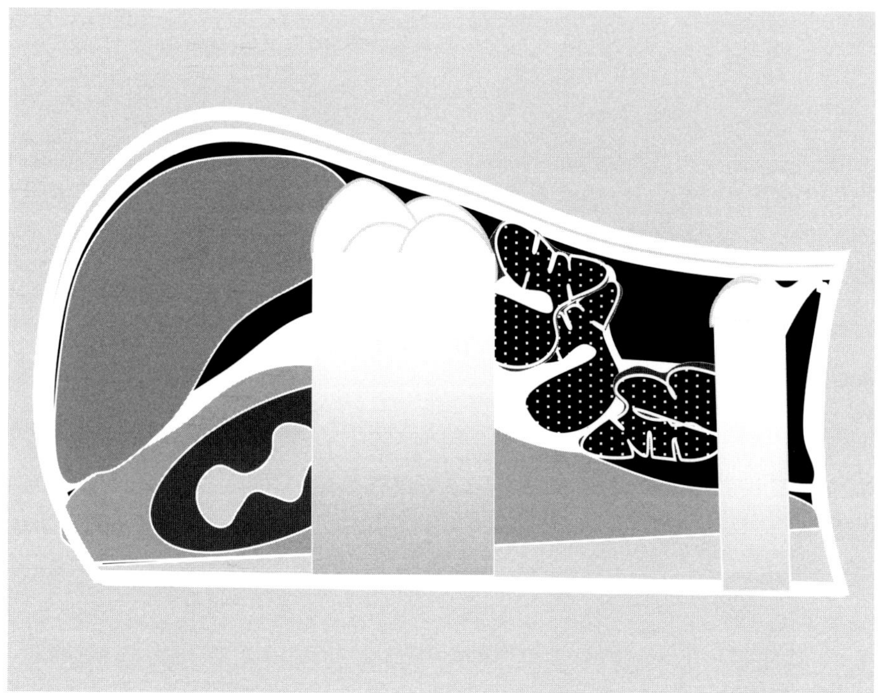

Schema 70: Abdominelle Kompartimente. Bauchdecken, Peritonealspalt mit intraperitonealen Organen, Mesenterium und Retroperitoneum.

In den **Bauchdecken** kann man die Haut, die echoarmen Fettschichten und echoreicheren Muskelgruppen unterscheiden.

Der **Peritonealspalt** wird als echoreiche Verschiebeschicht der abdominellen Organe gegen die Bauchdecke bei Atmung bestimmt.

Das **Mesenterium** ist meist echoreich, amorph, bei fettreichem Abdomen auch echoarm und umgibt die mesenterialen Gefäße und den Darm. Das Lig. hepatogastricum und das Omentum majus gehören zu diesem Kompartiment.

Im **Retroperitoneum** liegen einige Organe (Pankreas, Nieren mit perirenalem Raum, Abschnitte des Duodenum und des Kolon) sowie die großen Bauchgefäße und die zu den genannten Organen ziehenden Gefäße, die Lymphgefäße mit Lymphknoten und die Ureteren.

Spezielle sonographische Befunde

Bauchdecke

Häufig sind echoreiche, schlecht abgrenzbare Areale, die Lipomen entsprechen. Daneben kommen vor: Zysten, Abszesse aus Hautanhangsgebilden, Abszesse und Fisteln bei Morbus Crohn oder postoperativ, Varizen bei portaler Hypertension, Metastasen und Sarkome.

Häufiger sieht man Hämatome, die mit echofreien, gemischt echogenen bis zu

Schema 71

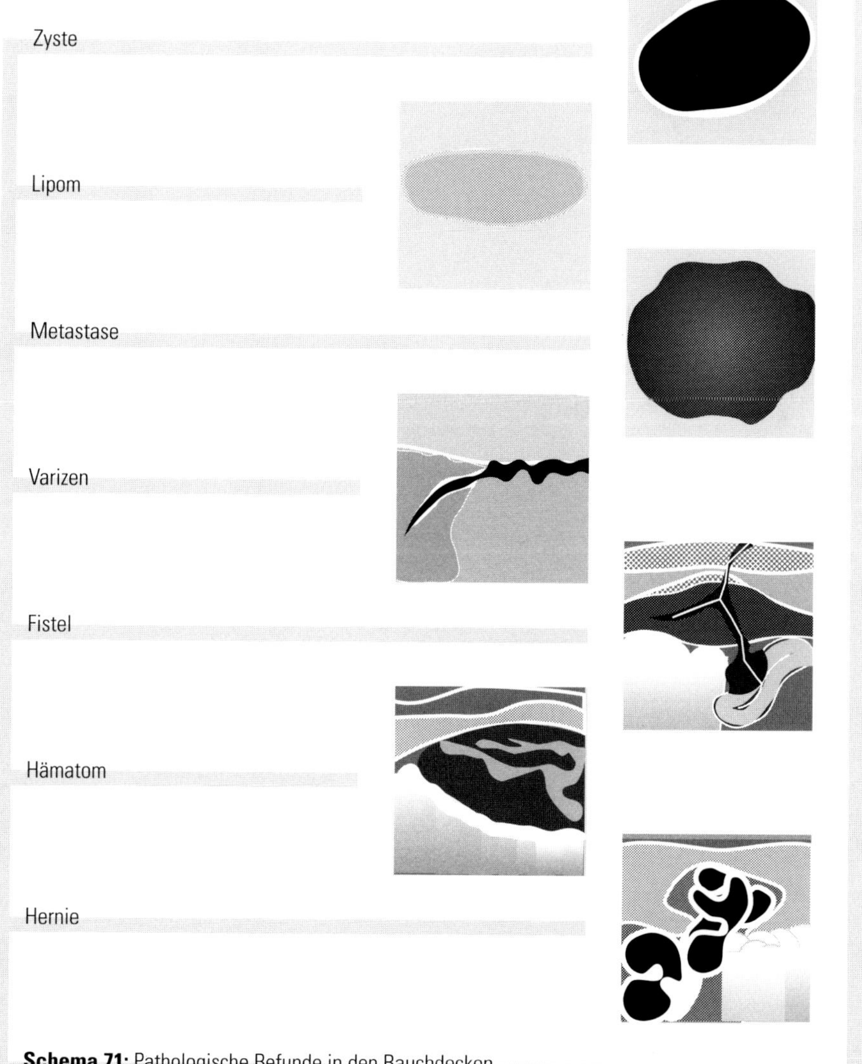

Schema 71: Pathologische Befunde in den Bauchdecken

ganz echoreichen, unterschiedlich gut abgegrenzten Raumforderungen ein veränderliches Bild erzeugen (Abb. 137 und 138).
Hernien lassen sich gut beurteilen: Man sucht den Peritonealspalt – am besten longitudinal während ruhiger tiefer Atmung –; nun erkennt man eine Lücke im echoreichen Peritoneum parietale. In dieses tritt spontan oder bei Anheben des Kopfes bzw. im Stehen gemischt echogenes Mesenterium, flüssigkeits- bzw. chymusgefüllter Dünndarm oder gashaltiger Dickdarm.

Peritonealspalt

Der Peritonealspalt liegt zwischen der Serosa visceralis und der Serosa parietalis. Er enthält normalerweise wenig Flüssigkeit, die sonographisch nicht erfaßt wird.
Bei einer Peritonitis sind die Serosa und Subserosa des Peritoneum echoarm verdickt.
Die wichtigsten sonographischen Befunde werden bei benignem Aszites mit den Unterformen des (Stauungs-) Transsudats und des (Entzündungs-) Exsudats und bei Peritonealkarzinose gefunden. Weitere wichtige Fragestellungen sind die nach freier Luft und abdomineller Blutung (Hämaskos).
Daneben sind primäre Tumoren wie das Mesotheliom und das im Gefolge der Perforation von Mukozelen der Appendix und muzinösen Adenomen des Ovar auftretende Pseudomyxoma peritonei ausgesprochene Raritäten.

■ Transsudat (benigner Aszites)

Dieser Aszites ist echofrei. Er gehorcht der Schwerkraft, wird also in den Flanken, im kleinen Becken und in vorgegebenen Rezessus beim liegenden Patienten gefunden (Abb. 139).
Kleine Mengen Aszites verbleiben in der Nachbarschaft entzündlicher Prozesse wie Morbus Crohn, Divertikulitis, Appendizitis oder Adnexitis.
Bei cholesterin- oder zellreichem und bei chylösem Aszites findet man vor allem mit höheren Sendefrequenzen feine, unterschiedlich echogene, aufschwimmende Reflexe.

■ Exsudat (entzündlicher Aszites)

Bei Aszites im Gefolge intraabdomineller oder retroperitonealer Entzündung oder bei primärer Peritonitis kann der Aszites unterschiedlich stark echoreich werden; es bilden sich Septen. Durch Verklebung wird der Aszites fixiert und fließt nicht mehr frei ab. Eine Infektion solcher abgesonderter Räume kann zum Empyem führen. Das Peritoneum kann mit echogener Verdickung reagieren, ein geleeartiges Material kann die Bauchhöhle partiell ausfüllen und Dünndarmschlingen einbetten (Abb. 140).

■ Hämaskos

Die Ruptur großer Organe nach Operation oder Trauma – seltener spontan –, läßt Blut in den Peritonealspalt austreten. Dieses ist selten ganz echofrei, manchmal von Anfang an echoreich, in der Regel wird es durch Gerinnung inhomogen. Hämaskos kann ins kleine Becken ablaufen, kann jedoch auch am Ort seiner Entstehung (um die Milz oder Leber) verbleiben (Abb. 141).

■ Peritonealkarzinose

Herdförmige Auflagerungen am parietalen oder viszeralen Peritoneum im Aszites entstehen bei Peritonealkarzinose. Selten ist die Tuberkulose oder ein Pseudomyxoma peritonei die Ursache. Es kann zur Einmauerung von Darmkonvoluten kommen. Häufig ist das Omentum majus als echoreiche,

Abb. 137

Abb. 138

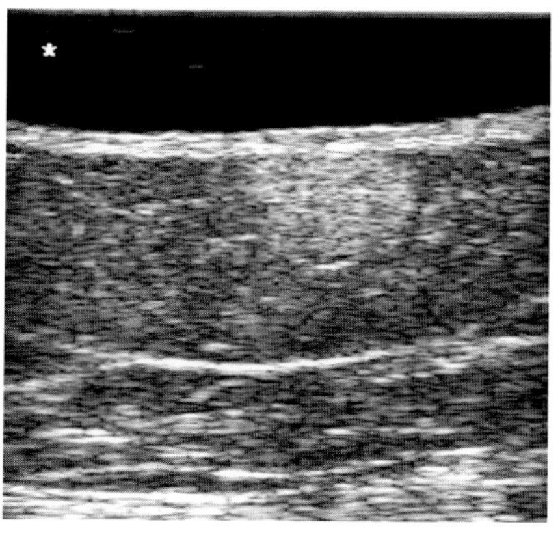

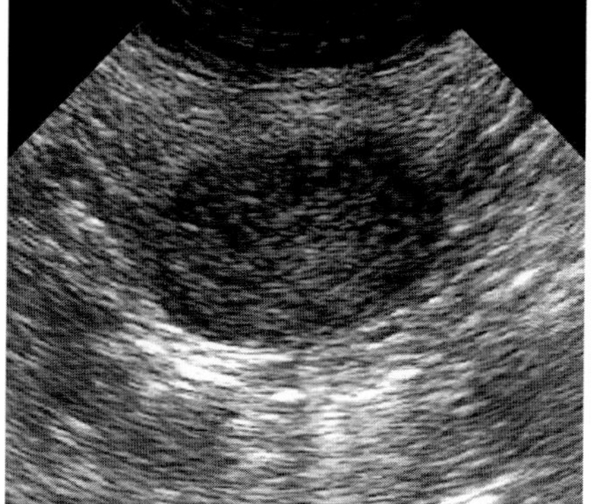

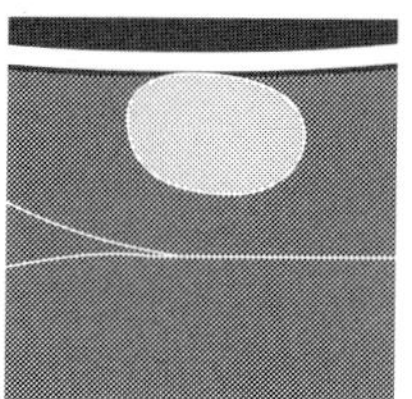

Abb 137: Stark echogener und grober Herd ventral in den Bauchdecken: Lipom.

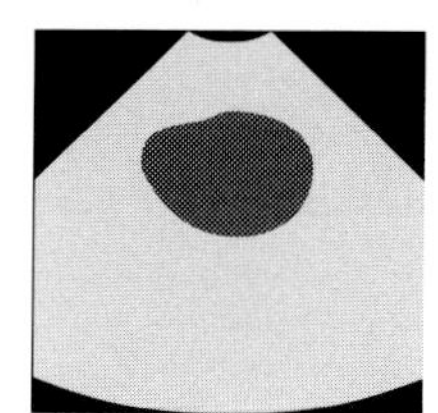

Abb 138: Echoarmer unscharf begrenzter Herd: Metastase eines Nierenkarzinoms.

Abb. 139

Abb. 140

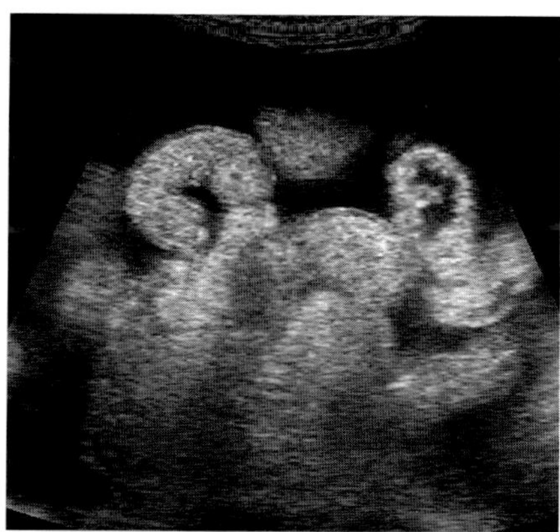

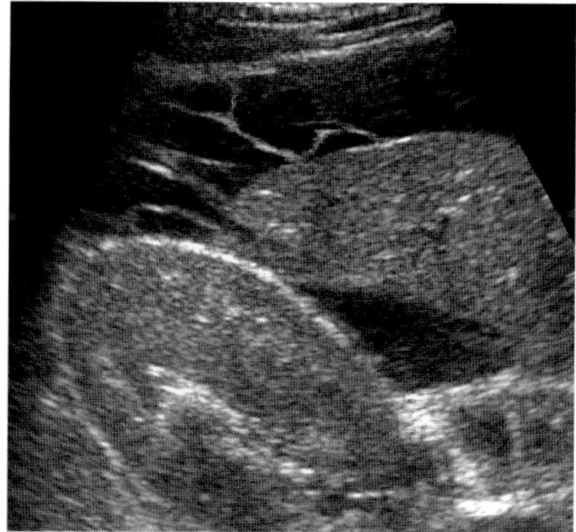

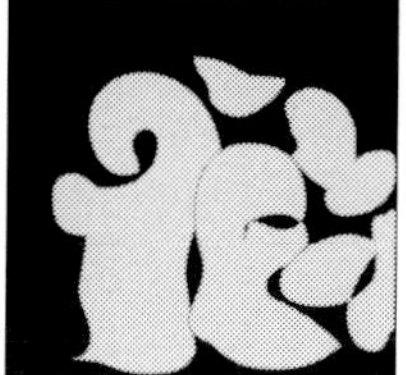

Abb 139: Benigner Aszites (Transsudat) mit aufschwimmenden, frei peristaltisch verformbaren Dünndarmschlingen. Die Serosa ist gering verdickt.

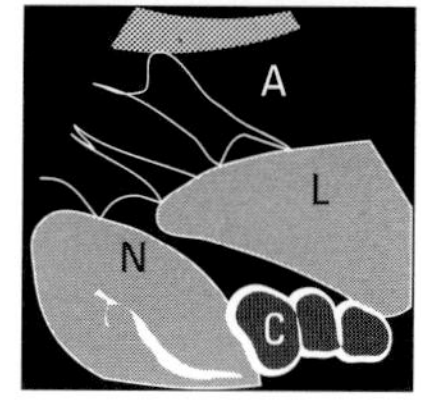

Abb. 140: Entzündlicher Aszites (Exsudat, A) mit Bindegewebssträngen zwischen Niere (N), Leber (L) und Bauchdecke. Rechte Kolonflexur (C).

Schema 72

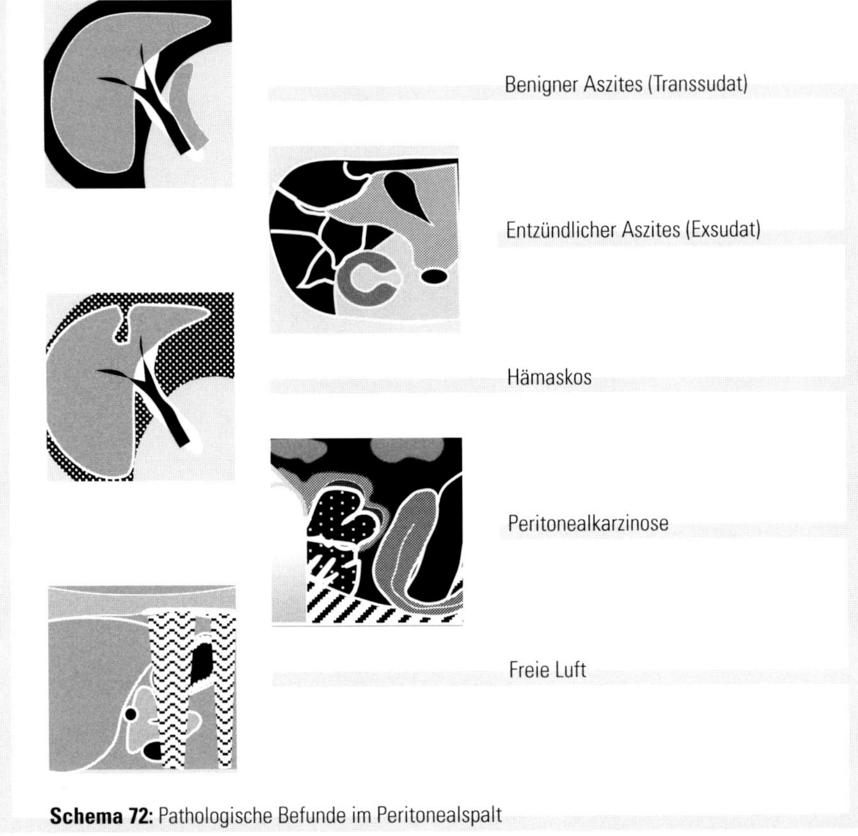

Schema 72: Pathologische Befunde im Peritonealspalt

manchmal echoarme, starre Platte vor dem Darm zu sehen.
Maligner Aszites kann echogenes Material enthalten. Fibröse echoreiche Septen entstehen. Maligner Aszites kann aber auch echofrei und ohne solide Anteile sein (Abb. 142).

■ Freie Luft

Große Mengen freier Luft erzeugen ein starkes Reflexband direkt am ventralen Peritonealspalt, dahinter liegende Strukturen sind ausgelöscht. Bei Atmung sieht man die Verschiebung dieser Luft gegen das echoreiche Peritoneum parietale. Mittlere und kleinere Mengen freier Luft sammeln sich am höchsten Punkt, beim entsprechend gelagerten Patienten unterhalb des Xiphoids. Starke Reflexbänder liegen vor den parenchymatösen Organen und fibrillieren. Sie bewegen sich bei Atmung, allerdings weniger als die sich darunter verschiebende Leber. Sie erzeugen Wiederholungsartefakte (Abb. 143).
Luft kann in Spalträumen wie der Bursa omentalis gefangen sein; sie wandert dann nach ventral zwischen links-lateralen Leberlappen und Lobus caudatus. Sie kann im Interlobarspalt oder im Spalt zwischen Leber und Niere liegen.
Bei Perforation in Aszites oder bei einem Ileus entsteht ein Gemisch aus Flüssigkeit, echogenen Partikeln und flottierenden Luftbläschen.

Abb. 141

Abb. 142

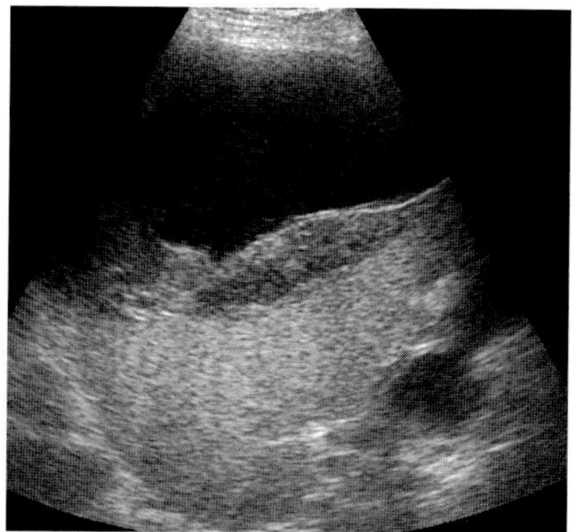

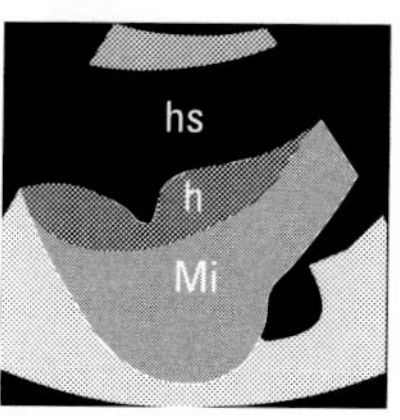

Abb. 141: Hämaskos. Bei einer Milzverletzung bestehen ein subkapsuläres Hämatom (h) und eine echofreie Blutung in die Bauchhöhle (hs). Mi = Milz. *(Bild: W. Wermke).*

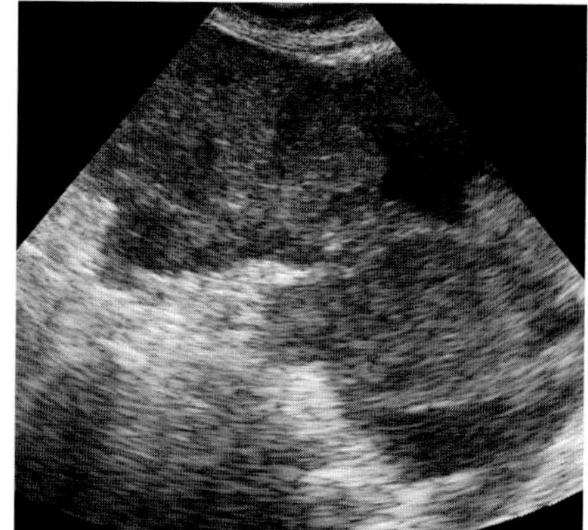

Abb. 142: Peritonealkarzinose (p) mit großen knolligen echoarmen Tumormassen vor dem Kolon. a = Aszites.

Abb. 143

Abb. 144

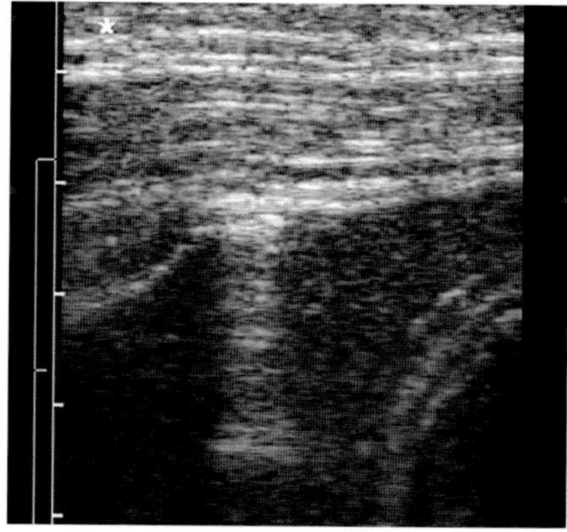

Abb. 143: Eine geringe Menge freier Luft (*) ist bei einem leicht aufgerichteten Patienten vor der Leber (L) zum höchsten Punkt des Abdomen aufgestiegen.

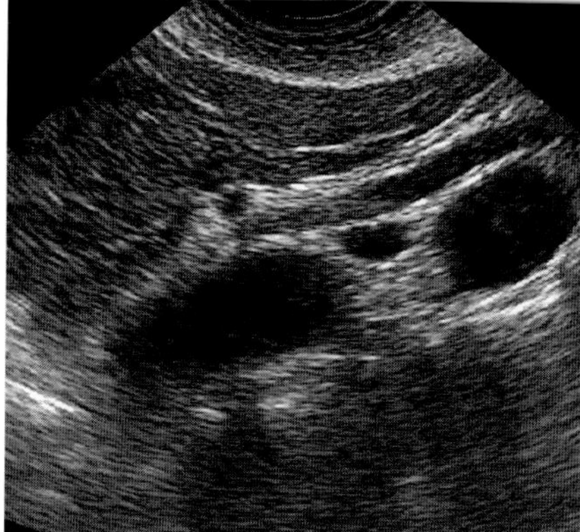

Abb. 144: Aortenelongation. Das geschlängelte Gefäß wird in einem strengen Längsschnitt mehrfach angeschnitten (ao,*). ams = A. mes. sup.; ags = A. gastr. sin.; L = Leber.

Mesenterium

Schema 73

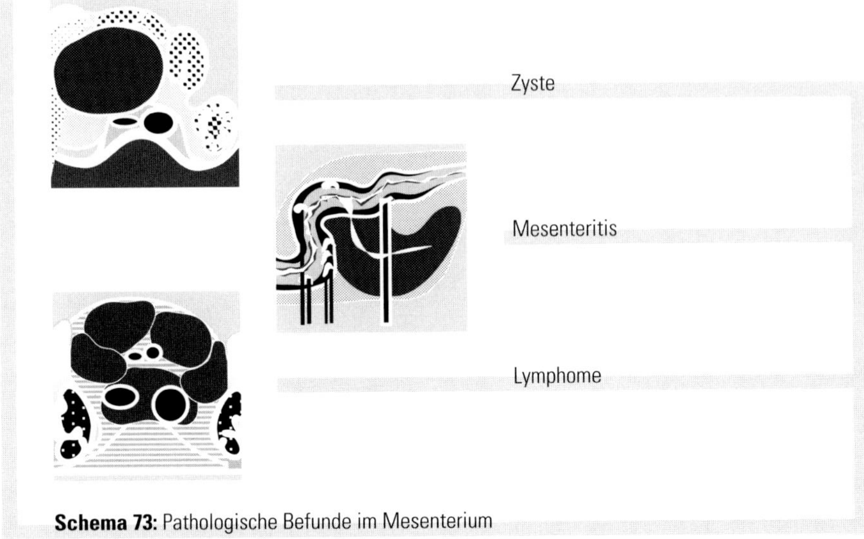

Schema 73: Pathologische Befunde im Mesenterium

Zysten und Tumoren (Sarkome) des Mesenterium sind selten. Die mesenterialen Gefäße können bei Arteriosklerose und arteriellen Aneurysmata, bei portaler Hypertension oder Kollateralbildungen der mesenterialen Venen beteiligt sein.
Häufig ist das Mesenterium Ausbreitungsort von Entzündungen aus Retroperitoneum (Pankreatitis) und Intestinum (M. Crohn, Appendizitis, Divertikulitis). Dabei sieht man echoarme Entzündungsstraßen (Mesenteritis) mit Fisteln und Abszessen bei Morbus Crohn oder Nekrosestraßen bei Pankreatitis oder echoreiche pannusartige Verdickungen.
Die mesenterialen Lymphknoten sind häufig neoplastisch oder entzündlich vergrößert (Enterokolitis, chronische Darmentzündung, Metastasen und maligne Lymphome; siehe Kapitel „Lymphatisches System“).

Retroperitoneum

Lymphatische Erkrankungen und die Pathologie der retroperitonealen Organe sind andernorts behandelt. Damit bleiben neben den seltenen gutartigen und bösartigen Tumoren die ebenfalls seltene retroperitoneale Fibrose, die Blutung und die Ausbreitung von Entzündungen aus dem Mesenterium oder dem Pankreas zu beachten. Vorrangig ist die Pathologie der großen Gefäße, der Aorta und der V. cava.

■ Aorta abdominalis

Die Aorta läuft links vor der Wirbelsäule in gerader Linie nach kaudal. Sie steigt dabei je nach Konstitution und LWS-Biegung unterschiedlich stark nach ventral an. Ihre Wand ist im Längsschnitt parallel, im Querschnitt kreisrund angeschnitten. Sie ist glatt und deutlich echogen. Abgänge der Aorta abdominalis sind (neben den kontinuierlich

Schema 74

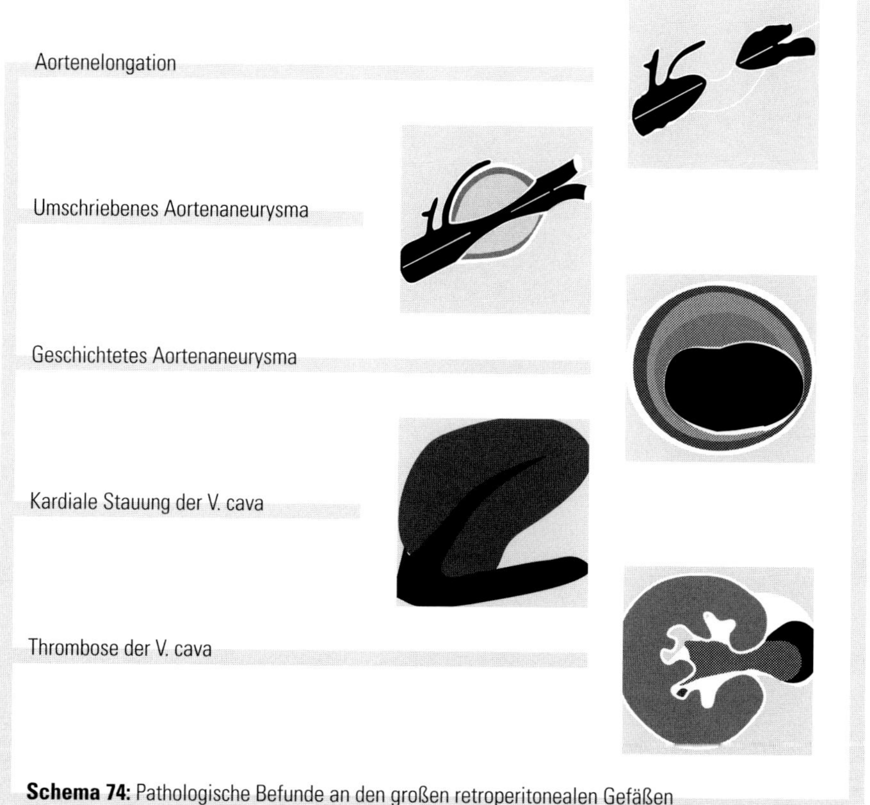

Schema 74: Pathologische Befunde an den großen retroperitonealen Gefäßen

abgegebenen Lumbalarterien) von kranial nach kaudal der Truncus coeliacus, darunter die A. mes. sup., dann die Nierenarterien und zuletzt oberhalb der Bifurkation die schmale A. mes. inf. Von dieser typischen Gefäßanatomie gibt es allerdings viele Varianten.

Bei der **Arteriosklerose** wird die Aorta weit und unregelmäßig im Kaliber. Sie verläuft geschlängelt. Die Wand kann unregelmäßig verdickt und verkalkt sein. Die Abgänge zeigen die gleichen arteriosklerotischen Veränderungen. An der Bifurkation verlaufen die Aa. iliacae bogenförmig verdreht (Abb. 144).

Ein umschriebenes **Aneurysma** der Aorta ist mehr als 3 cm weit, rundlich, sack- oder spindelförmig. Es dehnt sich von der Bifurkation unterschiedlich weit in die Aa. iliacae und nach kranial bis zu den Nierenarterien aus (Abb. 145).

Im Gegensatz dazu steht die longitudinale Dissektion, die sich aus der Aorta thoracalis nach kaudal ausdehnt: Hier ist die Wand langstreckig verändert und die abgelöste Intima flottiert lassoartig im Lumen. Falsches und echtes Lumen lassen sich dopplersonographisch unterscheiden (Abb. 146).

Die intramuralen Abscheidungsthromben können zwiebelschalenartig unterschiedlich echogen geschichtet sein. Die intramurale Dissektion und die gedeckte Perforation sind von echofreien (verflüssigten) Thromben manchmal nur dopplersonographisch zu unterscheiden.

Abb. 145

Abb. 146

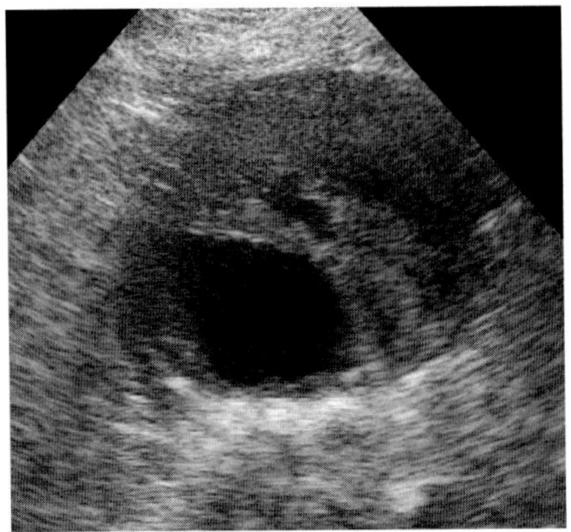

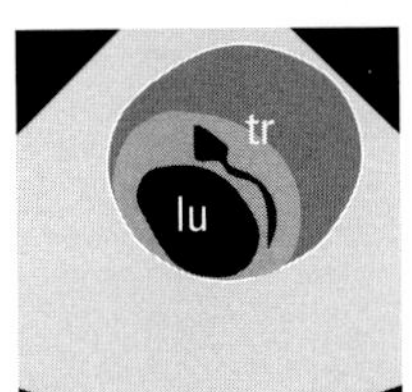

Abb. 145: Aortenaneurysma mit durchströmtem Restlumen (lu) und geschichtetem Thrombus (tr).

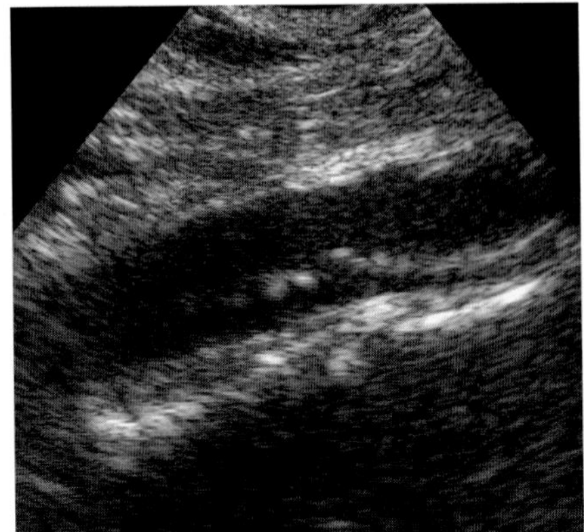

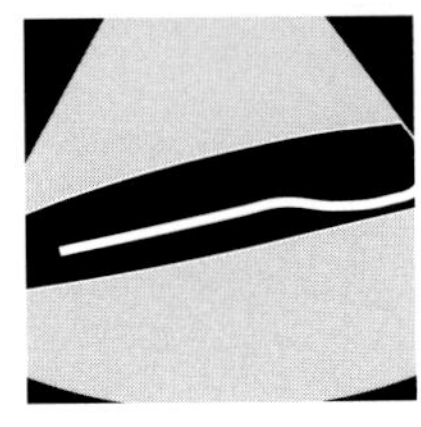

Abb. 146: Aneurysma dissecans. Aus dem Thorax stammt eine kontinuierliche Weitung der Schlagader mit einer welligen, pulsierenden Membran (Intima).

Abb. 147

Abb. 148

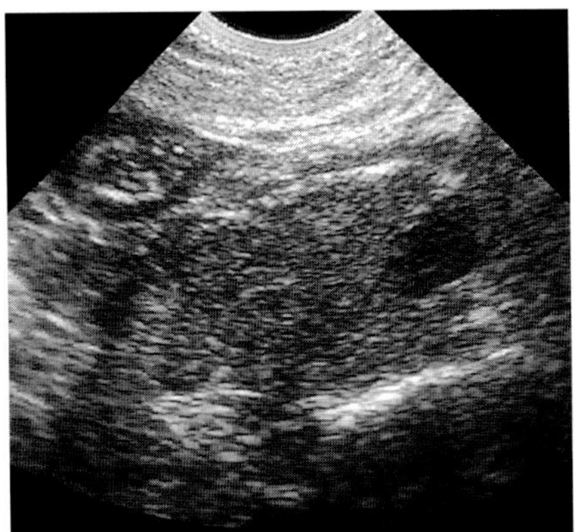

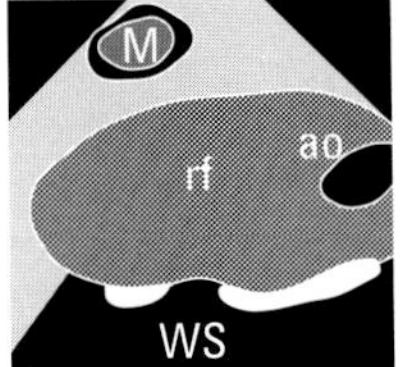

Abb. 147: Inhomogene und grobe, echoarme Infiltration des Retroperitoneum mit angehobener und umscheideter Aorta (ao) durch eine retroperitoneale Fibrose (rf). WS = Wirbelsäule; M = Magen. Schräger Längsschnitt.

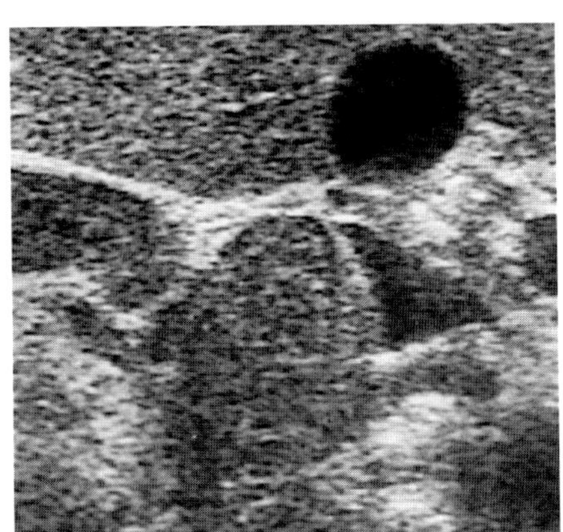

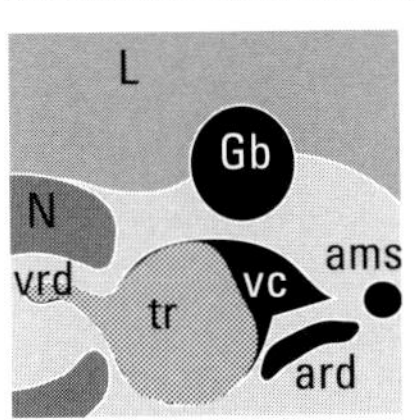

Abb. 148: Querschnitt über der V. cava (vc). Sie ist durch einen echoreichen Tumorthrombus (tr) fast ausgefüllt. Der Thrombus stammt aus der rechten Nierenvene (vrd). Das Karzinom ist nicht zu sehen. N = Niere; L = Leber; Gb = Gallenblase; ard = A. renalis dextra; ams = A. mes. sup.

Die Sonographie wird zur regelmäßigen Wachstumskontrolle der Aneurysmata eingesetzt, da sie bei rascher Größenzunahme operiert werden müssen.

Differentialdiagnose
Die **retroperitoneale Fibrose** erzeugt eine echoarme Infiltration des Retroperitoneum, entweder diffus oder mit umschriebenen entzündlichen Tumoren. Sie schließt häufig die großen Gefäße ein und kann die Ureteren stenosieren (Abb. 147).
Tumormanschetten durch **malignes Lymphom** oder **Metastasen** sind häufiger zu beobachten.
Umschriebene mesenchymale **Tumoren** des Retroperitoneum, die in seltenen Fällen sogar von der Gefäßwand ausgehen können, sind eher rar. Selten sind retroperitoneale **Hämatome** als echoarme meist einseitige längliche Raumforderungen mit variabler Ausdehnung und Gestalt im Verlauf.
Häufiger wiederum muß man mit der Parenchymbrücke einer **Hufeisenniere** und der **Pars horizontalis duodeni** als Fallstrick rechnen.

■ **Vena cava**

Die untere Hohlvene liegt rechts der Wirbelsäulenvorderkante ventral des schmalen echoarmen Bandes des Crus diaphragmatici, das dann bogenförmig vor die Aorta zieht. Die V. cava wird aus den beiden Iliakalvenen gebildet; sie erhält Zuflüsse aus den Leber-, den Lumbal- und aus den Nierenvenen.
Bei **kardialer Stauung** wird die Hohlvene konstant weit. Bei jungen, gesunden Menschen kann sie ebenfalls sehr weit sein, ist dann aber variabel im Kaliber und kollabiert bei tiefer Inspiration und Bauchpresse.
Thrombosen der Hohlvene sind entweder durch Gerinnungsthromben oder durch Tumorthromben aus Leber und Nieren verursacht (Abb. 148).
Selten sind **Sarkome** der Gefäßwand. Fremdkörper in der V. cava findet man bei implantierten **Cavafiltern.**

Differentialdiagnose
Hier gelten die bei der Aorta aufgeführten retroperitonealen Veränderungen wie Blutung, Nekrosestraße, retroperitoneale Fibrose, retroperitoneale Lymphome und Tumoren.

Stellenwert

Das Retroperitoneum und das Mesenterium sind vor allem bei adipösen oder stark schallstreuenden Patienten sonographisch nur unvollständig abzubilden. Die Sonographie muß somit als Eingangsuntersuchung bei klinischem Verdacht durch ein CT oder MRT ergänzt werden.
Das Aortenaneurysma und seine Komplikationen, sowie Erkrankungen der Mesenterial- und Nierengefäße lassen sich gut erfassen, unterstützt durch die Farbdoppler-Untersuchung; die Angiographie wird gezielt – oft schon in therapeutischer Absicht – eingesetzt.
Als Verlaufsuntersuchung beim malignen Lymphom oder bei der Suche nach Metastasen reicht die Sonographie aus, wenn ein Ausgangsbefund gut dokumentiert werden konnte.
Dagegen kann der Peritonealraum sonographisch bis auf von Darmluft überlagerte Regionen erschöpfend beurteilt werden. Sonographische Punktionen sind unkompliziert und differenzieren verschiedene peritoneale Flüssigkeiten. Abszesse können punktiert und drainiert werden, sobald sie gut abgekapselt und nicht zu groß sind.
Die Bauchdecken sind gut erreichbar und pathologische Befunde sind bei Bedarf leicht zu punktieren.

Niere

T

Topographie

Die Nieren werden in Nachbarschaft zu Leber und Milz, zum M. psoas und den großen Bauchgefäßen gesucht. Die Beachtung der Achsenlage der normalen Niere ist wichtig für die Erkennung von Lageanomalien. Wichtig sind auch die Kenntnisse der peri- und pararenalen Räume.

Schema 75

Abweichung der unteren Nierenpole nach lateral
Achsenstellung des Nierenhilus nach vorn medial im Querschnitt
Ansteigen des unteren Nierenpols nach ventral im Sagittalschnitt

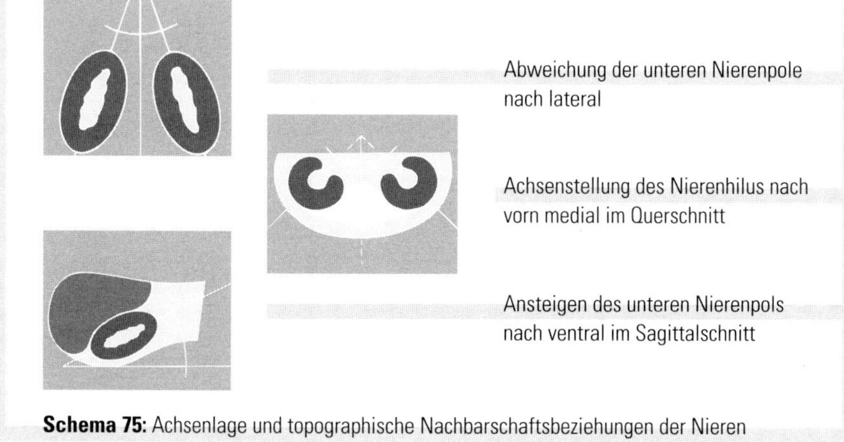

Schema 75: Achsenlage und topographische Nachbarschaftsbeziehungen der Nieren

A

Anatomie

Der makroskopische Aufbau der Niere wird sonographisch gut abgebildet: Die äußere Nierenkapsel begrenzt bei adipösen Patienten den perirenalen Fettkörper; die innere Nierenkapsel repräsentiert die echostarke Nierenkontur.

Das Parenchym ist differenzierbar in die echoreichere Nierenrinde, die zwischen den Pyramiden an den Sinus reicht, und die acht bis zwölf echoarmen Markkegel, die die Sonographie in einem Schnitt immer nur partiell und in unterschiedlichen Anschnitten erfaßt, so daß sie rund, spitz, dreieckig oder spaltförmig erscheinen. Ihre Basis grenzt an die Rinde, begrenzt von den hellen Reflexbändern der Aa. arcuatae. Ihre Spitze liegt im echostarken Sinus, gelegentlich durch einen schmalen echofreien Spaltraum, die Kalyzes, abgetrennt. Der stärker und gröber echogene Nierensinus ist im Längsschnitt oval inmitten des Parenchyms zu sehen, im Querschnitt von diesem hufeisenförmig umfaßt. Er setzt sich zusammen aus Reflexen am Nierenbeckenkelchsystem, das entweder kollabiert und dann nicht für sich abgrenzbar oder flüssigkeitsgefüllt ist und sich dann echofrei abhebt. Hinzu kommen Reflexe an den Gefäßen, die nur an ihren breiteren Abschnitten als tubuläre Strukturen erkennbar sind, sowie an peripelvinem Lymph-, Fett- und Bindegewebe.

Das urinableitende Hohlsystem ist nur im gefüllten Zustand bei Kindern und Jugendlichen, ansonsten bei Aufstau als ein sich im Sinus in die Kalyzes aufzweigendes echofreies tubuläres Gebilde zu sehen. Die Nierenvene kann man aus der Vena cava regelmäßig verfolgen: Rechts zieht sie aus einigen intrarenalen Gefäßen gerade zur Vena cava, links vor dem Crus diaphragmatici zwischen Aorta und A. mes. sup. zur Hohlvene. Die Nierenarterien laufen dorsal der Nierenvenen, links auf geradem Weg nach dorsal-lateral aus der Aorta, rechts nach ventral-lateral, um dann nach dorsal hinter der V. cava zur Niere zu ziehen (Abb. 149 und 150).

N

Normalbefund

Größe

Wie alle Organmaße sind diese mit Bezug auf Alter und Körpergröße anzuwenden:

Länge 9–13 cm (Längsschnitt)
Breite 4– 6 cm (Querschnitt)
Dicke 3– 5 cm (Querschnitt).

Aus diesen Messungen kann mittels der vereinfachten Volumenformel das Nierenvolumen errechnet werden:

Volumen (ml) = $a \times b \times c \times 0{,}5$
Volumen = 110–180 ml/1,73 m^2 KOF.

Die Verlaufsbeurteilung ist bei vielen pathologischen Zuständen wichtiger als eine einmalige Messung. Die Breite des Parenchyms unterliegt großen Schwankungen; wiederum ist die Verlaufsbeurteilung wichtiger als der einzelne Wert. Man mißt von der Kontur zur Spitze einer Pyramide, im Verlauf sollte immer die gleiche Pyramide gemessen werden. Die Parenchymbreite beträgt 13–18 mm.

Form und Kontur

Die Kontur der Niere ist glatt. Als Variante kommt bei Kindern, aber gelegentlich auch noch bei Erwachsenen eine gewellte, renkulierte Kontur vor; dann ist sie buckelig mit glattrandigen feinen Einziehungen zwischen den Markkegeln.

Echomuster

Die Nierenrinde reflektiert etwas schwächer als Leber und Milz, deutlich weniger als der Nierensinus und das retroperitoneale Fett, deutlich stärker als die Pyramiden.

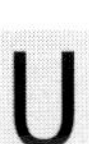

Untersuchungstechnik

Die Längsachse der Niere wird im Flankenschnitt gesucht. Das Parenchym umgibt den eher oval abgebildeten Sinus, der Nierenhilus wird schallkopffern gesehen.

Interkostalschnitte erfassen den oberen Nierenpol und die Lagebeziehung zu den Nebennieren am besten. Die Untersuchung am stehenden Patienten entdeckt Nephroptosen, aber auch manchen vorher im Organ verborgenen Prozeß. Ebenso wird auf die Atemverschieblichkeit von Leber, Milz und Nieren gegenüber dem M. psoas geachtet. Rechts wird das Organ im subkostalen Querschnitt bei tiefer Inspiration bzw. Herausdrücken des Bauchs beschallt. Das Parenchym umgibt dann hufeisenförmig den reflexstarken Sinus, der Nierenhilus mit den Gefäßen wird eingesehen. Der Ureter ist nur bei Erweiterung zu erkennen. Links muß man dazu mehr in die Flanke ausweichen, um die störenden Lufthauben der linken Kolonflexur zu umgehen, oder den Patienten nach rechts auf die Seite lagern.

Doppler-Sonographie

Die Darstellung von Nierengefäßen (z.B. mit Power-Doppler) und die Analyse ihrer Flußkurven mittels Duplex-Sonographie gewinnen für einige Fragestellungen Bedeutung.

P Allgemeine sonographische Pathologie

Schema 76 Einzeln oder in Kombination können Abweichungen von der normalen Gestalt der Niere zur systematischen Analyse pathologischer Zustände genutzt werden.

Lage und Form
Bei dystopen Nieren wird nicht nur die abnorme Lokalisation der Niere (z. B. Beckenniere), sondern auch eine abnorme Nierenachse (Rotationsanomalie, z. B. Nierenbecken nach ventral gerichtet) beobachtet. Die veränderte Nierenform unter Beibehaltung der architektonischen Elemente – der Nierenrinde, der Pyramiden und des Sinus renalis – kommt bei diversen Formen der Verschmelzungsanomalien (Hufeisenniere, Kuchenniere etc.) vor.

Größe
Bei akuten Nierenerkrankungen (z. B. akute Glomerulonephritis, Pyelonephritis, nichtdestruktive interstitielle Nephritis) werden in der Regel vergrößerte Nieren beobachtet, bei chronischen Erkrankungen (z. B. chronische Glomerulonephritis, Pyelonephritis, Analgetikanephropathie) kommen oft verkleinerte Nieren vor.

Kontur
Abweichend von der üblichen glatten Kontur ist sie bei der Renkulierung wellig mit feinen Einziehungen. Diese sind Folge einer unvollständigen Verschmelzung der fetalen Nierenblasteme und kommen regelmäßig bei Kleinkindern, selten auch bei Erwachsenen vor.
Vaskuläre Narben sind keilförmige, meist spitzwinklige Defekte der Kontur. Ähnlich wie die Renkulierung sind auch diese Narben zwischen Markpyramiden lokalisiert, das Nierenparenchym in der Umgebung der Narben ist unauffällig und auch das Pyelon zeigt keine Abnormitäten.

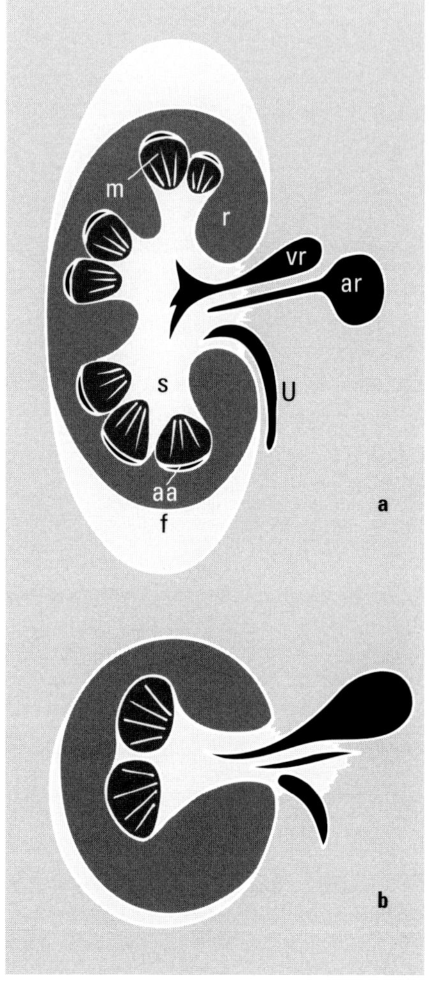

Schema 76: Sonographisch erfaßbare Elemente der Niere
a) Längsschnitt
b) Querschnitt
m = Markpyramide: reflexschwach, fast echofrei, unterschiedliche Form durch variable Schnitte.
r = Rindenzone: reflexstärker als die Markpyramide, zieht als Parenchymbrücke zwischen die Pyramiden. aa = Aa. arcuatae: heller Doppelreflex an der Mark-Rinden-Grenze. s = Nierensinus: enthält Bindegewebe, Fett, Gefäße und das Pyelon.
vr = V. renalis, ar = A. renalis, U = Ureter, f = Fettkapsel.

Abb. 149

Abb. 150

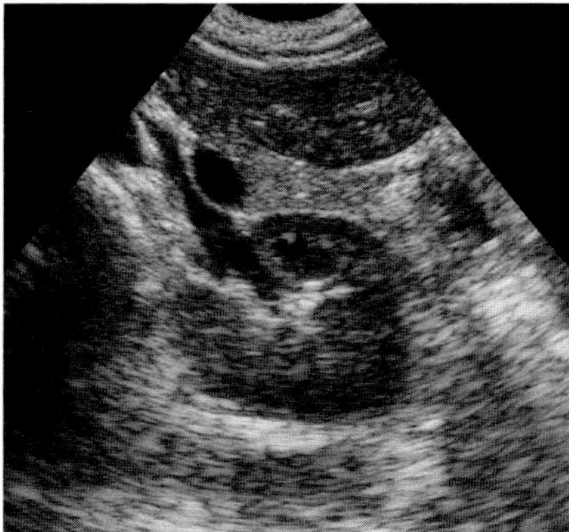

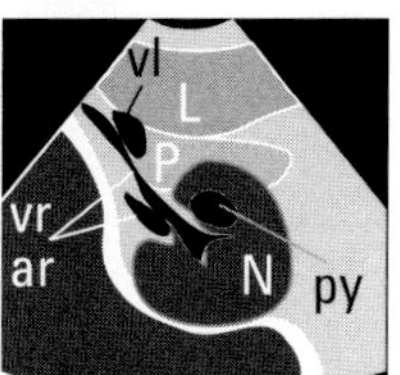

Abb. 149: Querschnitt über der linken Niere (N). Niere mit nach ventral-medial gerichtetem Hilus, py = Markpyramide. Nierengefäße: ventral Vene (vr), dorsal kurz angeschnitten Arterie (ar). Pankreas (P) mit V. lienalis (vl). Ventral der linke laterale Leberlappen (L).

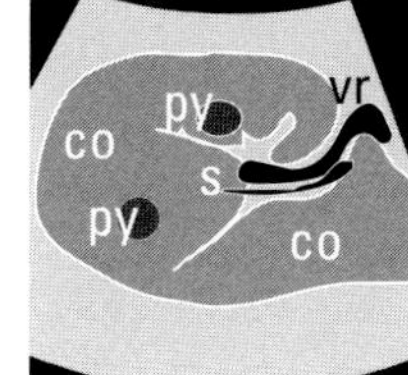

Abb. 150: Querschnitt über der rechten Niere. Rinde (co) mittel echogen, Pyramiden (py) echoarm, zarter und dendritisch verzweigter Sinus (s), Hilus mit Vasa renales (vr), ventral die Vene, dorsal die Arterie.

Im Gegensatz dazu sind pyelonephritische Narben flache, konkave irregulär begrenzte Einziehungen der Kontur; es besteht eine echoreiche „Brücke" zum Sinus, im Epizentrum dieser Narben liegt die Markpyramide. In der Regel findet man auch diskrete Kelcherweiterungen als Folge einer Pyelitis.

Echomuster des Nierenparenchyms

Der anatomische Aufbau der Rinde mit der komplexen Architektur der Glomerula und gewundenen Tubuli und damit vielen Grenzflächen für Echoreflexe kontrastiert mit dem Aufbau der Markpyramiden, wo sämtliche Strukturen (Sammelröhre, Gefäße, Henle-Schleifen) parallel verlaufen. Ein Ödem verursacht daher eine Zunahme der Echointensität in der Rinde und eine Echoverarmung in den Pyramiden. Bei vielen akuten und chronischen Erkrankungen wird eine Zunahme der Echointensität der Nierenrinde beobachtet. In den meisten Fällen wird dieses Phänomen durch interstitielles Ödem und oder interstitielle Infiltrate erklärt (Glomerulonephritis, Pyelonephritis, Amyloidose, Transplantatabstoßung etc.). Selten kommt es zur Abnahme der Echointensität der Rinde gelegentlich einer Nierenarterienstenose, bei extremen Ödemen, einer akuten Nierenvenenthrombose und bei akuter Stauungsniere infolge einer schweren Rechtsherzinsuffizienz.

Auch die Markpyramiden zeigen Abnormitäten: Fast echolos sind sie bei vielen akuten Erkrankungen (Glomerulonephritis, Transplantatabstoßung) selten jedoch auch echoreich, bei Markschwammnieren, chronischer Hypokaliämie, medullärer Nephrokalzinose sowie beim Nierenversagen der Neugeborenen.

Architektur

Generalisierte Zerstörung der normalen Architektur gibt es einerseits bei Zystennieren, andererseits bei fortgeschrittenen Stadien der chronischen Pyelonephritis.

B Spezielle sonographische Befunde

Anomalien der Anlage, Lage und Form

■ Agenesie, Aplasie, Hypoplasie, Dystopie, Nephroptose

Findet man an typischer Stelle keine Niere, so kann diese nicht angelegt, verlagert oder nicht mehr von der Umgebung unterscheidbar geschrumpft sein. Bei sorgfältiger Suche wird man bei extremer Schrumpfung dennoch Anteile der ehemaligen Niere, Zysten oder Fettkörper finden. Bei **Agenesie** fehlt die gesamte Nierenanlage, bei **Aplasie** kann im Bereich des Ureterostiums oder an den Samenblasen ein zystischer Degenerationsrest des ehemaligen Wolf-Gangs gefunden werden. Die **hypoplastische Niere** mit einem Volumen unter 50 ml ist von normaler Struktur, die Gegenseite ist hyperplastisch. Schrumpfnieren durch entzündliche Vorgänge sind meist global echostark und in ihrer Struktur verändert, bei vaskulärer Entstehung (Nierenarterienstenose) im Parenchym echoarm. **Dystope Nieren** sind im gesamten Retroperitoneum zu suchen. Sie sind oft von normaler Struktur und Größe, allerdings in ihrer Achsenlage verändert, erkennbar am Abgang des Nierenhilus (Abb. 153).

Schema 77

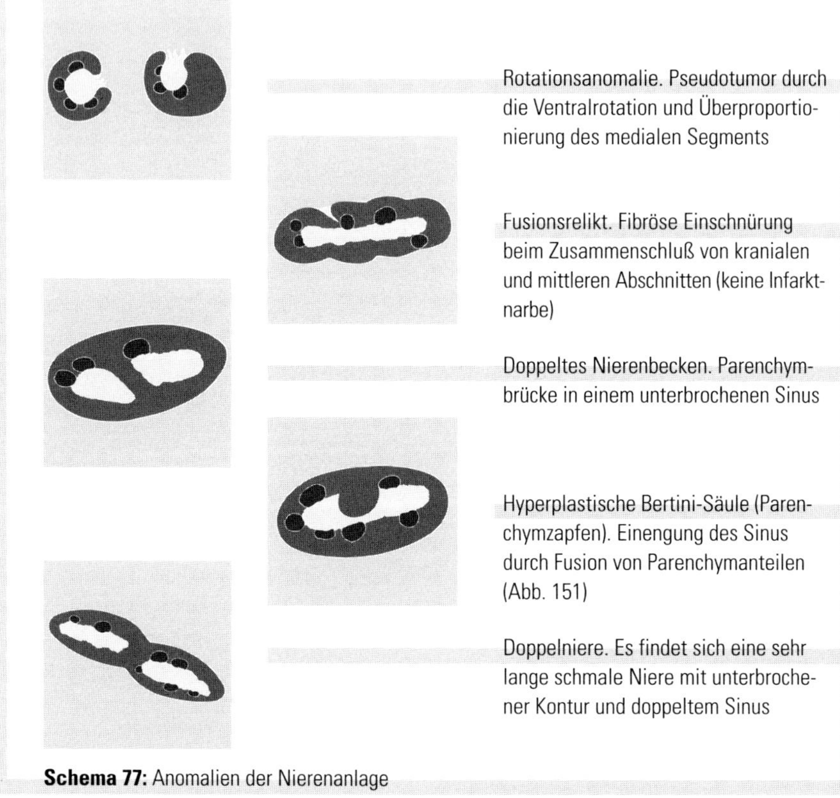

Schema 77: Anomalien der Nierenanlage

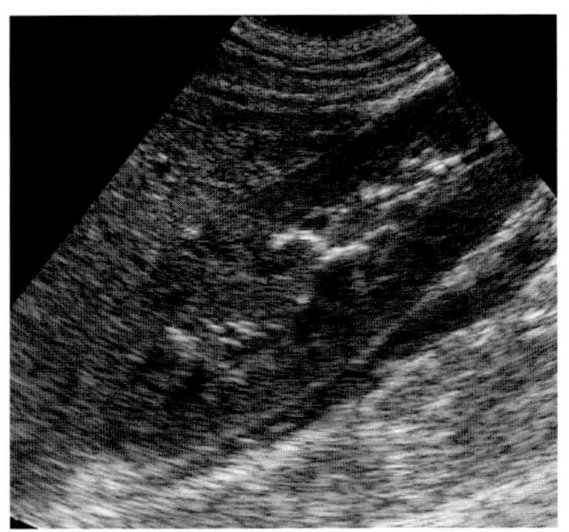

Abb. 151

Abb. 152

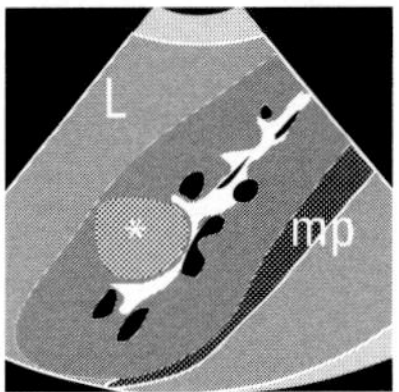

Abb. 151: Längsschnitt in der Flanke über der rechten Niere mit verschmolzenen Renkuli (*). L = Leber; mp = Musculus psoas. In der Niere ein zarter echoreicher Sinus, kleine angeschnittene echoarme Markkegel und die etwas schwächer als die Leber echogene Rinde.

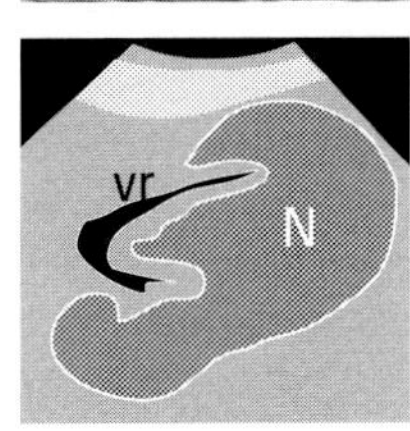

Abb. 152: Längsschnitt in der Flanke über der rechten Niere mit einem nach lateral verdrehten Hilus. Dadurch Pseudotumor des Nierenparenchyms (N). Die V. renalis kommt von lateral/ventral (vr).

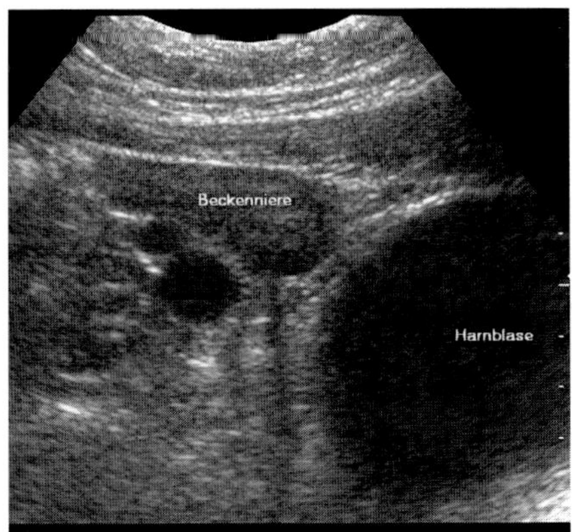

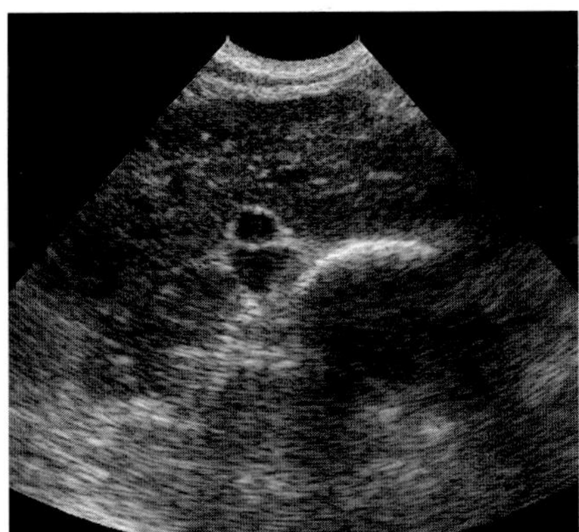

Abb. 153

Abb. 154

Abb. 153: Beckenniere oberhalb der Harnblase (B) mit verdrehtem und rotiertem Hilus und Sinus (s) und parapelvinen Zysten (*). *(Bild: W. Wermke).*

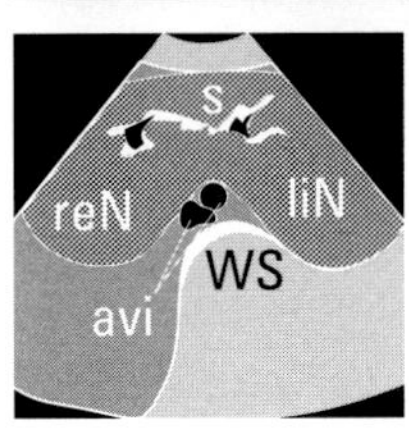

Abb. 154: Hufeisenniere unterhalb der Aortenbifurkation vor der Wirbelsäulenvorderkante (WS) und rechter A. und V. iliaca (avi). s = Sinus.

Schema 78

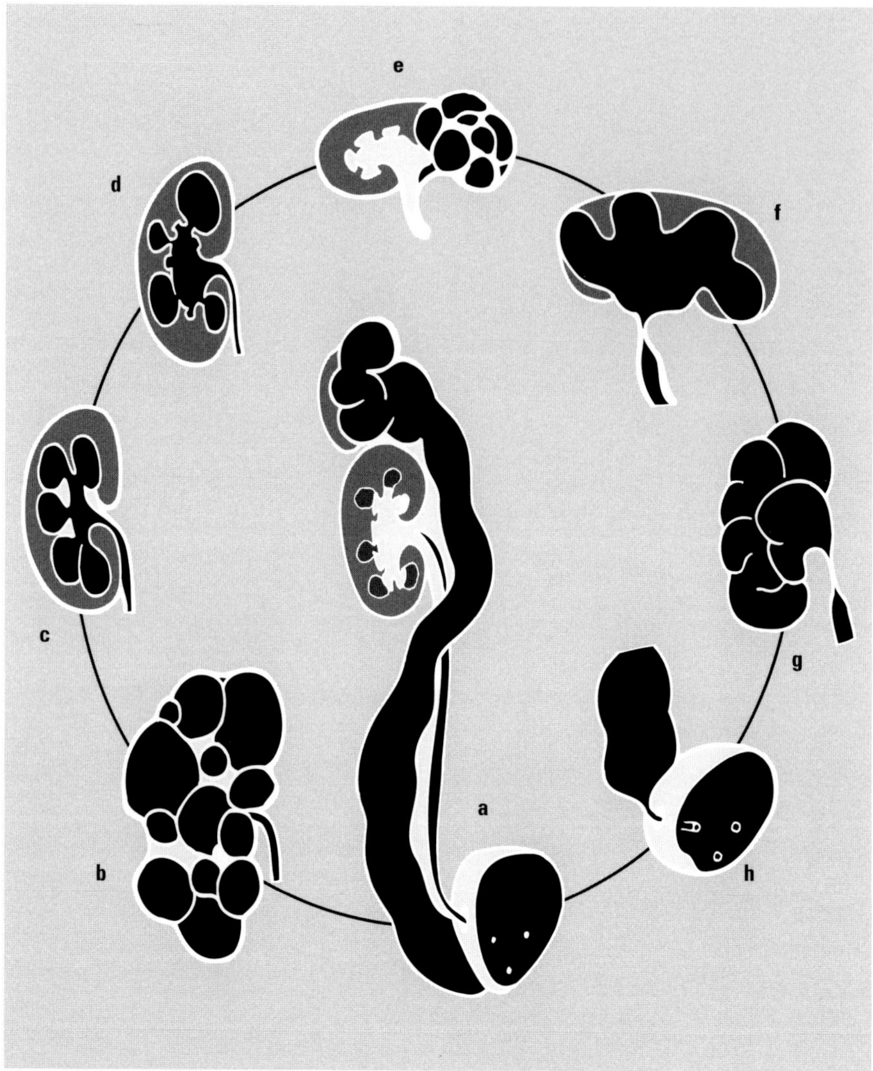

Schema 78: Anlagebedingte Veränderungen mit Harnstau und Zystenbildung

a) Doppelanlage mit Atrophie der kranialen Niere, Megaureter und Ureterozele

b) Adulte Zystennieren – Zysten entstehen in allen Tubulusabschnitten

c) Megakalikose – die Sammelröhre und damit die Papillen fehlen, erscheint sonomorphologisch wie eine Stauung ohne Dilatation des Nierenbeckens

d) Kalixdivertikel als Störung der Ureterdifferenzierung, sonomorphologisch wie parapelvine Zysten, radiologisch kontrastiert

e) Multilokuläre Zyste als Folge segmental fehlender Entwicklung von Ureteraufzweigungen mit zystisch-dysplastischer Degeneration

f) Subpelvine Stenose mit Harnstauung

g) Subpelvine Ureteratresie mit multizystisch-dysplastischer Niere

h) Adynames distales Segment mit Megaureter

Dynamische Lageanomalien wie die Senkniere, also ein Absinken im Stehen um mehr als 5 cm, sind gut erkennbar.

■ Verschmelzungsniere, Hufeisenniere, Doppelnieren

Selten sind überzählige, vollständig getrennte Nieren mit doppeltem Nierenbecken. Häufiger verschmelzen solche Nieren und bilden eine rudimentäre **Doppelniere.** Diese ist dann lang, der Sinus ist durch eine Parenchymbrücke unterbrochen. Die Kontur zeigt eine Einziehung. Manchmal ist ein Anteil der Doppelniere durch Reflux pyelonephritisch geschrumpft. In anderen Fällen findet man am oberen Pol einer Niere ein zystisch degeneriertes Gebilde, das in einen dilatierten Ureter übergeht, welcher im kleinen Becken als Ureterozele blind endet oder in Vagina und Urethra mündet.
Hufeisenniere bedeutet eine Verschmelzung beider Nieren am unteren Pol. Die Nieren weisen am unteren Pol nach medial, vor den großen Bauchgefäßen ist eine Parenchymbrücke erkennbar und nicht mit „Lymphom“, „solidem Tumor“ oder „Aneurysma“ zu verwechseln (Abb. 154).
Bei **Sigmoidniere** ist der Unterpol der normalen Niere mit dem Oberpol der dystopen verschmolzen. Bei totaler Verschmelzung findet sich ein gemeinsames Parenchym mit zwei Nierenbecken, bei der **Kuchenniere** dagegen nur eines.

■ Rotationsanomalien

Ausgebliebene oder übermäßige Rotation läßt sich vermuten, wenn der Nierenhilus die Niere an atypischer Stelle, meist nach ventral verläßt. Oft ist sie mit einer Nierendystopie verbunden. Verwirrende Bilder, die zur Verwechslung mit Tumoren Anlaß bieten, können durch nur teilweise Rotation und dadurch bedingte ungewöhnliche Parenchymanschnitte entstehen (Abb. 152).

Nierenparenchymerkrankungen – Veränderungen der Nierenrinde

■ Glomerulonephritis und nephrotisches Syndrom

Bei der **akuten** und der **rasch progressiven Glomerulonephritis** werden besonders stark echogene Nierenrinden und eine Volumenzunahme (mehr als 200 ml) gesehen. Normalisiert sich der Zustand klinisch, werden Größe und Echomuster normal.
Beim **nephrotischen Syndrom** wird die Niere manchmal von einem „echoarmen“ Randsaum begleitet, mit Volumina an der Obergrenze, mit einer geringeren Zunahme der Echostärke der Rinde und einer Betonung (Echoverarmung) der Markpyramiden.
Bei der **chronischen Glomerulonephritis** schrumpft das Organ, die Architektur kann erhalten bleiben, die Rinde bleibt echoreich, die Pyramiden echoarm und gut sichtbar, die Kontur ist feinhöckrig.

■ Interstitielle (nichtdestruktive) Nephritis

Auch bei der akuten nichtdestruktiven interstitiellen Nephritis (z. B. bei Leptospirose, nach Penicillin oder nichtsteroidalen Antirheumatika) wird ähnlich wie bei der Glomerulonephritis das Volumen vergrößert, die Rinde reflexstärker und die Pyramiden echoärmer. Auch hier normalisiert sich das Bild nach Abklingen der akuten Erkrankung (Abb. 155).
Die **chronische interstitielle Nephritis** ist von der chronischen Glomerulonephritis nicht zu unterscheiden.

Schema 79

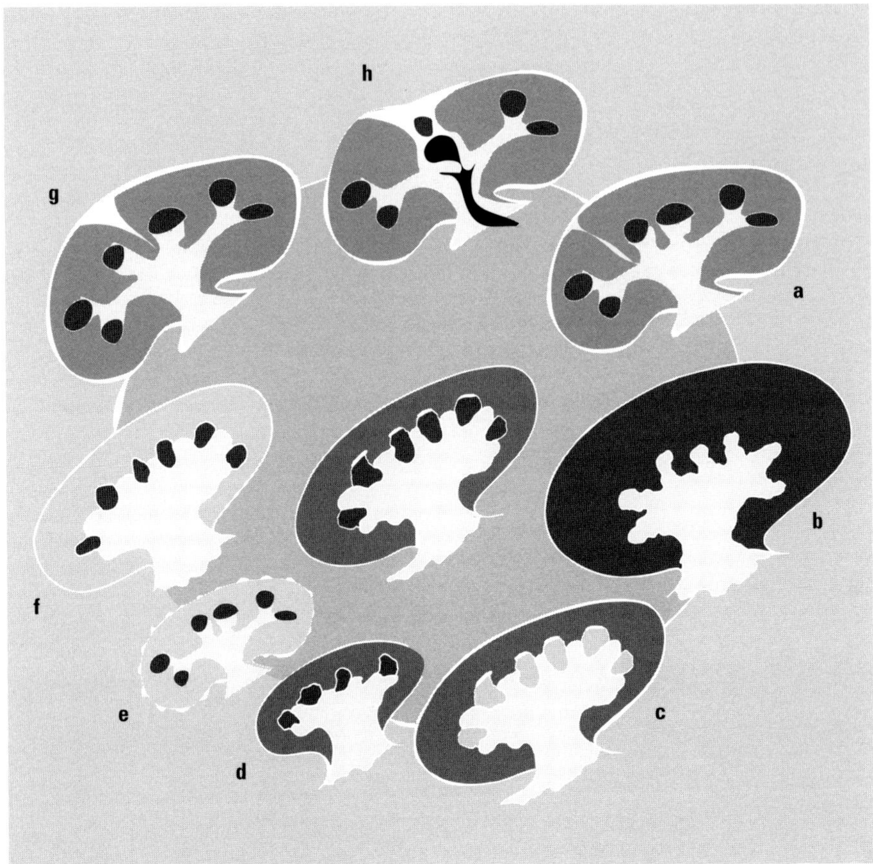

Schema 79: Diffuse Nierenveränderungen

a) Fusionsrelikt. Die renkulierte Niere zeigt eine schmale reflexstarke Bandverbindung zum Sinus als Hinweis auf die Verschmelzung der Nierenlobuli.

b) „Große echoarme Niere". Vergrößerung, Abrundung der Form, Abnahme der Echostärke der Nierenrinde bei akuter Venenthrombose und Rechtsherzinsuffizienz.

c) Reflexive Markkegel. Zunahme der Reflexstärke der Markpyramiden bei Markschwammniere, medullärer Nephrokalzinose, chronischer Hypokaliämie, Analgetikanephropathie und Uratnephropathie.

d) „Kleine echoarme Niere". Verkleinerte, echoarme Niere bei Nierenarterienstenose.

e) „Kleine echoreiche Niere". Verkleinerte, jedoch nicht destruierte Niere bei chronischen Parenchymerkrankungen ohne Narbenbildung.

f) „Große echoreiche Niere". Vergrößerung der Niere, Abrundung der Form, Zunahme der Reflexivität der Nierenrinde unterschiedlicher Ausprägung, betonte echoarme Markpyramiden bei akuten Parenchymerkrankungen.

g) Vaskuläre Narbe. Dreieckförmige Einkerbung der Kontur zwischen Markpyramiden lokalisiert.

h) Pyelonephritische Narbe. Flach konkave Einsenkung der Kontur mit Parenchymverschmälerung und Echoverdichtung der Rinde, im Epizentrum der Narbe eine Markpyramide mit umschriebener Kelcherweiterung.

Abb. 155

Abb. 156

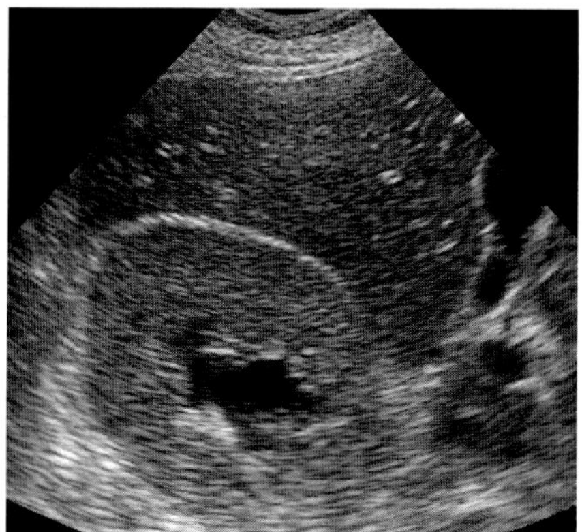

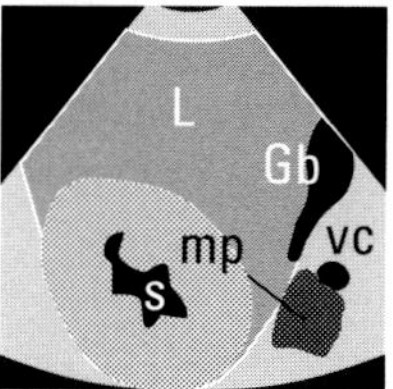

Abb. 155: Echoreiche Nierenrinde bei einer durch Obstruktion entstandenen Nephritis. Aufgeweitetes NBKS (s). L = Leber; Gb = Gallenblase; vc = Vena cava; mp = Musculus psoas. Subkostaler Querschnitt.

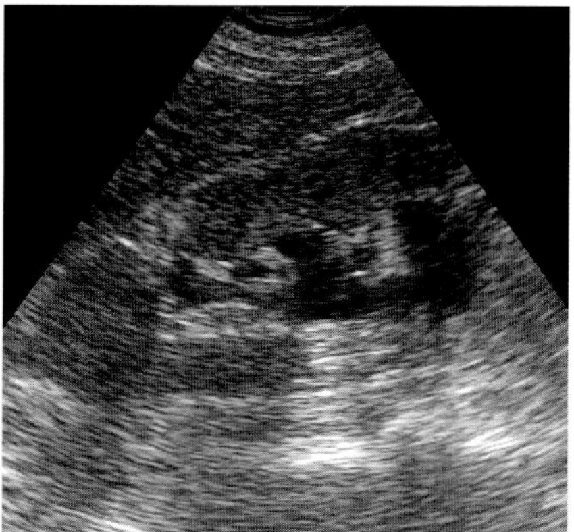

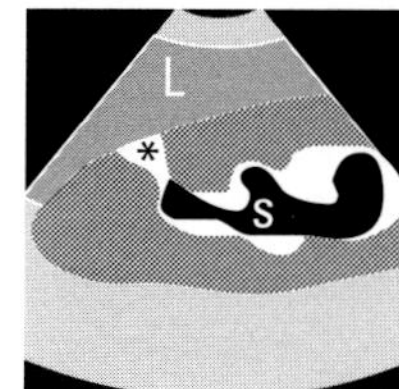

Abb. 156: Pyelonephritische Narbe (*) bei etwas gestautem NBKS (s) in einem herangezogenen Sinus. L = Leber. Längsschnitt der rechten Flanke.

■ Akute Tubulusnekrose

Die Schockniere kann sonographisch normal sein; manchmal ist sie echoarm vergrößert, mit prominenten echoarmen Markkegeln.
Bei manchen toxisch bedingten akuten Tubulusnekrosen oder bei „Crush-Niere" sieht man häufiger eine reflexstärkere Nierenrinde und prominente, echoarme Papillen.

■ Diabetische Nephropathie

Die Niere ist bis ins Spätstadium normal oder uncharakteristisch vergrößert. Im Verlauf der Erkrankung nimmt die Echostärke der Rinde zu.

■ Amyloidose, Plasmozytom, Leukämie

Bei anderen das Interstitium betreffenden Erkrankungen wie der **Amyloidose,** dem **Plasmozytom** und einigen Fällen einer **leukämischen Infiltration** kann die Nierenrinde manchmal sehr stark echoreich verbreitert sein.

■ Pyelonephritis (destruierende interstitielle Nephritis)

Schwere Fälle der akuten Pyelonephritis zeigen einseitig, ganz selten beidseitig das Bild der akuten Nierenerkrankung mit Volumenzunahme, Echoverdichtung der Rinde und prominenten, echoarmen Pyramiden. Manchmal, häufiger bei Kleinkindern, findet man solche Veränderungen nur in einzelnen Renkuli (verursacht durch Eindringen der Bakterien via pyelorenalen Reflux der flachen oder konkaven Papillen).
Als Ausdruck der gestörten Pyelomotorik hat sich das Nierenhohlsystem erweitert. Auch diese Bilder normalisieren sich unter der erfolgreichen Therapie.
Einschmelzung führt zum **Nierenabszeß,** einer deutlich schärfer begrenzten, generell schwach echogenen, oft aus echofreien und echogeneren Anteilen zusammengesetzten Raumforde-

rung. Er kann sich in die Umgebung als perinephritischer Abszeß ausdehnen. Luftbesatz kommt vor. Beim perirenalen Abszeß ist die Niere an den M. psoas (keine Atemverschieblichkeit) fixiert.
Bei **Pyonephrose** ist ein flottierender Debris im Nierenbecken zu sehen.
Bei den meisten Fällen klinisch zu vermutender Pyelonephritis findet man völlig normale Nieren. Lediglich Druckdolenz der Nieren bei gezielter Palpation unter sonographischer Sicht führt zusammen mit der Klinik zur Diagnose. Manchmal findet sich ein kleiner perirenaler Flüssigkeitssaum.
Verläuft die Pyelonephritis herdförmig, erzeugt sie im chronischen Stadium typische Narben: flache, konkave irregulär begrenzte Einziehungen der Kontur, echoreich fibrotische Brücken zum Sinus, fokale Kalyxdeformierungen und -erweiterungen. Eine Markpyramide liegt im Epizentrum der Narbe (Abb. 156).
Letztlich kann eine **pyelonephritische Schrumpfniere** entstehen (Abb. 157). Zu einer generalisierten Verkleinerung des Organs kommt es meist bei einer **Refluxnephropathie** (vesiko-ureteraler Reflux, bereits im Kindesalter) oder anderen Mechanismen, die eine Pyelonephritis bewirken (Abflußstörung, Gicht, Analgetikaabusus). Die wellig konturierte Niere ist verkleinert, Markpyramiden und Rinde echostark und die normale Nierenarchitektur schon bei mäßiger Niereninsuffizienz nicht mehr erkennbar. Auch sog. **Endstadiumnieren** bei langjährigen Dialysepatienten können als kleine, echoreiche Bezirke ohne klar erkennbare Nierenarchitektur erscheinen. Pathologisch-anatomisch handelt es sich in beiden Fällen um Narbengewebe mit völlig zerstörter Nierenarchitektur.

■ Sonderformen der Pyelonephritis

Bei der **Nierentuberkulose** entsteht ein „buntes" Bild durch Narben, Verkalkungen und Kelcherweiterungen als Folge von Kelchstenosen. Die Niere schrumpft, die Nierenarchitektur wird zerstört.
Bei der **xanthogranulomatösen Pyelonephritis** werden umschriebene oder globale tumorähnliche Nierenvergrößerungen beobachtet und es besteht eine Harnwegsobstruktion. Bei der **Malakoplakie** ist eine wellig konturierte Niere mit echostarkem Parenchym von multiplen sehr schwach echogenen Herden durchsetzt.
Bei **primärer Oxalose** ist wegen ausgeprägter Parenchymverkalkungen die Gestalt der Niere nicht mehr erkennbar.

■ Analgetikanephropathie

Der chronische Analgetikagebrauch führt zur Kapillarosklerose und in der Folge zu Papillennekrosen. Ein Papillenabgang kann Ursache einer Hydronephrose sein. Im Frühstadium werden bei noch normaler Nierenrinde einzelne verkalkte Pyramiden mit Schallschatten gefunden. Später schrumpft das Parenchym infolge einer sekundären Pyelonephritis (Abb. 158).

■ Vaskuläre Nierenerkrankungen

Die **Nierenarterienstenose** führt zur Verkleinerung der Niere oder des entsprechenden Versorgungsgebiets bei mehreren Nierenarterien, die Nierenrinde und die Pyramiden werden verschmälert und echoarm (kein Ödem, keine Infiltrate, nur Atrophie). Der Versuch, die Nierenarterienstenose durch Doppler-Untersuchung zu beweisen und zu quantifizieren ist in Einzelfällen möglich, oft jedoch schwierig (Luftüberlagerungen).
Die **benigne Nephrosklerose** ist durch den Typ der vaskulären Narbe gekennzeichnet. Diese Nieren werden oft bei essentiellen Hypertonikern, Patienten mit fortgeschrittener Arteriosklerose und allgemein bei alten Patienten beobachtet. Differentialdiagnostisch kann

die Unterscheidung von einer Renkulierung schwierig sein.
Die **Stauungsniere** kann groß und echoarm sein mit perirenaler Flüssigkeit; die Nierenvenenthrombose ist manchmal direkt nachweisbar, manchmal an starrerweiterter Vene zu vermuten und dopplersonographisch zu bestätigen. Auch sie führt im akuten Stadium zur echoarmen Nierenschwellung.

■ Nierentrauma

Je nach ihrer Entwicklung und der Durchtränkung des Gewebes sind Blutungen ins Parenchym oder in die Kapsel von unterschiedlicher Echostärke und -verteilung. Bei Blutungen ins Nierenbecken sieht man dort reflexstarke, tumorartige Koagel, gelegentlich als Ursache einer Harnstauung (Abb. 159).

Nierenparenchymerkrankungen – Veränderungen der Pyramiden

■ Markschwammnieren

Hier handelt es sich um eine kongenitale Fehlbildung der Sammelröhren. Diese sind zystisch erweitert, oft mit kleinen Konkrementen. Dadurch werden die Markpyramiden stark echogen; feine Schallschatten (Konkremente) ergänzen das typische Bild. Das restliche Nierenparenchym sowie die Nierengröße sind im Normbereich.

■ Medulläre Nephrokalzinose

Zustände, die zu einer chronischen Hyperkalziurie führen, können echogene Pyramiden erzeugen. Die wichtigsten sind ein primärer Hyperparathyreoidismus, Sarkoidose und Plasmozytom (Abb. 160).

■ Analgetikanephropathie

Der chronische Phenacetin-Abusus und möglicherweise auch Abusus anderer Analgetika führt zur Kapillarosklerose und in der Folge zu Papillennekrosen. Im Frühstadium werden daher bei noch normaler Nierenrinde einzelne kalkdichte Pyramiden mit Schallschatten gesehen.

■ Chronische Hypokaliämie

Bei Conn- und Bartter-Syndrom sowie bei chronischem massiven Diuretikaabusus werden ebenfalls stark echogene Pyramiden gefunden, die Schallschatten fehlen jedoch.

■ Akute Uratnephropathie

Bei der akuten Uratnephropathie, die durch plötzlichen Anfall großer Harnsäuremengen etwa bei Zellzerfall von Tumoren unter Chemotherapie entsteht, sieht man eine erhebliche Volumenzunahme und eine stark echogene Niere. Diese Veränderungen sind durch Ausfall der Harnsäurekristalle in den Tubuli und daraus folgender Harnwegsobstruktion auf tubulärem Niveau verursacht. Manchmal ist die Kristallbildung vorwiegend in den Sammelröhren lokalisiert, mit einer dann isolierten Echoverstärkung der Markpyramiden.

■ Nierenversagen bei Neugeborenen

Bei Neugeborenen mit Sauerstoffmangel während der Geburt kommt es zu einem über wenige Tage andauernden Nierenversagen. Auch hier werden extrem echodichte Markpyramiden beobachtet. Akuter Ausfall des Tamm-Horsefall-Proteins in den Sammelröhren wird als Ursache dieser (reversiblen) Veränderung vermutet.

Abb. 157

Abb. 158

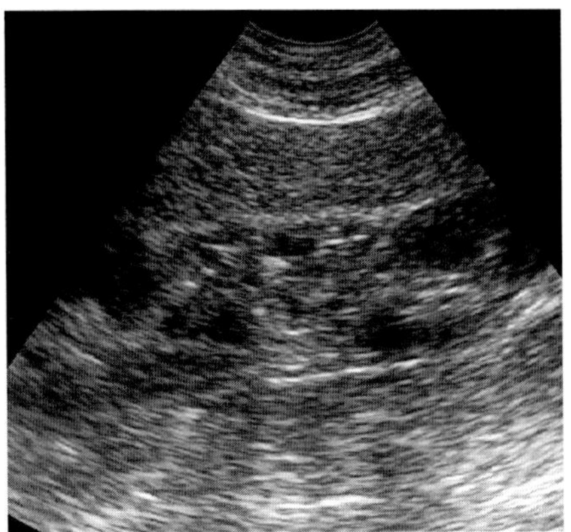

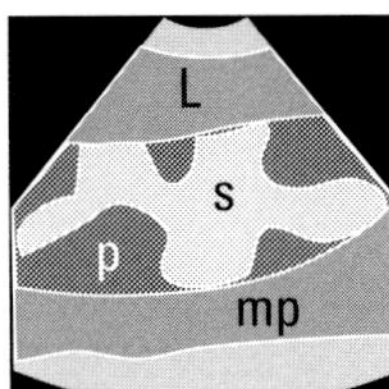

Abb. 157: Pyelonephritische Schrumpfniere. Breiter und mit Narbenplatten an die Kontur fixierter Sinus (s). Zerstörte Nierenarchitektur mit echoarmen Parenchymresten (p). L = Leber; mp = M. psoas. Längsschnitt in der Flanke.

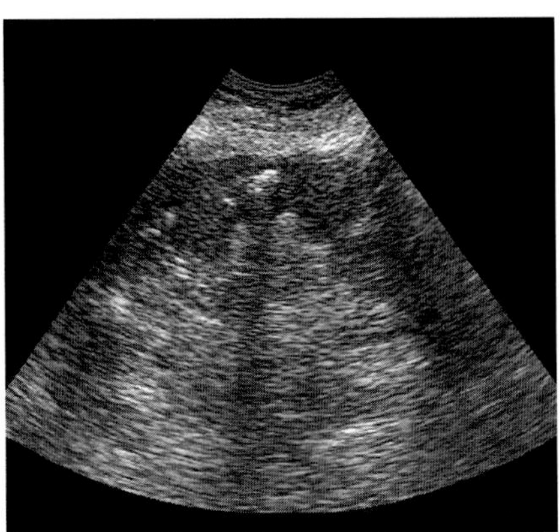

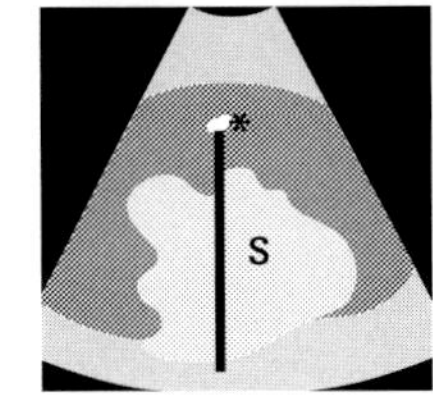

Abb. 158: Verkalkung im Bereich einer Markpapille mit Schallschatten (*) bei Analgetikagebrauch. s = plumper echoreicher Sinus. Längsschnitt rechte Flanke.

Abb. 159

Abb. 160

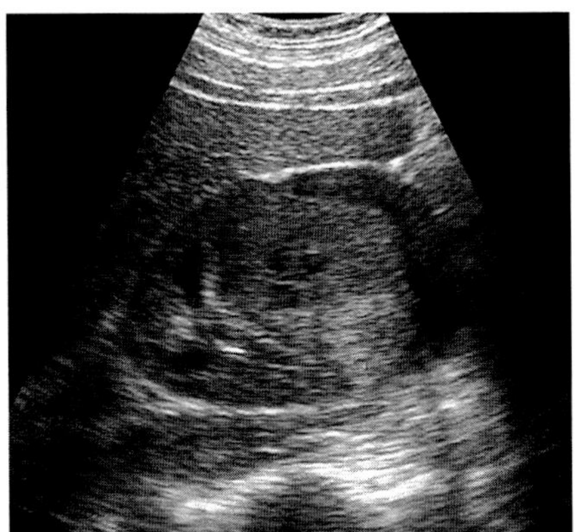

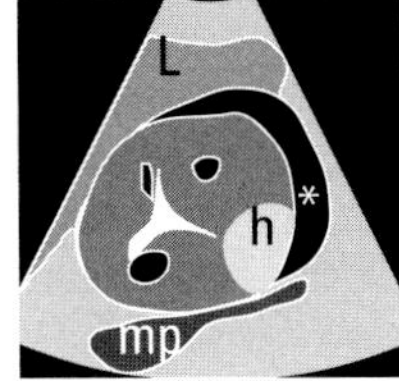

Abb. 159: Perirenales Hämatom (*) und echoreicher Kontusionsherd (h) der rechten Niere. Der Sinus ist verzogen, Rinde und Markkegel sind erkennbar. L = Leber; mp = M. psoas. Schräger Längsschnitt rechts.

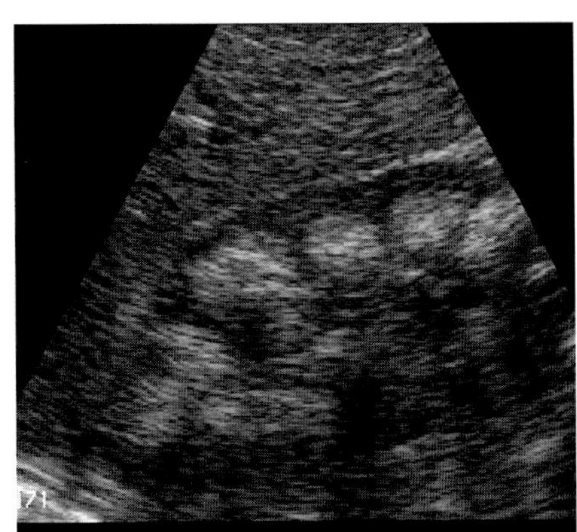

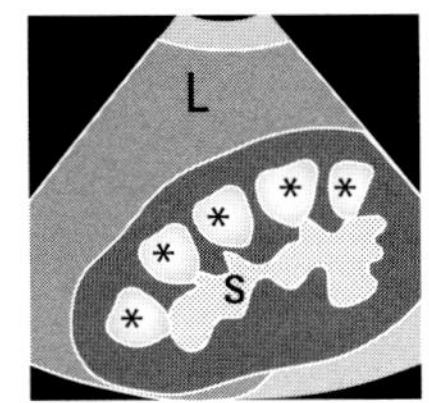

Abb. 160: Nephrokalzinose mit echoreichen Markpyramiden*, die zentral sehr stark, in der Peripherie nicht ganz so stark echogen sind. Nierensinus (s) gleich echostark. L = Leber. Längsschnitt in der Flanke.

Transplantatniere

Die Sonographie hat sich zur wichtigen Überwachungsmethode der frisch transplantierten Niere entwickelt, vor allem zur Unterscheidung zwischen chirurgischen, vaskulären und parenchymatösen Komplikationen. Wegen der großen Variabilität der Veränderungen ist jedoch die Verlaufsuntersuchung wichtiger als der einzelne Befund.
Bei unauffälligem Verlauf der **akuten Abstoßung** beobachtet man eine Volumenzunahme von ca. 20%. Bei Abstoßungskrisen nimmt das Volumen erheblich zu. Deutliche Echoverarmung (Demarkation) der Pyramiden ist ein Warnzeichen. Bei schweren Krisen werden einzelne kortikale Areale geringer echogen, was hämorrhagisch-nekrotischen Arealen entspricht. Differentialdiagnostisch wichtig und schwierig von leichteren Abstoßungskrisen unterscheidbar sind die akute Tubulusnekrose sowie die Cyclosporin-Toxizität. Dopplersonographisch (Duplex und farbcodiert) kann eine Zunahme des Widerstandsindex in der Verlaufsuntersuchung ein wertvoller Hinweis auf eine Abstoßungsreaktion sein.
Sogenannte **chirurgische Komplikationen** wie Harnabflußstörung, Hämatome, Transplantatruptur, Urinom sowie Lymphozelen sind sicher erkennbar.
Auch Monate nach Transplantation ist die Sonographie für die Differentialdiagnose der Komplikationen nützlich. Kommt es zum Kreatinin-Anstieg oder zu einer Hypertonie, denkt man neben Cyclosporin-Toxizität vor allem an eine chronische Abstoßung oder an eine De-novo-Glomerulonephritis.
Bei **chronischer Abstoßung** kommt es zur Verkleinerung des Transplantates, die Echostärke der Rinde nimmt zu, das sonographische Bild ist gut mit einer chronischen Glomerulonephritis vergleichbar.
Kommt es Monate nach Transplantation zur Entwicklung einer Hypertonie, muß man sofort nach einer **Nierenarterienstenose** suchen. Der Zugang zu den Transplantatgefäßen ist mit Doppler-Techniken (Farb-Doppler, Power-Doppler, Duplex) dank oberflächlicher Lage im kleinen Becken einfach und die Diagnostik entsprechend sicher. Bleibt eine Transplantatarterienstenose längere Zeit unentdeckt, entwickelt sich nach Wochen das typische Bild einer verkleinerten, echoarmen Niere (s. Nierenarterienstenose).

Pathologie des Nierensinus

■ Normvarianten

Der Nierensinus zeigt sonographisch eine große Formenvielfalt von fast homogener, echoreicher Gestalt bis zu einem komplexeren, „verästelten“ Aufbau. Entscheidend sind dabei die Menge und das Echoverhalten des Sinusfetts. Bei Kindern und schlanken Jugendlichen mit wenig Sinusfett sind als echofreie tubuläre Strukturen Pyelonanteile und vor allem breite Nierenvenen sichtbar. Bei älteren Menschen kann Sinusfett fast echofrei erscheinen (Sinuslipomatose) und zu differentialdiagnostischen Schwierigkeiten führen.

■ Hydronephrose

Bei einer Erweiterung des Nierenbekkenkelchsystems grenzen wir Kelche und Nierenbecken als ineinander übergehende und in den erweiterten Ureter verfolgbare echofreie Räume gegen den restlichen Sinus ab. Die Hydronephrose finden wir bei Harnwegsobstruktion, vesiko-ureteralem Reflux und in der Schwangerschaft (Abb. 161).

Harnwegsobstruktion
Je nach Niveau der Obstruktion unterscheiden wir:
— intrarenale Obstruktion (z. B. akute Gichtniere, Nierenversagen bei Neugeborenen, s. oben)
— Kelchobstruktion (z.B. Steine, Kelchstenose bei Tbc)
— Obstruktion am pyeloureteralen Übergang
— Ureterobstruktion
— infravesikale Obstruktion (Prostataerkrankung, Urethrastenose).

Im weiteren unterscheiden wir eine akute (Stunden bis Tage), subakute (Tage bis Wochen) und chronische (Monate bis Jahre) anhaltende Obstruktion. Je nach deren Grad wird in eine totale und partielle Obstruktion unterteilt. Es ist klar, daß vor allem die totale Obstruktion eine akute Gefahr für die Niere darstellt. Die Obstruktion von pyeloureteralem Übergang und distal davon führt zu einer Hydronephrose.
Eine sonographische Klassifikation der Hydronephrose berücksichtigt:
— Veränderungen des Nierensinus
— Veränderungen der Parenchymbreite
— Veränderungen des Nierenvolumens
— Veränderungen der Nierenarterienflußkurve.

Sonomorphologisch bezeichnen wir als
— Stadium I eine Aufweitung des Pyelon ohne Verplumpung der Kelchhälse und ohne Verschmälerung des Parenchyms
— Stadium II eine deutlichere Aufweitung von Pyelon und Kalizes mit Aufbrauch der Kelchhälse und beginnender Verschmälerung des Parenchyms
— Stadium III den weitgehenden Ersatz der Niere durch ein zystisch erweitertes Hohlsystem mit einem ausgedünnten Parenchymmantel
— Stadium IV den hydronephrotischen Sack ohne erkennbares Parenchym.

Bei der **akuten und totalen Obstruktion** findet man eine Volumenzunahme der Niere, keine kompensatorische Hypertrophie der Gegenseite und in der Duplex-Sonographie eine deutliche Erhöhung des Widerstandsindex im Vergleich zur gesunden Niere bzw. zum Normalwert. Demgegenüber kennzeichnet die **chronische totale** oder **subtotale Stauung** ein fortgeschritteneres Stadium der Stauung, eine Atrophie des Parenchyms, evtl. eine kompensatorische Hypertrophie der anderen Niere.
Partielle Obstruktion kann oft nur bei ausreichender Diurese festgestellt werden; vor allem Kinder sollten vor der Sonographie getrunken haben.
Nicht jede Obstruktion muß mit einer Dilatation des Hohlsystems einhergehen, chronisch entzündlich veränderte Harnwege verlieren die dazu nötige Elastizität. Umgekehrt dauert es oft Wochen und Monate, bis sich nach Beseitigung der chronischen Obstruktion das Nierenbeckenkelchsystem wieder normalisiert.

Ursachen der Harnwegsobstruktion
Nierensteine sieht man im gestauten Nierenbeckenkelchsystem leichter, während sie sich sonst gegen den Sinus schlecht abheben; oft sieht man zuerst den Schallschatten. Von kleinen Kelchkonkrementen bis zu Nierenbeckenausgußsteinen reicht die erkennbare Vielfalt von Nierensteinen. Zu unterscheiden sind Steine von hellen Reflexen an den Aa. arcuatae, erkennbar zumeist an Doppelreflexen. Verkalkungen im Parenchym gibt es bei verschiedenen Nierenerkrankungen (Analgetikanephropathie, Nephrokalzinose, Tuberkulose, Gichtniere). **Uretersteine** sind leichter im oberen Drittel im Verlauf des dilatierten Ureter, gut auch im prävesikalen Abschnitt, im mittleren Drittel dagegen nur durch akribische Suche zu erkennen. Kolik und Hämaturie lassen nach Steinen auch im nichterweiterten Ureter suchen (Abb. 162).
Blutkoagel können zur Obstruktion führen und als echostärkere Raumfor-

Schema 80

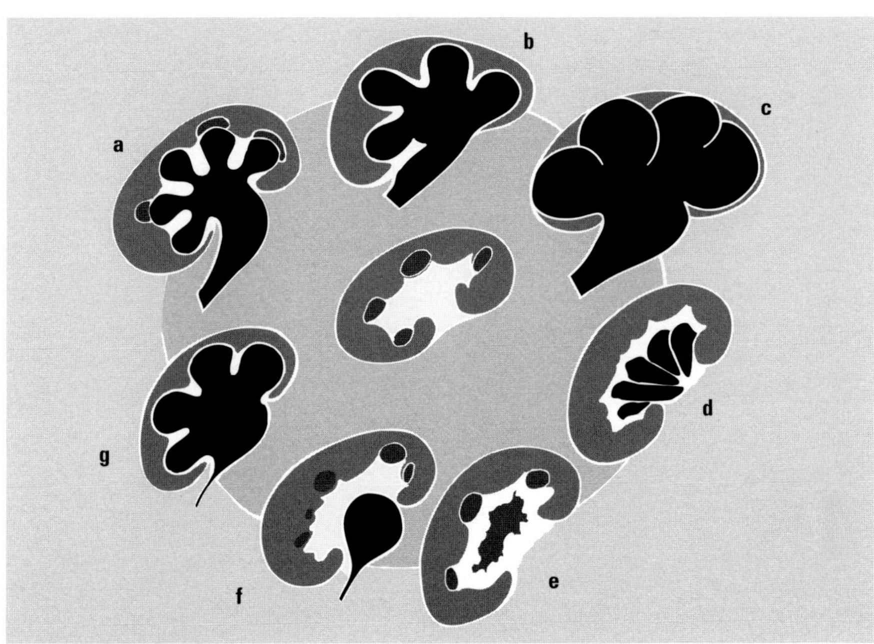

Schema 80: Synopse und Differentialdiagnose der Harnstauung

a) Harnstauung Stadium I
- kein Aufbrauchen der Kelchhälse
- keine Verschmälerung des Parenchyms
- konfluierende echofreie, zentrale ballonierte Raumforderung

b) Harnstauung Stadium II
- Aufbrauchen der Kelchhälse
- Verschmälerung des Parenchyms
- große zystische, konfluierende zentrale Raumforderung

c) Harnstauung Stadium III
- die Niere ist von einem septierten zystischen Tumor aufgebraucht

d) Parapelvine Zysten
- septierte zystische Raumforderung

e) Echoarme Sinuslipomatose
- unscharf begrenzte, gezackte echoarme zentrale Zone

f) Ampulläres Nierenbecken
- Aufweitung des extrarenalen Nierenbeckenkelchsystems ohne Aufweitung der Kalyzes

g) Subpelvine Harnleiterstenose
- Aufweitung des extrarenalen Nierenbeckenkelchsystems mit Aufweitung der Kalyzes

derungen im Hohlsystem nachgewiesen werden.

Abgegangene Markpapillen bei Papillennekrose können selten zu Nierenkolik und Harnstau führen; sie wirken wie schwach echogene Raumforderungen.

Ureterstenosen entstehen durch Entzündung oder Tumor im Ureter selbst oder seiner Umgebung. Die Lokalisation der Stenose ist oft definierbar, zum Beispiel beim Morbus Ormond oder bei einem retroperitonealen Malignom, in welchem ein Ureter konisch endet. Nierenbeckenabgangsstenosen lassen sich aus dem Fehlen einer erkennbaren Obstruktionsursache nur vermuten. Eine i.v. Pyelographie sollte in allen sonographisch unklaren Fällen durchgeführt werden.

Vesiko-ureteraler Reflux (VUR)

Der VUR ist die wichtigste Ursache einer Pyelonephritis im Kindesalter. Relevante, operationsbedürftige Stadi-

Abb. 161

Abb. 162

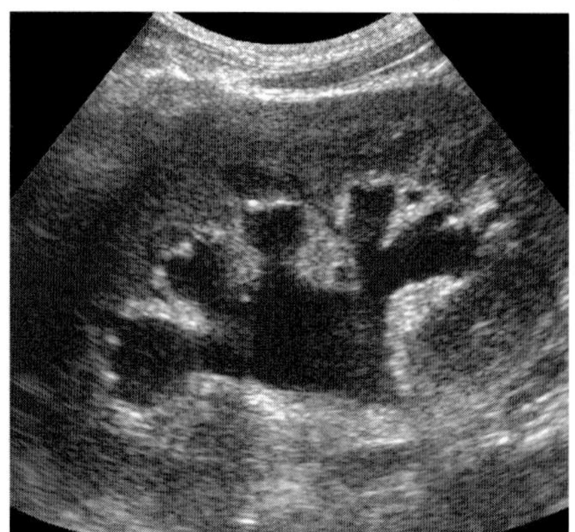

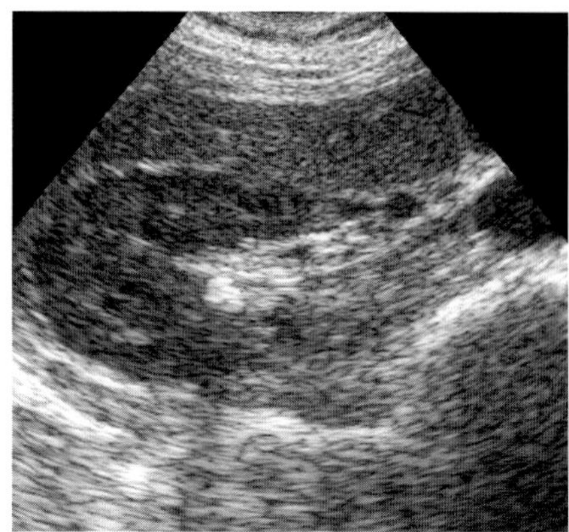

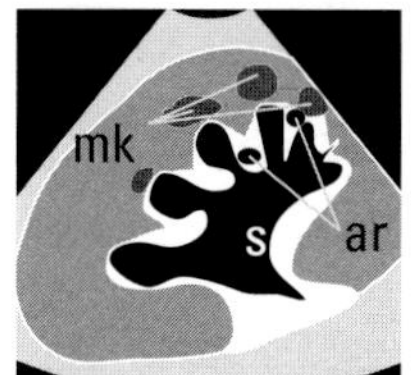

Abb. 161: Harnstauung. Die Niere ist abgerundet; die Markpyramiden (mk) sind abgeflacht; im Sinus das gestaute echofreie NBKS (s) mit noch schmalen Kelchhälsen. ar = Aa. arcuatae und interlobares. *(Bild: W. Wermke).*

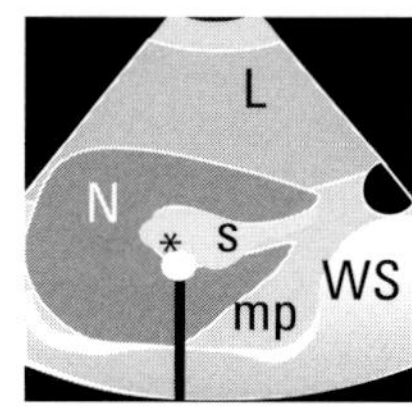

Abb. 162: Nierenkelchstein (*) in der Nachbarschaft des Nierensinus (s). L = Leber; mp = M. psoas; WS = Wirbelsäule; N = Niere.

Abb. 163

Abb. 164

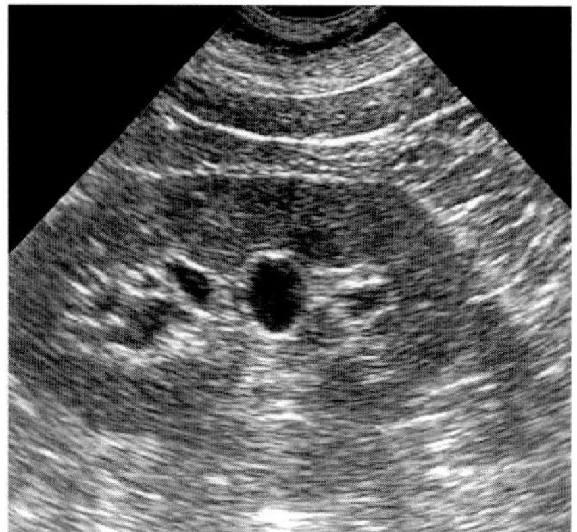

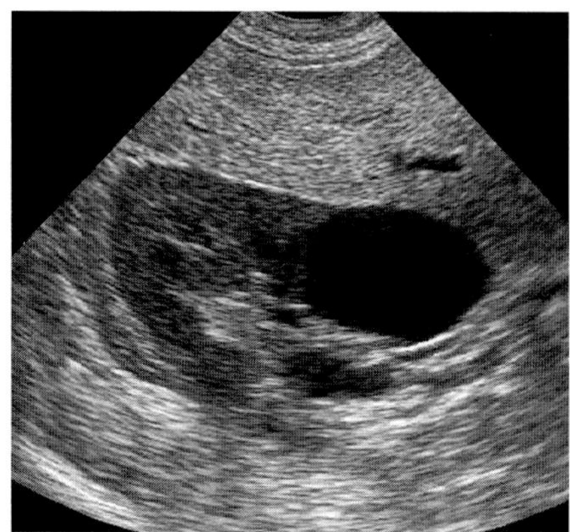

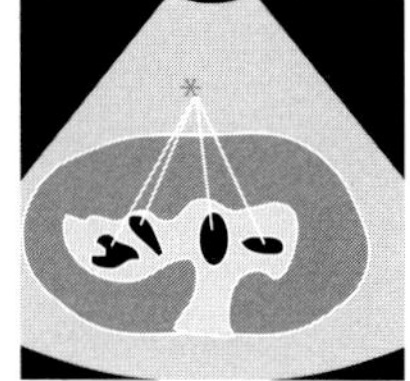

Abb. 163: Parapelvine Zysten (*) im Nierensinus. Längsschnitt der linken Flanke.

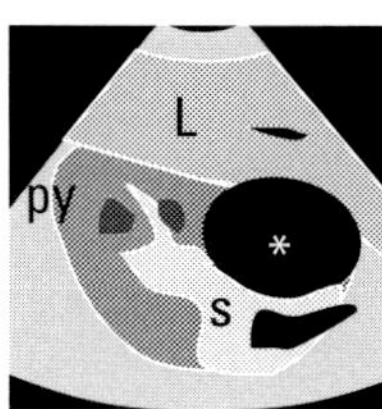

Abb. 164: Nierenzyste. Echofreie, glatt begrenzte Raumforderung (*) ventral. s = Nierensinus; py = Markpyramiden. Echoreiche Leber (Fettleber, L). Subkostaler Querschnitt.

en (III-V) sind durch Erweiterung des Ureters und eine erkennbare Hydronephrose sonographisch sicher zu diagnostizieren. Wichtig ist die ausreichende Diurese und eine Untersuchung bei voller Blase.

Hydronephrose in der Schwangerschaft
Im letzten Drittel der Schwangerschaft kommt es gelegentlich zu einer deutlichen Erweiterung des Hohlsystems, wohl keiner echten Stauung sondern nur einer Tonusänderung entsprechend, da kein erhöhter Widerstandsindex in der betroffenen Niere gemessen wird. Eine sehr sorgfältige Untersuchung inkl. Duplex-Sonographie ist jedoch bei entsprechender Klinik sinnvoll, um diesen „physiologischen" Zustand von einer Obstruktion (z. B. durch Ureterstein) zu unterscheiden.

Differentialdiagnose
Die **Normvarianten des Nierensinus** sind zu berücksichtigen (s. o.). Beim ampullären Nierenbecken handelt es sich um eine Formvariante des Nierenbeckens. Es fehlt die Erweiterung der Kelche und des Ureters. **Parapelvine Zysten** können so in das „Gitter" des Nierensinus entwickelt sein, daß ein septiertes und konfluierendes Bild entsteht (Abb. 163). Es fehlt jedoch ein klar definierbares Nierenbecken mit erweitertem Ureter.
Die Vielfalt sonstiger zystischer Fehlbildungen im Bereich der Niere und ableitenden Harnwege läßt sich embryologisch als Entwicklungsstörung in verschiedenen Stadien der Ureterdifferenzierung, die die Nierenentwicklung induziert, auffassen (Schema 78).
Die wichtigste, mit einer Hydronephrose leicht verwechselbare Veränderung ist die **Megakalikose,** bei welcher die Sammelröhre und damit die Papillen fehlen. Auch hier findet man keine Erweiterung von Nierenbecken und Ureter.

■ Tumoren des Nierenbeckenkelchsystems

Papillome und Karzinome des Nierenbeckens sind sonographisch schwer erfaßbare Tumoren. Sie sind oft schwächer echogen und können mit einer Sinuslipomatose oder mit Blutkoagula verwechselt werden. Erst das infiltrative Wachstum ins Parenchym verrät den malignen Charakter.

Fokale Veränderungen

■ Zysten

Typische Zysten sind echofrei und liegen in der Rindenzone. Je nach Größe buckeln sie die Kontur vor und/oder drücken das zentrale Reflexband ein (Abb. 164).
Parapelvine Zysten liegen im Zentralreflex, der um sie ausgespannt ist.
Kapselzysten haben oft keine sichtbare Verbindung zum Parenchym und liegen im perirenalen Fettgewebe.
Schmale Septierungen, Verkalkungen in der Zystenwand oder kleine Vorsprünge ins Zystenlumen sind ebenso häufig wie Abweichungen von der runden Form, die durch Anpassung der Zyste an Strukturen der Umgebung entstehen. Folgende Befunde zwingen zum Ausschluß anderer, insbesondere neoplastischer Raumforderungen:
— stärkere, unregelmäßige Septen
— gröbere Wandunregelmäßigkeiten
— Fehlen sekundärer Zystenkriterien (Schallverstärkung, Schallbeugung)
— gemischter oder reflexstärkerer Inhalt (Abb. 165).

In seltenen Fällen sind Zysten entweder vollständig, mit dann „solidem" Echomuster, oder teilweise mit Echos besetzt. Bei einer Lageänderung oder „Aufschütteln" läßt sich ein Flottieren nachweisen.

Schema 81

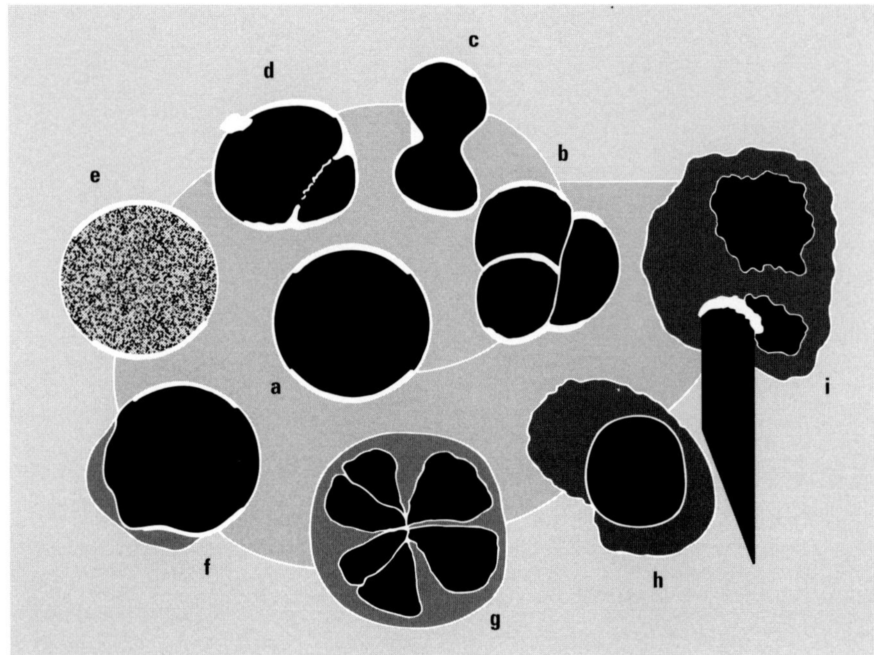

Schema 81: Zysten. Spirale von der blanden Zyste bis zum nekrotischen Tumor.
Benigne Zysten:
a) Blande Zyste mit glatter Kontur, echofrei
b) Septierte Zyste mit zarten Wänden
c) Sanduhrzyste, etwa bei Lokalisation in der Kapsel und im Parenchym
d) Einstrahlende Verdickung und Mikroverkalkungen
Suspekte Zysten:
e) Mit Debris gefüllte Zysten (z.B. Blut oder Cholesterin)
f) Wandunregelmäßigkeiten mit echohaltigen Anteilen und Konturänderung
g) Gemischte Raumforderung mit „echoreicheren" Anteilen und Zysten
Maligne „Zysten":
h) Irreguläre Raumforderung mit zystischem Bezirk
i) Unscharf begrenzte Raumforderung mit irregulärer Textur und echofreien, ebenfalls unscharf begrenzten Arealen und Verkalkungen

■ Familiäre Zystennieren

Bei der **adulten Form** (autosomal dominant vererbt) entwickeln sich im Lauf des Lebens viele Nierenzysten unterschiedlicher Größe in allen Nierenanteilen. Die innere Form der Niere wird destruiert, die Kontur ausgeprägt verändert, das Volumen nimmt erheblich zu (600 ml und mehr). Auch in anderen Organen, vor allem der Leber, aber auch in Pankreas und Milz, findet man Zysten. Abzugrenzen sind multiple „banale" Nierenparenchymzysten, die traubenförmig um das zentrale Reflexband liegen und die innere Form der Niere noch erkennen lassen sowie zystische Degeneration bei Dialysepatienten, wo die Nierengröße höchstens knapp über dem Normalwert liegen kann (Abb. 166).

Abb. 165

Abb. 166

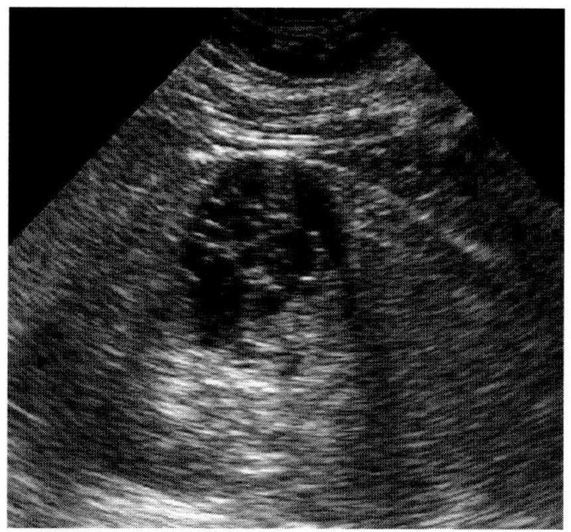

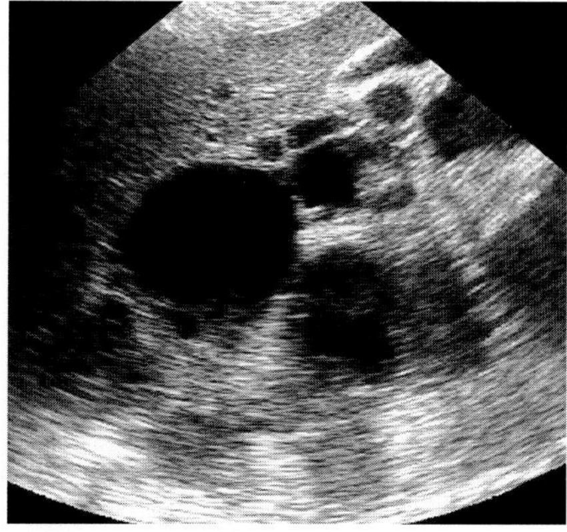

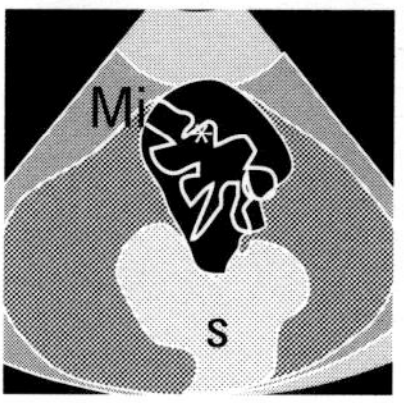

Abb. 165: Atypische Nierenzyste, in einer nach lateral reichenden Buckelbildung der Niere liegend. Unscharfe Grenze zum Parenchym; Septen. Bei solchen Befunden muß ein zystisches Karzinom ausgeschlossen werden. Mi = Milz; s = Nierensinus. Längsschnitt der linken Flanke.

Abb. 166: Familiäre polyzystische Erkrankung mit Destruktion der Nierenarchitektur durch viele unterschiedlich große Zysten in allen Abschnitten der Niere (N). L = Leber. Längsschnitt der rechten Flanke.

Abb. 167

Abb. 168

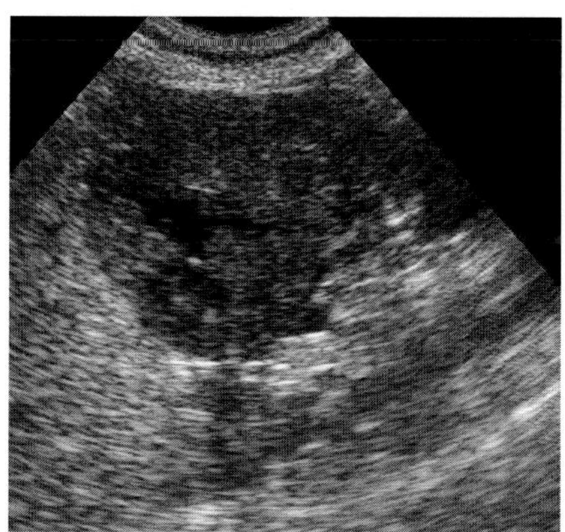

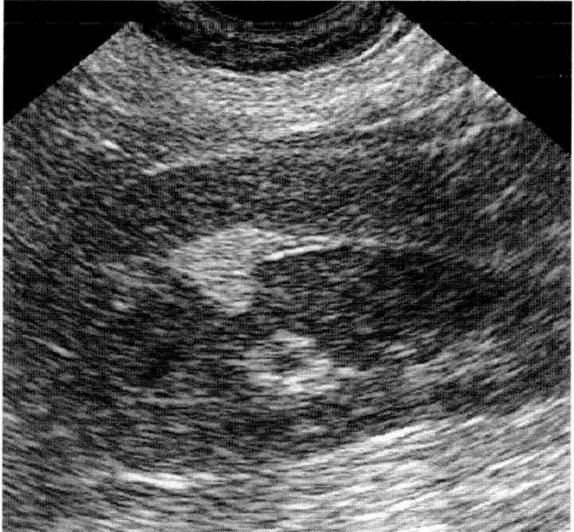

Abb. 167: Nierenkarzinom. Großer, die Kontur der Niere überschreitender echoarmer Tumor mit echofreien Nekrosezonen (*). N = Niere; s = Nierensinus. Längsschnitt der linken Flanke.

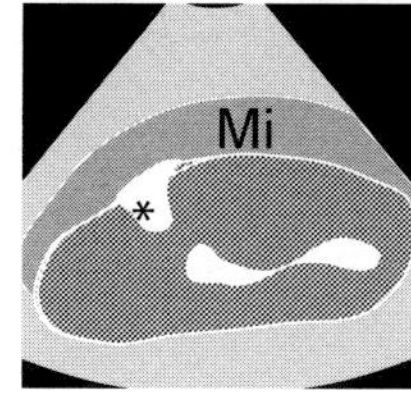

Abb. 168: Angiomyolipom, mit der Basis in der Nierenkapsel (*). Die Milz (Mi), hier seitlich angeschnitten, überragt die Niere im Flankenschnitt nach kaudal.

Schema 82

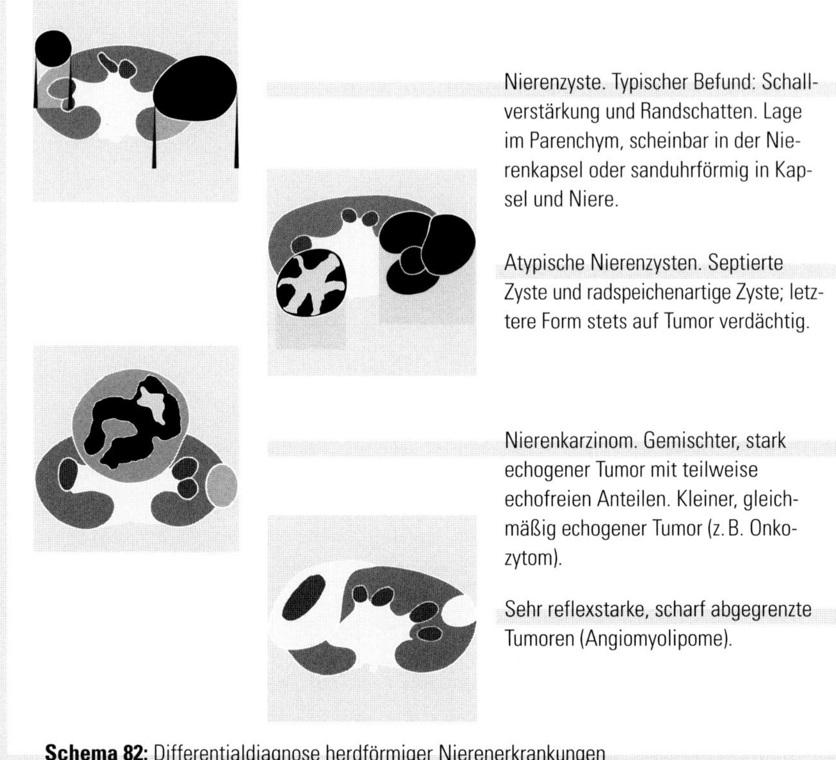

Schema 82: Differentialdiagnose herdförmiger Nierenerkrankungen

Bei der **kindlichen** autosomal rezessiven **Form** sind die Nieren mäßig vergrößert, reflexstärker als die Leber, mit ungleichmäßigem Reflexmuster (Salz und Pfeffer), verursacht durch kleinste Zystchen im gesamten Nierenparenchym.

■ Solide Raumforderungen

Nierenkarzinome sind ein relativ häufiger sonographischer Zufallsbefund. Typische Nierenkarzinome setzen sich deutlich vom Restparenchym ab, drängen die Kontur nach außen und drükken den Zentralreflex ein (Abb. 167). Je größer sie sind, desto inhomogener ist ihr Aufbau, reflexschwächere wechseln mit stärkeren Arealen. Schließlich entstehen sogar reflexfreie Areale. Nierenkarzinome können zu sonographisch erkennbaren Folgen führen:

— Kompression von Pyelonabschnitten mit Hydronephrose
— Infiltration in die Umgebung
— Infiltration der Nierenvenen und der V. cava (sog. Tumorthrombus)
— gleichseitige oder gegenseitige Infiltration der Lymphknoten
— sonographisch erkennbare Fernmetastasen (Leber/Pleura/Nebennieren).

Differentialdiagnose
Typische Tumoren ab 3 cm mit gemischtem Echomuster sind von Adenomen und ins Parenchym einwachsenden Urothelkarzinomen nicht zu unterscheiden. Die xanthogranulomatöse Pyelonephritis imitiert Tumoren; das Angiomyolipom (s. u.) kann ein ungleichmäßiges Echomuster ohne die typischen stark reflektierenden Anteile haben.

Angiomyolipome sind im typischen Fall noch echostärker als das Sinusfett. Mit zunehmender Größe enthalten sie zumeist schwächere oder sogar echofreie Anteile. Manche Angiomyolipome sind primär „echoarm“ oder gemischt echogen. Angiomyolipome werden oftmals als Zufallsbefund entdeckt, häufiger als Nierenkarzinome. Das typische Angiomyolipom bedarf unter einer Größe von 2 cm keiner weiteren Diagnostik außer der sonographischen Verlaufskontrolle. Sehr selten kommen differentialdiagnostisch zu erwägende Myelolipome, Hämangiome und Lipome sowie Liposarkome vor (Abb. 168). Maligne **Lymphome** können bei fokalem Befall zur Entwicklung sehr schwach echogener Herde führen. Sie können die Niere diffus echoarm vergrößern; meist sieht man mehrere echoarme rundliche Tumoren. **Metastasen** in die Nieren unterscheiden sich morphologisch nicht von primären Geschwülsten.
Der im Kindesalter häufigste **Wilms-Tumor** der Niere ist in der Regel reflexstark oder gemischt mit reflexschwachen oder zystischen Arealen und andererseits Verkalkungen. Er kann aber auch vorwiegend zystisch sein, wodurch eine sichere Differenzierung gegenüber umschriebenen zystischen Fehlbildungen nicht immer gelingt.

Stellenwert

Die Sonographie zählt in der Nephrologie und Urologie neben der Klinik und dem Urinsediment zu den wichtigsten Basisuntersuchungen. Bei den akuten Parenchymerkrankungen liefert sie unspezifische Hinweise auf die Art der Veränderung, mit Hilfe von Klinik und Labor sowie in vielen Fällen der Histologie wird die Diagnose gestellt. Bei chronischen Erkrankungen lassen sich typische sonographische Bilder definieren. Bei den fokalen Veränderungen genügt die Sonographie zur Erkennung typischer Zysten und Angiomyolipome, sowie zur Entdeckung der Nierengeschwülste. In unklaren Fällen wird man jedoch andere Verfahren einsetzen, bei Tumorverdacht rasch zur Biopsie oder Exploration schreiten. Die Diagnostik der Hydronephrose, deren Ursachen und Differentialdiagnose sind bis auf einige Ausnahmen (Ureterstenosen, Urothelkarzinome) die Domäne der Sonographie.
Farbdopplersonographische Untersuchungen können zur Beurteilung der Nierenarterien eingesetzt werden; bei manchen Problemen ergänzen sie die Morphologie durch Analyse der Parenchymwiderstände; bei der Tumordiagnostik (Vaskularisation) ersetzen sie die Biopsie nicht, ebensowenig bei vielen Formen der Transplantatabstoßung.

T

Nebennieren

Topographie

Schema 83

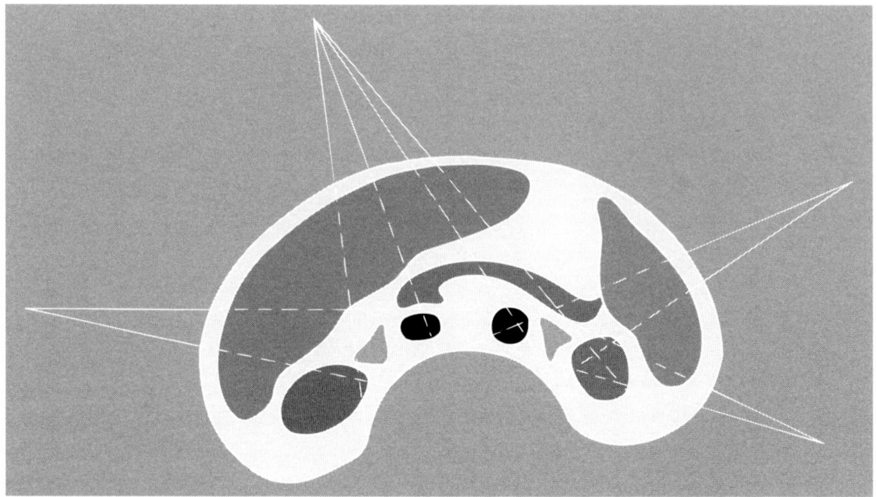

Schema 83: Sonographische Zugangswege zu den Nebennieren
Die Nebennieren werden am sichersten im Interkostalschnitt oder Subkostalschnitt erfaßt.

Die Nebennieren liegen im perirenalen Raum, kranial und medial der Nieren. Sie haben eine eigene Gefäßversorgung.

A N

Anatomie und Normalbefund

Vor allem im Kindesalter läßt sich hauptsächlich rechts am länglichen dreieckigen Organ eine echoarme Außenzone von einem echoreichen Zentrum unterscheiden. Aufgrund des anatomischen Aufbaus der Nebennieren schließt man, daß es sich dabei um Rinde (echoarm) und Mark (echoreich) handele.
Die normale Nebenniere ist beim Erwachsenen um 5 cm lang, aber nur wenig über 1 cm breit (Abb. 169).

U

Untersuchungstechnik

Aufgrund ihrer dorsalen und versteckten Lage, ihrer geringen Organdicke und schlechten Abgrenzung gegenüber der Umgebung sind die normalen Nebennieren nicht immer darstellbar. Die Region der Nebennieren läßt sich jedoch meist sicher definieren und damit der pathologische Befund erfassen, aus technischen Gründen wiederum rechts sicherer als links.
Die rechte Nebenniere findet man am besten transhepatisch, die linke translienal, beide jeweils in einem – meist interkostal zu legenden – schrägen lateralen Längsschnitt, der etwas medial und fast immer deutlich kranial

der Niere zu führen ist und sich an folgenden Leitstrukturen orientiert:
- Rechts liegt kranial, ventral und lateral die Leber, medial die Vena cava, dorsal medial der rechte Zwerchfellschenkel.
- Links befindet sich kranial, ventral und lateral die Milz, medial und dorsal der linke Zwerchfellschenkel, der die wichtigste Leitstruktur ist.

Die Untersuchung läßt sich am einfachsten in Rückenlage beginnen und durch Seitlagerung sowie am stehenden Patienten vervollständigen.
Störend auf die Darstellung der Nebennieren wirkt sich rechts meist eine stark schallabschwächende Leber, z.B. eine Fettleber aus; links ist es Luft im – ventral der Nebenniere gelegenen – Magen, eine stark schallschwächende Pankreaskauda oder perirenales bzw. perilienales Fettgewebe.

Allgemeine sonographische Pathologie

P

Diffuse Veränderungen außer der bilateralen Hyperplasie spielen keine Rolle; wesentlich ist die Nebennierensonographie zur zufälligen oder gezielten Diagnostik von herdförmigen Veränderungen.

Spezielle sonographische Befunde

B

Zysten der Nebennieren sind echofreie Bezirke mit Schallverstärkung. Sie können bei Einblutung echogen sein. Differentialdiagnostisch sind Nierenzysten und retroperitoneale Zysten bei Pankreatitis zu bedenken. Dorsale Leberzysten sind deutlich atemverschieblich (Abb. 170).
Verkalkungen sind starke, grobe Reflexe mit Schallschatten. Sie sind heute selten das Resultat einer Tuberkulose und werden somit bei sehr alten Menschen oder Einwanderern aus Endemiegebieten gefunden. Meist handelt es sich um Verkalkungen regionaler Gefäße.
Hämatome erzeugen eine echoarme Auftreibung des Organs; man findet sie vor allem bei Neugeborenen.
Myelolipome sind stark echoreiche, meist rundliche, manchmal durch Einblutung inhomogen strukturierte Tumoren; sie sehen aus wie die artverwandten Angiomyolipome der Niere (Abb. 171).
Bei **Tumoren der Nebennierenrinde** handelt es sich um Adenome. Sonographisch zeigen sie sich als rundliche bis ovale, schwach echogene Gebilde mit gleichmäßigem Echomuster (Abb. 172).
An **Tumoren des Nebennierenmarks** findet man, vorwiegend im Kindesalter, Neuroblastome als schwach bis mittelstark echogene Tumoren mit gleichmäßigem Echomuster. Phäochromozytome zeigen sich schwach bis mittelstark echogen und – insbesondere wenn es sich um größere Tumoren handelt – mit ungleichmäßigem Echomuster, z. T. auch mit echofreien Anteilen, die regressiven Veränderungen entsprechen können (Abb. 173).
Nebennierenkarzinome sind selten (Abb. 174), **Nebennierenmetastasen** jedoch nicht (Bronchial- und Mammakarzinom, Melanom, Lymphom, Pankreas- und Nierenkarzinom). Sonographisch sind Karzinome und Metastasen meist nicht von gutartigen Tumoren zu unterscheiden, da sie sowohl ganz schwach bis mittelstark echogen sein und ein gleichmäßiges, aber auch ein ungleichmäßiges Echomuster haben können. Das sicherste Kriterium für Malignität ist Infiltration in Nachbargewebe.

Nebennieren

Abb. 169

Abb. 170

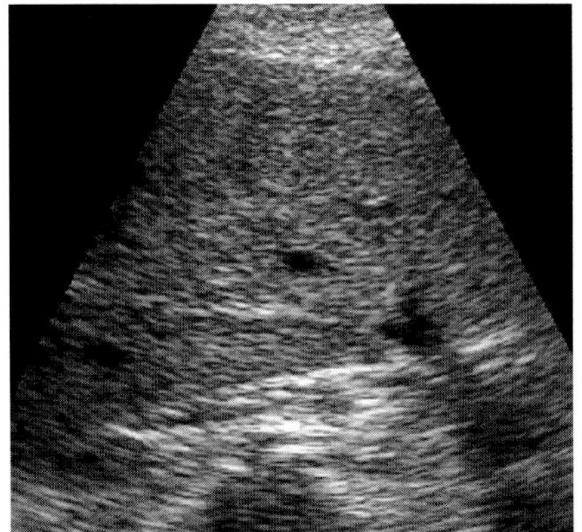

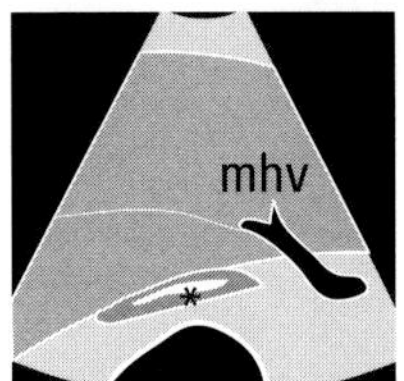

Abb. 169: Normale Nebenniere rechts. Im Interkostalschnitt findet sich dorsal der Leber, lateral der V. cava und medial der Niere eine längliche geschichtete Struktur, die wir als normale Nebenniere (*) auffassen. mhv = Mittlere Lebervene.

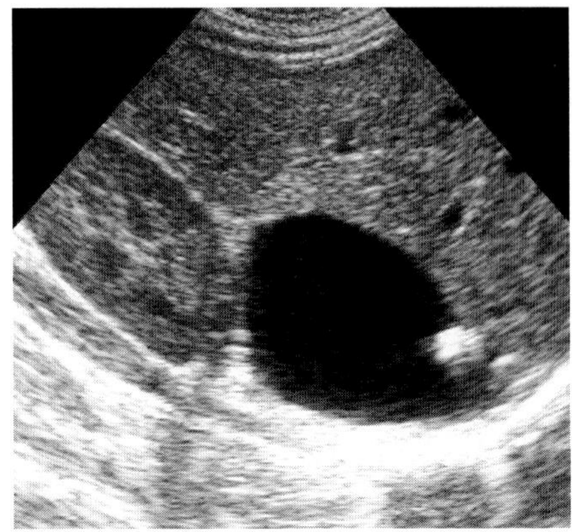

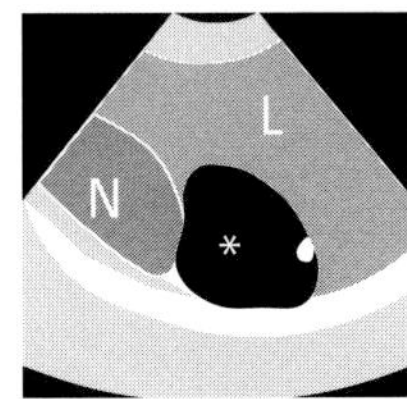

Abb. 170: Nebennierenzyste (*) mit kleiner Randverkalkung. Subkostaler Querschnitt rechts mit Niere (N) und Leber (L). In der Niere echoreicher Sinus (zart) und schwächer echogene Markkegel von der Rinde abgrenzbar. In der Leber angeschnittene Segmentäste der Lebervenen und Pfortader.

Abb. 171

Abb. 172

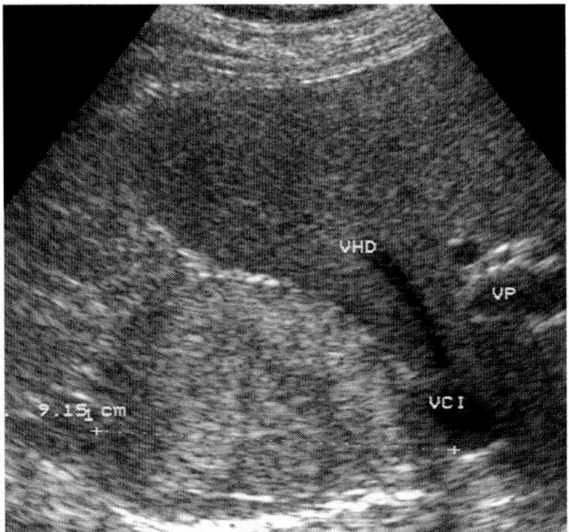

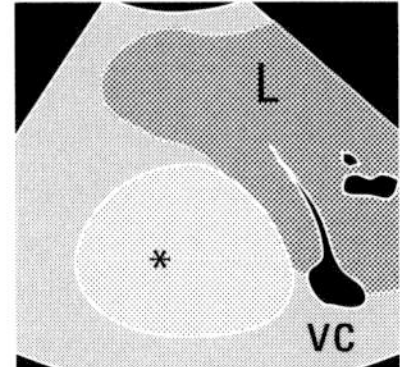

Abb. 171: Myelolipom. Stark echogener, grob strukturierter Tumor im Bereich der rechten Nebenniere. Leber (L); V. cava mit rechter Lebervene (vc); Leberpforte mit Pfortader und Leberarterie. *(Bild: W. Wermke).*

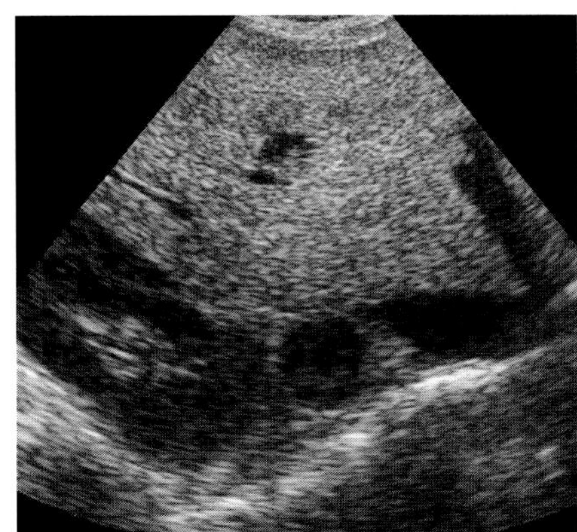

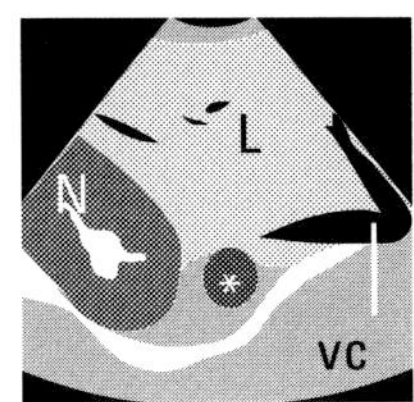

Abb. 172: Nebennierenrindenadenom. Zwischen einer bei kardialer Stauung erweiterten V. cava (vc) und der rechten Niere (N) befindet sich dorsal der echoreichen und vergröberten Leber (L, chronische Stauungsinduration) eine rundliche kleine Raumforderung (*).

Abb. 173

Abb. 174

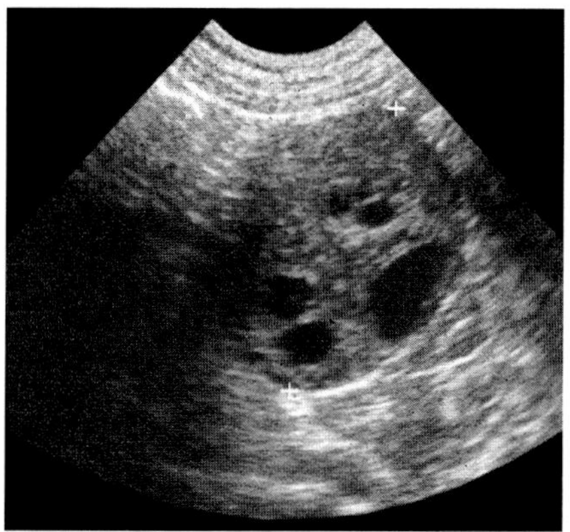

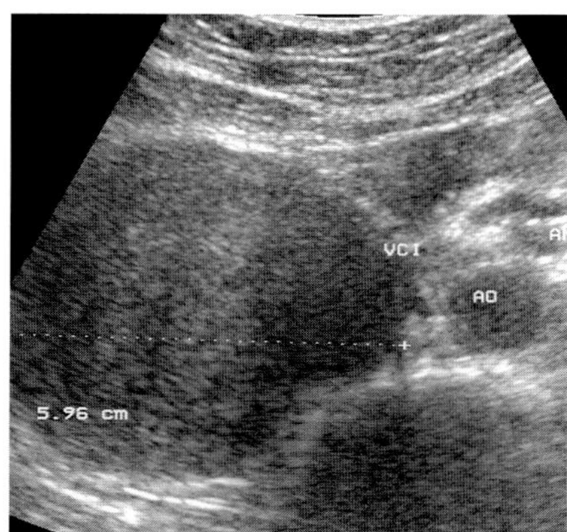

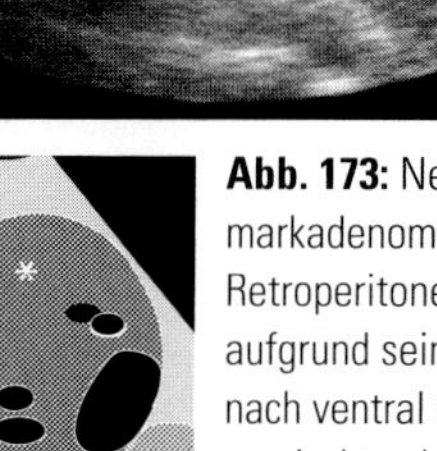

Abb. 173: Nebennierenmarkadenom. Im linken Retroperitonealraum, aufgrund seiner Größe nach ventral ragend, ein gemischt echogener Tumor mit echofreien Anteilen (*). mp = Musculus psoas; Co = linke Kolonflexur.

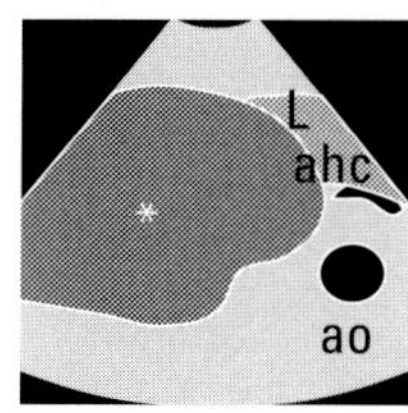

Abb. 174: Nebennierenkarzinom (*). Großer echoarmer Tumor retroperitoneal gelegen. L = Leber; ahc = Arteria hepatica communis; ao = Aorta. *(Bild: W. Wermke).*

Differentialdiagnose

Bei Raumforderungen der Nebennieren ist differentialdiagnostisch zu denken an Leber- und Nierenprozesse, Läsionen der Pankreaskauda, den Magen, sowie an perirenales bzw. retroperitoneales Fettgewebe, dicke Zwerchfellschenkel und retrokrurale Lymphome.

Stellenwert

S

Wenn man die normale Nebenniere zweifelsfrei in den meisten Fällen erkennen würde, wäre die Diagnostik der Nebennierentumoren einfach. In der klinischen Realität ist die Computertomographie der Sonographie deutlich überlegen und sollte bei klinischem Verdacht auf einen endokrin aktiven Tumor eingesetzt werden. Umgekehrt entdeckt die Sonographie zufällig Tumoren in der Nebennierenregion, die endokrinologisch und durch CT weiter abgeklärt werden müssen.

Die Nebennierenregion muß bei metastasierenden Tumoren (Lunge, Mamma) gezielt angesehen werden.

Kleines Becken

Die gynäkologische und urologische Sonographie wird hier nur gestreift und bleibt ausführlicheren Spezialdarstellungen vorbehalten. Allerdings werden im Rahmen der zu fordernden gründlichen kompletten Bauchuntersuchung auch vom Nichtgynäkologen Befunde im weiblichen kleinen Becken erhoben.

T Topographie

Erfaßbar ist regelmäßig die seitliche Begrenzung durch die beiden Beckenschaufeln mit der Muskelgruppe des M. iliopsoas, in dem eine hell reflektierende Sehnenplatte liegt. Ausgehend von der Aortenbifurkation lassen sich parallel zum M. iliopsoas jeweils die großen Beckengefäße bis zur Leiste verfolgen.

Nur bei gutem Füllungszustand bildet sich die Harnblase im suprapubischen Transversalschnitt als ovale, im Longitudinalschnitt eher als dreieckförmige reflexfreie Figur mit einer schmalen Wand ab. In unmittelbarer Nachbarschaft zur Harnblase liegen:

— ventral: vordere Bauchwand und Symphyse
— kranial: luft- oder speisebreigefüllte Darmanteile
— dorsal: inneres Genitale, Rektum und Douglas-Raum.

N Normalbefund

Harnblase
Ähnlich wie die Darmwand, setzt sich auch die Harnblasenwand aus mehreren echoreichen und -armen Schichten zusammen. Deren detaillierte Beurteilung ist der transurethralen Sonographie vorbehalten. Die Wanddicke variiert je nach Füllungszustand der Blase und beträgt 4–10 mm. Bei gut gefüllter Blase sprechen wir ab ca. 7 mm von einer Wandverdickung. Relevante Wandverdickungen und Irregularitäten sind mit den transabdominellen Sonden sichtbar.

Die **Ureteren** sieht man als feine tubuläre Strukturen, die in der hinteren Blasenwand als Ureterostien in die Blase münden. Mit der Farbdoppler-Technik, manchmal auch im B-Bild, erkennt man an dieser Stelle ein Einstromphänomen (sog. Jet) von Urin. Weitere Ureterabschnitte sind physiologisch nicht sichtbar (Abb. 175).

Prostata und Samenblasen
Die innere Anatomie der **Prostata** läßt sich mit transrektalen Sonden abbilden:

Im Querschnitt erkennt man dorsal und lateral (nach kaudal sich verbreiternd) die stärker reflexogenen peripheren Drüsenanteile, von gleicher Echostärke kranial zentral die zentrale Drüsenzone, während sich echoärmer in der Organmitte die Übergangszone abgrenzt.

Als starke, grobe Reflexe sind kranial die quergeschnittenen Lumina von Samengängen und Urethra, kaudal nur noch die Urethra zu erkennen.

Im Längsschnitt sieht man in der Mittelachse den Verlauf der Urethra, die von ventral und kranial in etwa 30° nach dorsal und kaudal absteigt, um am Colliculus seminalis in eine horizontale Achse abzuknicken, nachdem sie sich mit den etwas seitlich der Mittellinie

liegenden Samengängen vereint hat. Wiederum sind die reflexstärkeren peripheren und zentral-kranialen Drüsenabschnitte von den reflexschwächeren der Übergangszone inmitten des Organs gut unterscheidbar (Abb. 176).
Normalmaße:

Breite	45 mm (+/- 10 mm)
Höhe	30 mm (+/- 10 mm)
Länge	30 mm (+/- 10 mm)
Volumen (ml) =	a×b×c×0,5
Obergrenze	28 ml.

Das Volumen eines Prostataadenoms kann mit der gleichen Formel bestimmt werden.
Die **Samenblasen** verlaufen korkenzieherartig vom oberen Pol der Prostata hinter der Harnblase nach kranial und lateral. Ihre Echostruktur ist der periurethralen Drüsenzone gleich.

Vagina, Uterus und Adnexe
Die **Vagina** hat eine homogene echoarme Struktur, in der Mitte ist eine echoreichere Schicht (Lumen und Schleimhaut) erkennbar (Abb. 177).
Der **Uterus** ist ein glatt begrenztes, bei der erwachsenen Frau 7–10 cm (je nach Anzahl der Kinder) langes birnenförmiges Organ mit homogener, echoarmer Struktur. Seine Lage ist variabel und wird auf die Vaginalachse bezogen. In der Sagittalebene ist er gegenüber der Vagina nach vorne (Anteflexion), in der gleichen Linie (Streckstellung) oder nach hinten (Retroflexion) gerichtet. In der Frontalebene kann er gerade, nach links oder nach rechts liegen. Das manchmal echofreie Lumen ist vom echoreicheren Endometrium umgeben. Bei der geschlechtsreifen Frau ändert sich zyklusabhängig die Dicke und Echointensität des Endometriums, nach Menopause sollte sie weniger als 5 mm (oder beide Schichten < 10 mm) betragen (Abb. 178).
Die **Tuben** sind unter optimalen Bedingungen höchstens partiell sichtbar als schlanke Ausläufer aus beiden Cornu uteri. Die **Ovarien** sind ellipsoide, echoreiche Organe mit erkennbaren, wenige Millimeter großen Follikeln. Ein reifes Follikel kann bis 2,5 cm anwachsen.
Normalmaße:

Länge	2–3 cm
Breite	1,5–2,5 cm
Dicke	1,5–2,5 cm

Volumen (a×b×c×0,5): 5–10 ml, in der Postmenopause bis zu 1 ml atrophiert.

Schema 84

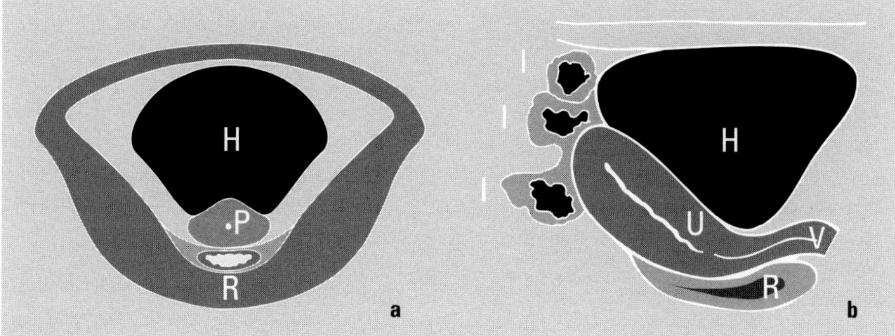

Schema 84:
a) Männliches kleines Becken im Querschnitt.
Ovale gefüllte Harnblase (H), dahinter die Prostata (P) und das Rektum (R).
b) Weibliches kleines Becken im Längsschnitt.
Harnblase (H), dahinter der birnenförmige Uterus (U) und die Vagina (V), luft- oder flüssigkeitsgefüllte Darmschlingen (I), Rektum (R).

Abb. 175

Abb. 176

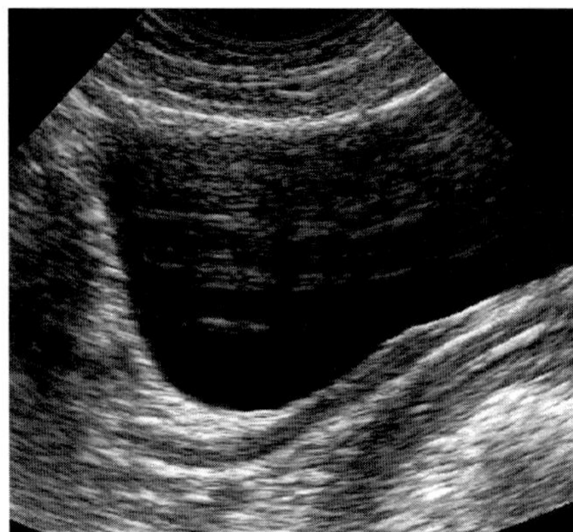

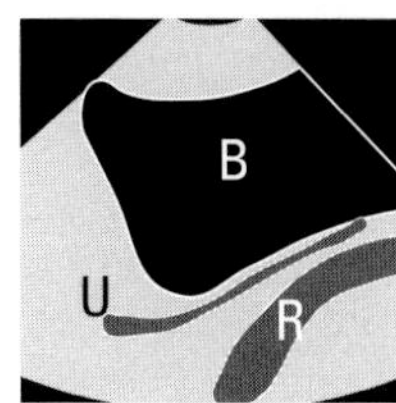

Abb. 175: Längsschnitt, leicht schräg in Richtung Leber oder Milz, zur Darstellung des Ureter (U) hinter der Harnblase (B). Dorsal das Rektum (R).

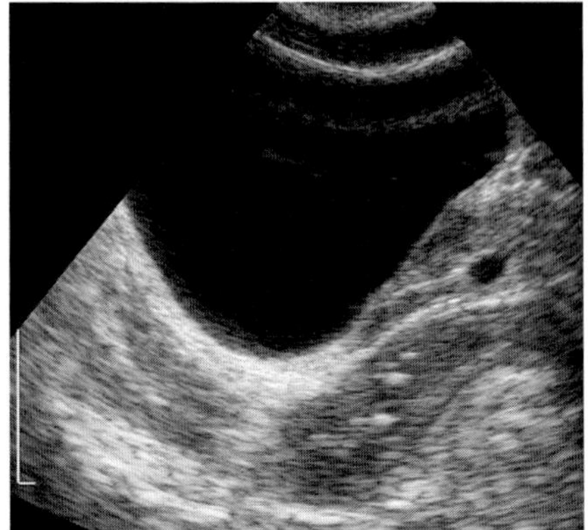

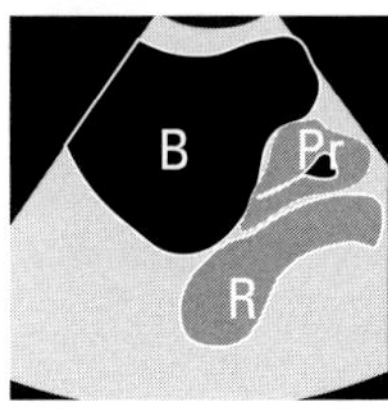

Abb. 176: Längsschnitt über der normalen Prostata (Pr), kaudal und dorsal der Harnblase (B). Dahinter das Rektum (R). Die zystische Struktur in der Prostata kann einer angeschnittenen Urethra entsprechen.

Abb. 177

Abb. 178

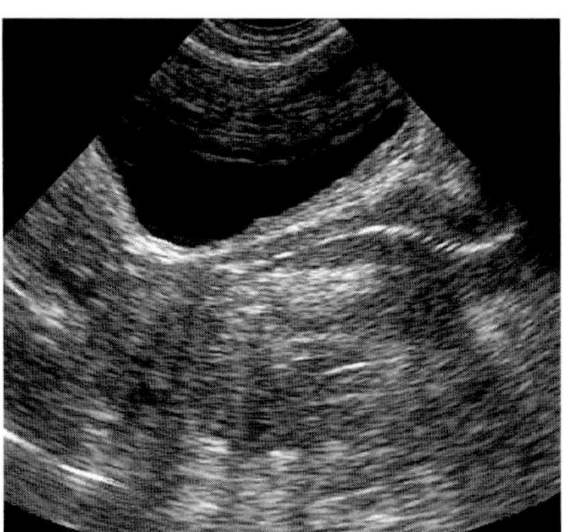

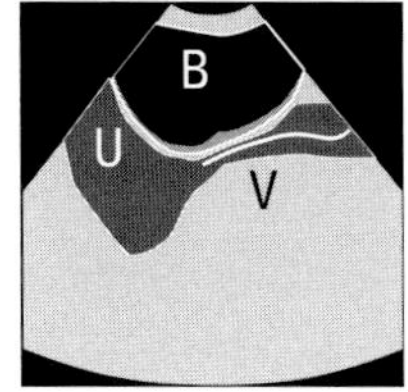

Abb. 177: Längsschnitt über der Vagina (V). Man sieht den Übergang aus der Portio in den Uterus (U). B = Blase.

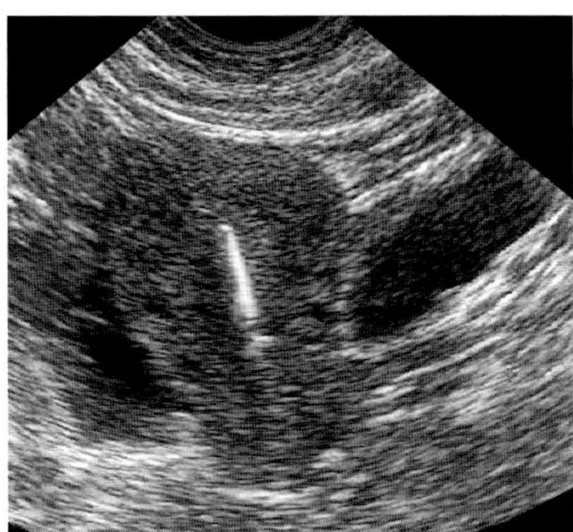

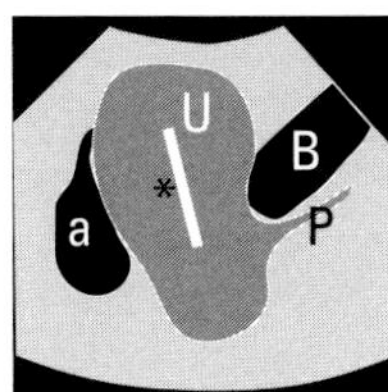

Abb. 178: Längsschnitt über dem Uterus (U) mit einem Intrauterinpessar (*). Etwas Aszites im Douglas-Raum (a). B = Blase; P = Portio.

Untersuchungstechnik

U

Die Untersuchung der Organe des kleinen Beckens kann
— transabdominell
— perineal
— transrektal
— transvaginal und
— transurethral

erfolgen. Hier beschreiben wir nur den transabdominellen Zugang, die übrigen Zugänge sind spezialisierten Fragestellungen der Gynäkologen, Urologen, Gastroenterologen und Chirurgen vorbehalten.

Transabdominelle Untersuchung
Vorausetzung ist eine gefüllte Blase. Die Blase wird in Längs- wie auch in Querschnitten untersucht, um sämtliche Irregularitäten, Ausstülpungen oder polypartige Formationen der Wand zu registrieren. Dann werden die Ureterostien gesucht und beurteilt. Die anatomischen Kenntnisse über den retroperitonealen Ureterverlauf sowie seine Kreuzung mit den Beckengefäßen sind hilfreich, um oft nur minimale Uretererweiterungen bzw. Uretersteine zu entdecken. Die Blase wird als „Echofenster" benutzt, um die Organe im kleinen Becken ohne Verdeckung durch Darmluft anzuschauen. Da die normale Blase echofrei ist, kommt es hinter der Blase zu einer Echoverstärkung; der Tiefenausgleich ist zu korrigieren.
Bei der Frau werden im Längsschnitt die Vagina und der Uterus dargestellt und der Uterus entlang seiner Längsachse beurteilt. Seitlich davon und in Querschnitten werden die Tuben und Ovarien gesucht, was oft wegen Luftüberlagerungen Schwierigkeiten macht. Eine weitere Möglichkeit, die Ovarien zu finden, bietet ein Zugang entlang der A. iliaca interna.
Beim Mann werden zuerst im Längs- und Querschnitt die Prostata, in Schräg- und Querschnitten die Samenblasen dargestellt.

Restharnbestimmung
Eine ausreichend zuverlässige Bestimmung des Restharns ist sonographisch leicht durchzuführen und erspart dem Patienten eine Katheterisierung. Nach der Miktion wird das verbleibende Restharnvolumen nach der Ellipsoid-Formel errechnet:
Volumen (ml) = $a \times b \times c \times 0{,}5$
wobei a, b und c der Länge, Breite und Tiefe der Harnblase in cm entsprechen. Klinisch relevant sind Restharnmengen von über 100 ml.

Allgemeine sonographische Pathologie

P

Pathologische Befunde können von den Urogenitalorganen, differentialdiagnostisch vom Peritoneum und den intestinalen Organen ausgehen.
Die Differenzierung erfolgt unter Beachtung der topographischen Zuordnung, des Verhaltens unter Kompression, sowie der Peristaltik. Flüssigkeit im Douglas-Raum kann aus dem Becken stammen (z. B. Extrauteringravidität und Adnexitis, Follikelruptur) oder dorthin abgesunken sein (Aszites, Blutung). Bei jungen Mädchen findet man auch vor der Menarche kleine Mengen Flüssigkeit. Entzündliche Prozesse können aus den Adnexen und dem Darm stammen und auf Nachbarorgane übergreifen. Darmentzündungen und -tumoren schließen regelhaft das stark echogene, lufthaltige Lumen ein oder stehen fistelnd mit ihm in Verbindung.

B

Spezielle sonographische Befunde

Harnblase

Schema 85

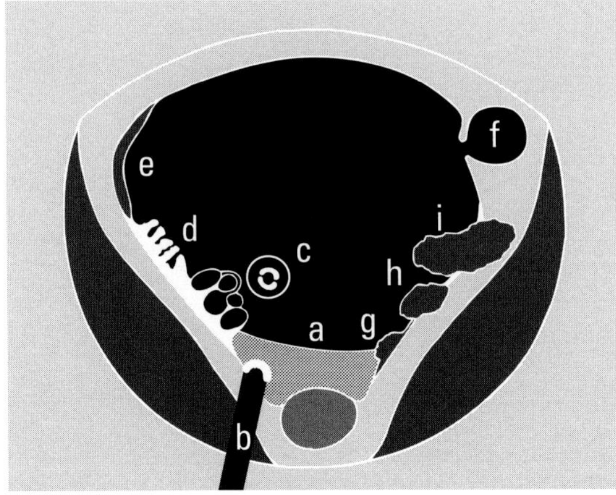

Schema 85: Pathologische Harnblasenbefunde
a) Debris (Blut, Eiter etc.)
b) Blasenstein bzw. Ostiumkonkrement
c) Bullöse Zystitis bei liegendem Katheter
d) Balkenblase
e) Ödematöse Zystitis
f) Divertikel
g) bis **i)** Blasentumoren mit unterschiedlicher Infiltrationstiefe.

Blutkoagel und **Detritus** (bei schweren Entzündungen der ableitenden Harnwege) bilden sich als wandständiger Echobesatz ab, der der Schwerkraft folgt.
Blasensteine sind starke, einen Schallschatten verursachende Gruppen von Reflexen.
Die korrekte Lage eines **Blasenkatheters** ist sonographisch gut kontrollierbar, da er intravesikal auch bei mäßig gefüllter Harnblase durch seine stark echogebenden Grenzstrukturen auffällt.
Eine **Zystitis,** die tiefere Schichten der Blasenwand erfaßt, führt zur diffusen Wandverdickung (> 7 mm). Eine bullöse Zystitis, wie sie bei länger liegendem Katheter gesehen wird, zeigt sich als umschriebene Schwellung mit zystischer Auftreibung der Harnblasenwand.
Die **Balkenblase** entsteht durch infravesikale Obstruktion (Urethrastenose bei Prostatahyperplasie, postentzündlich, nach Kathetertraumatisierung, Urethraklappe). Die Wand ist verdickt, zwischen einzelnen stärkeren Muskelgruppen („Balken") weicht die Blasenwand nach außen ab, es entstehen divertikelartige Ausstülpungen (Abb. 179).
Echte **Divertikel** sind kugelige Aussackungen der Wand, die über einen darstellbaren Divertikelhals mit dem Harnblasenlumen in Verbindung stehen. In ihnen können Blasensteine und Karzinome entstehen.
Die **Ureterozele** ist eine zystische, peristaltisch verformte Vorstülpung des Ureters ins Blasenlumen. Oft verfangen sich hier Uretersteine.
Das **Blasenpapillom** ist ein breitbasiger, gestielter oder korallenartiger Wandvorsprung, meist echoarm, dorsal artifiziell oft echoreich wirkend (mangelnder Tiefenausgleich). Die Papillome können mit einfachen Wandfalten bei halbvoller Blase (hier erkennt man jedoch die normale Schichtung der Blasenwand) und mit einem Koagel (Verschiebung nach Lageänderung) verwechselt werden.
Das **Blasenkarzinom** ist wie das Papillom eine oft breitbasige, manchmal unregelmäßig und unscharf begrenzte echoarme Blasenwandverdickung. Je nach Sitz und Größe des Tumors werden Komplikationen wie die Dilatation eines distalen Ureterabschnittes, ein-

Abb. 179

Abb. 180

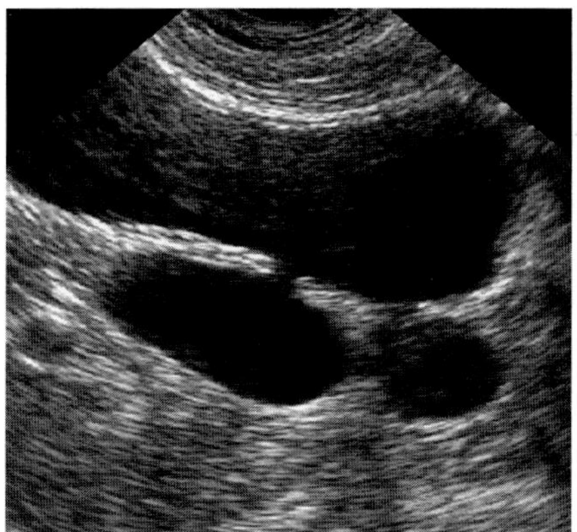

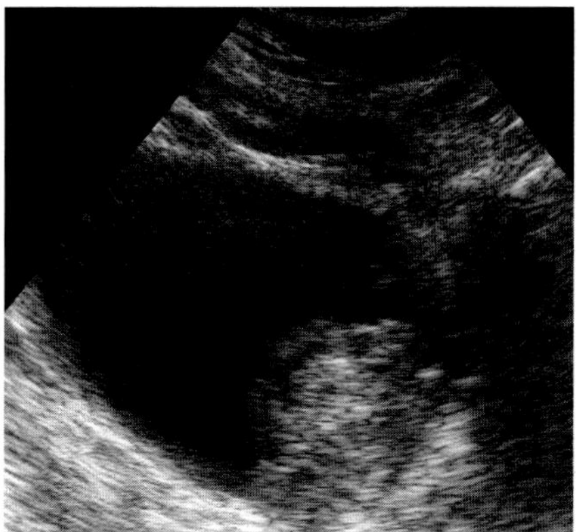

Abb. 179: Divertikelartige Ausstülpungen (*) der Harnblase (B) bei Prostatahyperplasie mit Harnverhalt.

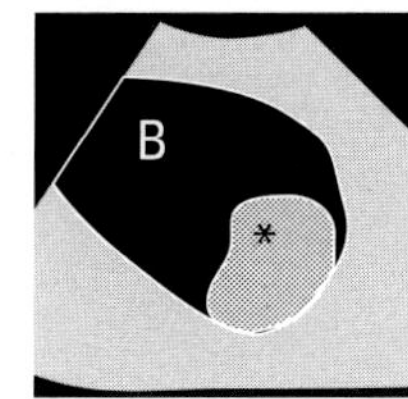

Abb. 180: Blasenpolyp (*) als echoarmer Tumor an der Blasenwand. Histologisch Karzinom.

oder beidseitige Hydronephrose erkennbar. Eine Unterbrechung der Blasenwandkontur oder ein infiltratives Wachstum in die Nachbarorgane beweisen das fortgeschrittene Stadium des Urothelkarzinoms (Abb. 180).

Weibliches Becken

In der **Vagina** kann bei Mädchen eine fehlende Perforation des Hymen durch Ansammlung von Flüssigkeit zur echofreien Auftreibung führen. Tampons sind stark reflektierend erkennbar.

Myome sind die häufigsten Tumoren des **Uterus.** Das homogen-feine Echomuster des normalen Myometrium wird durch das vergröberte, inhomogene, manchmal mit Verkalkungen durchsetzte irreguläre Echomuster des Myoms ersetzt. Umrandet sind diese Tumoren oft mit (echofreien) Gefäßen. Myome werden manchmal sehr groß und verdrängen die übrigen Beckenorgane. Gestielte Myome können mit einem Ovarialtumor verwechselt werden. Häufig ist der ganze Uterus knotig umgebaut. Eine Unterscheidung zwischen komplex aufgebautem Uterus myomatosus und einem **Korpuskarzinom** kann schwierig sein.

In der **Menopause** sollte die Gesamtbreite beider Endometriumschichten 10 mm nicht überschreiten. Bei verdicktem Endometrium sind die glandulär-zystische Hyperplasie und das Korpuskarzinom auszuschließen.

Flüssigkeit im Cavum uteri stellt sich physiologisch bei Menstruation, aber auch in der Sekretionsphase nach Ovulation als echofreier Raum dar. Verwechslungen kann es mit einer Mukozele und mit einer Frühschwangerschaft („Ringzeichen") geben. Sowohl bei Blutung wie auch bei enzündlichen Prozessen kann diese Flüssigkeit echoreich sein.

Ein **Intrauterinpessar** (IUP) erscheint als stark reflektierender Stab. Seine

Abb. 181

Abb. 182

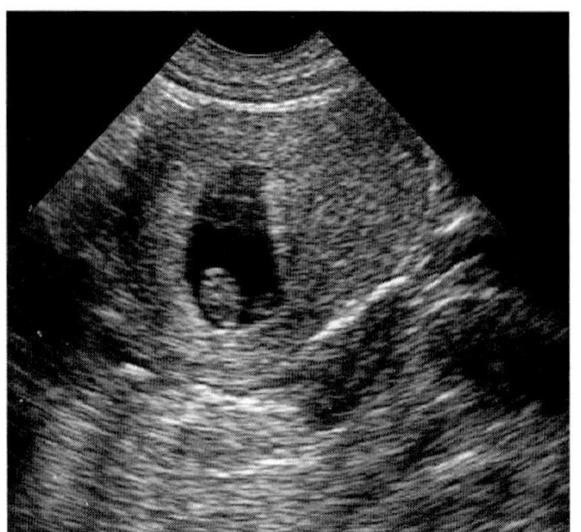

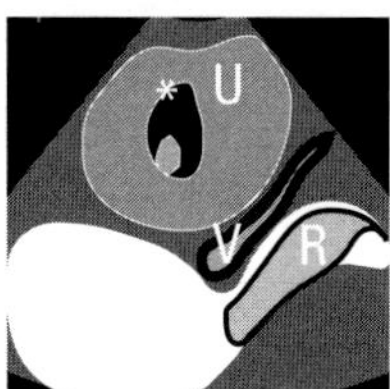

Abb. 181: Frühgravidität (*) als zystischer Hohlraum inmitten des Uterus (U). In diesem eine echogene polypoide Struktur. Vagina (V) und Rektum (R) dorsal.

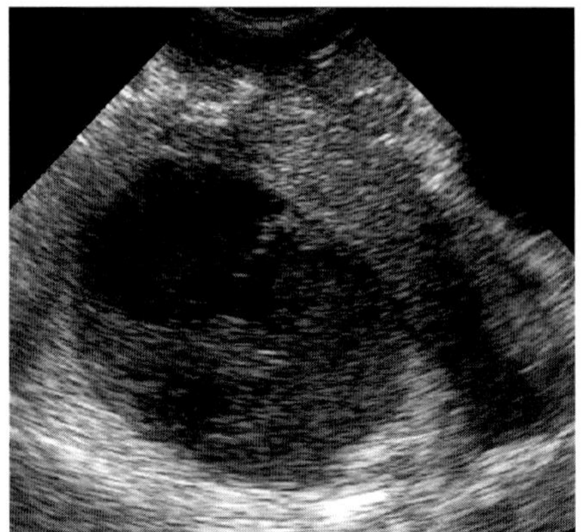

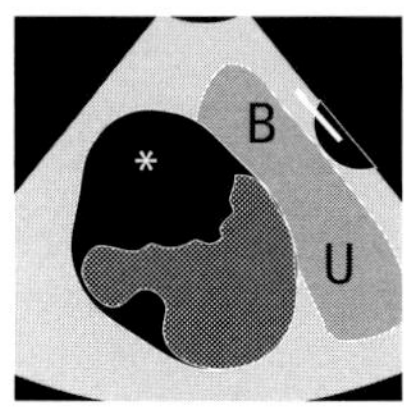

Abb. 182: Abszeß im Bereich der Adnexe mit gemischt echogenem Aufbau (*). Uterus (U) und Blase (B) angeschnitten.

Lage kann sonographisch kontrolliert werden: Es sollte im Cavum uteri, maximal 2 cm vom Fundus entfernt liegen. Liegt es tiefer, ist es disloziert; fehlt es und es besteht ein heftiger Bauchschmerz, kann es perforiert sein.

Eine **Frühschwangerschaft** wird oft als Zufallsbefund bei Unterbauchschmerzen oder Erbrechen entdeckt. Im Uterus sieht man ab der 5.–6. Schwangerschaftswoche ein „Ringzeichen", eine im Uterus liegende echoreichere Struktur mit echofreiem Zentrum (Abb. 181).

Fehlt bei darstellbarer Graviditätsreaktion des Endometrium und positivem Schwangerschaftstest eine Fruchthöhle, so muß man an eine **Extrauteringravidität** denken. Gezielt wird dann nach einer Fruchthöhle im Bereich der Adnexe und in weiteren Teilen des kleinen Beckens sowie nach Flüssigkeit im Douglas-Raum gesucht.

Bei Erkrankungen der **Tuben** findet man oft zystoide, echofreie Raumforderungen mit verstärkter Wand (Tubenwand mit Flüssigkeitsansammlung). Als Ursache sind neben der Tubargravidität entzündliche Veränderungen (Salpingitis, Hydrosalpinx) von Bedeutung. Große, inhomogene, echoreichere Raumforderungen findet man bei Tuboovarialabszessen (Abb. 182).

Polyzystische Ovarien zeigen sich von vielen kleinen Zysten durchsetzt und vergrößert.

Bei **einfachen Zysten** kann es sich um persistierenden Follikel, Corpus luteum-, Endometriosezyste oder echtes Cystoma simplex handeln. Eine kurzfristige Verlaufskontrolle nach nächster Periode ist empfehlenswert, da ein Teil dieser Zysten spontan verschwindet. Nach Einblutung wird das Echomuster echoreich, später komplex mit echofreien Arealen. Sediment ändert seine Lage (Abb. 183).

Mehrkammerige Zysten mit feinen Septen findet man bei größeren **Zystadenomen.**

Ovarialkarzinome sind ebenfalls mehrheitlich zystisch aufgebaut. Irreguläre

Abb. 183
Abb. 184

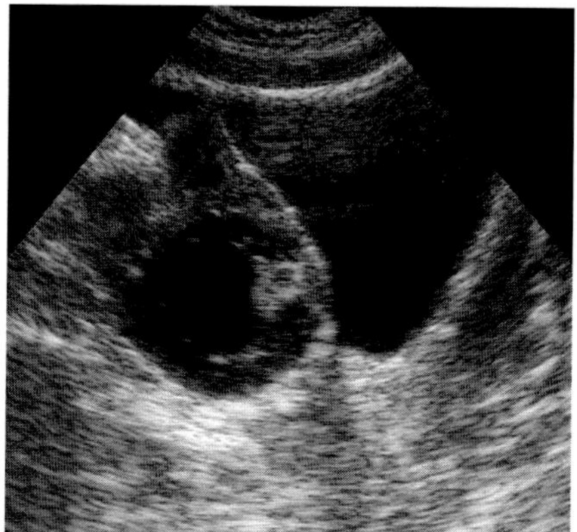

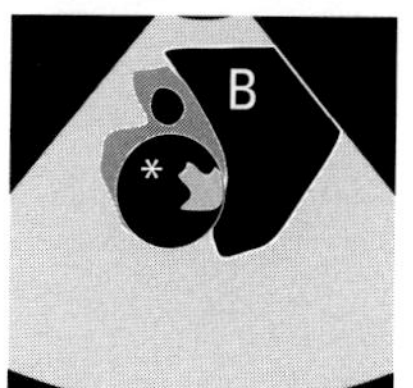

Abb. 183: Zyste (*) im rechten Ovar, dargestellt mit einem seitlichen Längsschnitt. B = Blase.

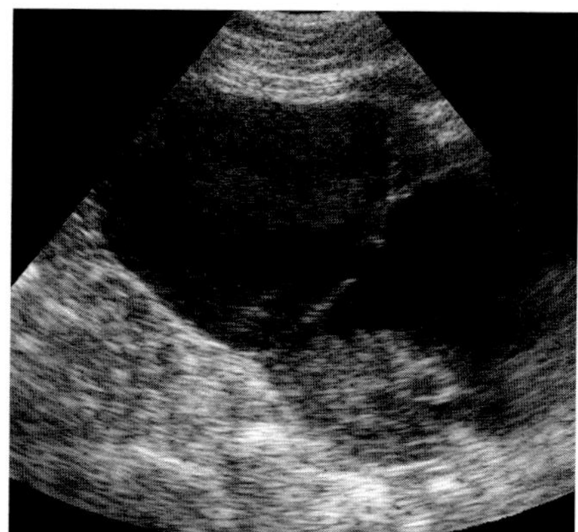

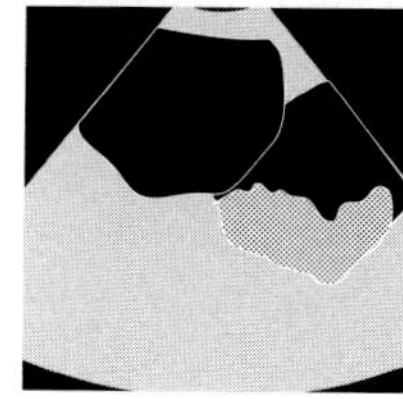

Abb. 184: Zystisches Ovarialkarzinom bzw. Ovarialzystom, bestehend aus septierten Zysten und echogen „soliden" Anteilen.

Verdickung der Septen, solide Anteile sowie Aszites sind für die Verdachtsdiagnose entscheidend (Abb. 184).

Teratome können zystisch, aber auch solide aufgebaut sein, manchmal fallen sie durch kalkdichte Zahnanlagen auf.

Männliches Becken

■ Benigne Prostatahyperplasie (BPH)

Drüsen der Übergangszone tragen zu einer symmetrischen Vergrößerung der reflexschwachen inneren und ventralen Organanteile bei. Die Form der Prostata bleibt erhalten, die reflexstärkeren peripheren Drüsenanteile werden ausgespannt; als „Mittellappen" ragt die hyperplastische Drüse polypoid ins Blasenlumen. Durch abgrenzbare echoarme und echoreichere Knoten, Zysten und Verkalkungen entsteht ein vielgestaltiges Bild. Verkalkungen betreffen oft kranzförmig die Corpora amylacea in Organmitte (Abb. 185).
Die Folgen wie Restharn, Balkenblase und Aufstau ins Nierenhohlsystem können systematisch beurteilt werden.

■ Prostatakarzinom

Das Karzinom entsteht vorwiegend in der peripheren Drüsenzone, also dorsal und lateral, selten zentral und ventral. Zu Beginn handelt es sich um kleine, schwach echogene Knoten in der echoreicheren Umgebung der dorsalen Drüsenabschnitte. Im Wachstum können stärker echogene Anteile hinzukommen, wahrscheinlich durch Infiltration in Fettschichten und entzündlich-fibrosierende Begleitreaktion. Das Wachstum in Kapsel und Umgebung, in Harn- und Samenblasen kann beurteilt werden (Abb. 186).
Da das Karzinom die gesamte Drüse durchsetzen kann, da nicht alle Karzinome sonographisch abgrenzbar sind,

Abb. 185
Abb. 186

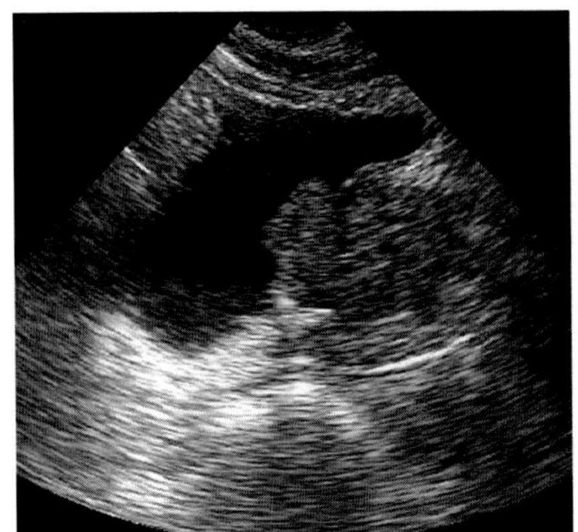

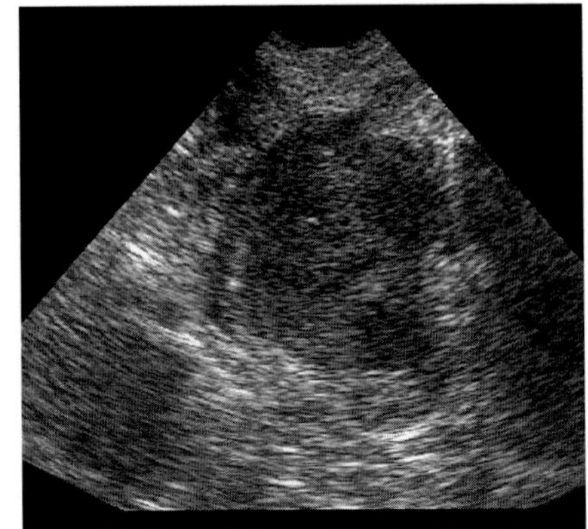

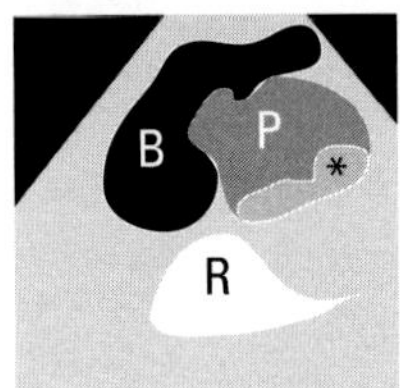

Abb. 185: Benigne Prostatahyperplasie (BPH) mit polypoid in die Blase (B) vorspringenden Anteilen. Dorsal setzt sich die echoreichere periphere Drüsenzone (*) ab. Dahinter das Rektum (R).

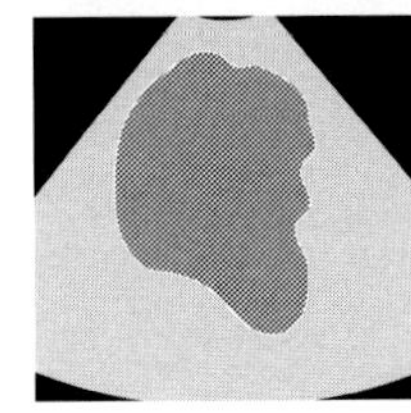

Abb. 186: Von perineal dargestelltes invasives Prostatakarzinom mit inhomogener Struktur, unscharfer Grenze und aufgehobener Architektur: Die übliche Differenzierung von echoreicherer peripherer und echoärmerer zentraler Drüsenzone ist nicht möglich.

da die Prostata nach Entzündung, durch Verkalkung und knotige Hyperplasie vielgestaltig werden kann, ist auch die transrektale Sonographie mit gezielter Biopsie suspekter Areale oft überfordert. Bei klinischem Tumorverdacht wird deshalb unter Sicht quadratenbiopsiert.

■ Veränderungen der Samenblasen

Hier kann man zystische Fehlbildungen, echoarme Auftreibung bei Entzündung und die einseitige Verbreiterung bei invasivem Prostatakarzinom erfassen. Primäre Tumoren sind eine Rarität.

Schema 86

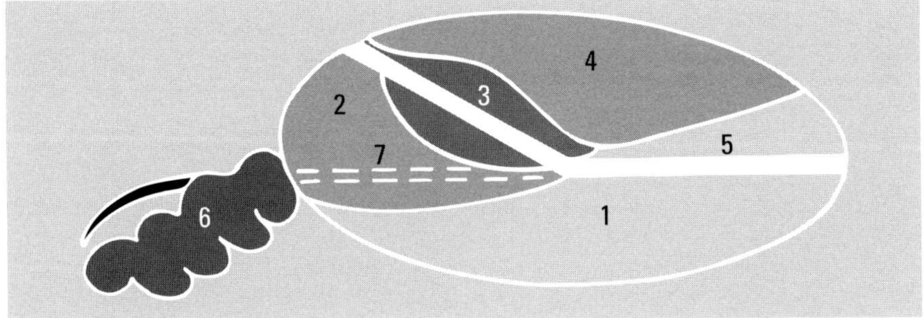

Schema 86: Normaler Aufbau der Prostata.
In einem Längsschnitt sind die periphere Drüsenzone (1), die zentrale Drüsenzone (2), die periurethralen Drüsenanteile (3), das fibromuskuläre Stroma (4), die Urethra (5), eine Samenblase (6) und ein Samenleiter (7) schematisch abgebildet.

Schema 87

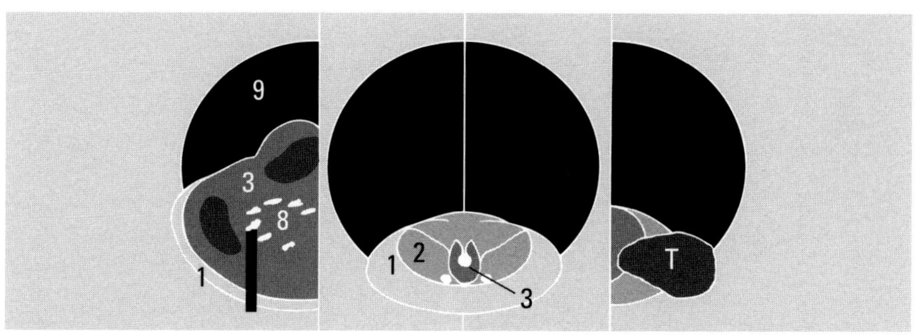

Schema 87: Normale Prostata und pathologische Veränderungen.
In Schemamitte die normale Prostata im Querschnitt mit peripherer Drüsenzone (1), zentraler Drüsenzone (2), periurethraler Drüse (3), fibromuskulärem Stroma, Urethra und Samenleitern. Ventral die gefüllte Harnblase (9). Im linken Teilschema der Befund der benignen Prostatahyperplasie. Die periurethralen Drüsen (3) sind hypertrophiert und spannen die periphere echogenere Drüsenzone (1) aus. Verkalkungen der Corpora amylaceae (8). Im rechten Teilschema der Befund des in der Regel reflexschwächeren oder gemischt reflexiven Prostatakarzinoms (T), das in den meisten Fällen von der peripheren Drüsenzone ausgeht und unterschiedlich weit in die Umgebung und die Drüse infiltriert.

Stellenwert

S

Die Tendenz von Spezialdisziplinen, sich auf das jeweilige Organ oder einen spezialisierten Zugangsweg zu beschränken, macht die generelle Untersuchung des kleinen Beckens im Abdominalstatus weiter wertvoll.
Vor allem in der Differentialdiagnose des Unterbauchschmerzes und der Zuordnung zu Reproduktionsorganen, Appendix, Kolon usw. ist die Untersuchung des Generalisten wichtig.

Hier erhobene Verdachtsbefunde können gezielt weiter untersucht werden. Gewisse Fragestellungen sollten jedoch auch durch den Nichtspezialisten beantwortet werden können: die in der Praxis häufige Frage nach IUP-Lage, bei Prostatabeschwerden die Bestimmung der Prostatagröße und die Beurteilung der Obstruktion (Restharn, Balkenblase, Ureter- und Nierenbeckenstau).

Skrotum

T

Topographie

Der anatomische Aufbau des Skrotum wird sonographisch genau abgebildet. Regelhaft erlaubt eine kleine Flüssigkeitsmenge in der Skrotalhöhle die Abgrenzung der echoreichen äußeren Skrotalhaut vom im Kavum liegenden Hoden. Kranial liegen der Nebenhodenkopf und -körper am Mediastinum testis. Der schmaler werdende Nebenhodenschwanz zieht dorsal hinter den Hoden nach unten und biegt dann nach kranial in den Samenleiter, der mit den Hodengefäßen im Samenstrang im Leistenkanal läuft.

A

Anatomie und Normalbefund

N

Der reife Hoden ist 4–6 cm lang und 2–4 cm dick bzw. breit. Das Hodenvolumen unterscheidet sich mäßig.
Die Echostruktur ist homogen, grob und mittelstark. Der kraniale Rand wird von einem echoreichen Mediastinum durchzogen, in dem Gefäße erkennbar sind. In einigen Fällen sieht man den Läppchenaufbau des Hodens. Die seröse Hodenhülle (Tunica albuginea) ist bei senkrecht einstrahlendem Schall als stark reflexive Kapsel sichtbar. Der Nebenhoden ist stark echogen, inhomogen und enthält oft zystische Aufweitungen der Samenkanäle. Im Samenstrang sieht man vor allem beim stehenden Patienten mäandernde Venen (Abb. 187).
Der unreife Hoden ist echoarm und kleiner (Abb. 188).

U

Untersuchungstechnik

In Rückenlage wird der Hoden auf den überkreuzten Beinen liegend und mit vom Patienten hochgezogenen Penis untersucht. Die Varikozele beurteilt man am stehenden Patienten. Nichtdeszendierte Hoden werden im Leistenkanal bis an die Iliakalgefäße gesucht.
Es werden höherfrequente Schallköpfe (um 7 MHz) verwendet.

P

Allgemeine sonographische Pathologie

Lage und Größe
Typische Varianten sind echoarme Atrophien und Lageanomalien beim nichtdeszendierten Hoden.
Vergrößerte Hoden findet man bei Entzündung, Tumor und Trauma, sowie kompensatorisch bei Einzelhoden oder Atrophie der Gegenseite.

Echomuster
Echoarm sind Hoden bei akuter Entzündung, bei Atrophie, bei diffuser Tumorinfiltration und bei akuter Durchblutungsstörung (Torsion).

Architektur
Die homogene Architektur ist gestört bei akuter und chronischer Entzündung, bei Trauma und durch Tumoren.

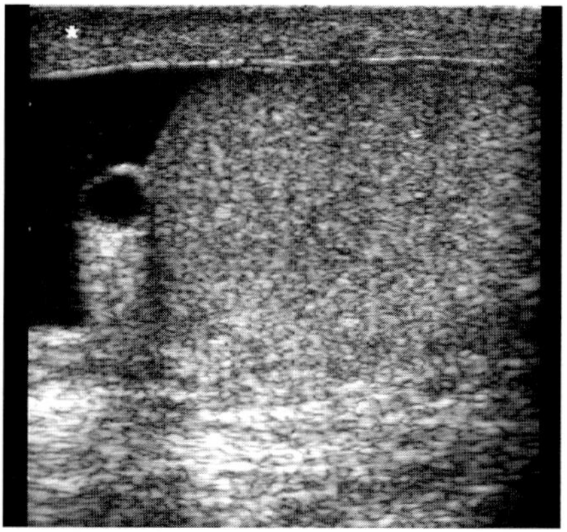

Abb. 187

Abb. 188

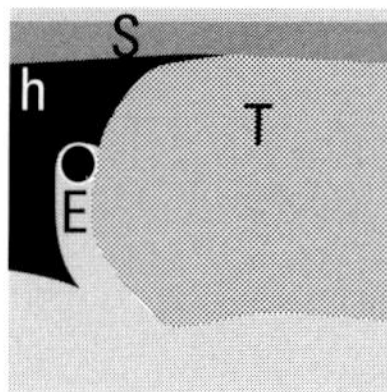

Abb. 187: Normaler Hoden (T) mit mittelstarker grober Echostruktur. Nebenhoden (E) mit einer kleinen Spermatozele. Hydrozele (h). Skrotalhaut (S).

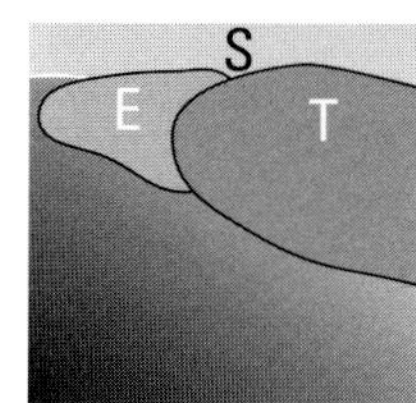

Abb. 188: Präpubertaler oder atrophischer Hoden (T), schwach echogen und klein. E = Nebenhoden; S = Skrotalhaut.

B

Spezielle sonographische Befunde

Diffuse Veränderungen

■ Epididymitis und Orchitis

Der schmerzhafte Nebenhoden ist schwach echogen vergrößert. Manchmal führen umschriebene reflexschwache Veränderungen zu einem unregelmäßigen Muster vor allem im Nebenhodenkopf. Der Hoden kann flächig, streifig oder herdförmig mitreagieren, gelegentlich auch mit echofreien Einschmelzungen. Die Hodenhüllen sind verdickt.

Bei der chronischen Epididymitis ist der Nebenhoden stark reflexogen, er ist oft zwiebelschalenartig verdickt und umfaßt den normal reflektierenden Hoden (Abb. 189).

Bei einer diffusen Orchitis ist der Hoden schwach reflexogen („echoarm") und vergrößert.

Tuberkulöse Hoden- und Nebenhodenentzündungen machen ein buntes Bild mit fokalen Einschmelzungen und Verkalkungen und können einen malignen Tumor imitieren.

■ Hodentorsion

Bei der akuten Hodentorsion wird der Hoden groß und schwach reflexogen, ebenso Nebenhoden und Hodenhüllen. Selten wird der torquierte Hoden stark reflektieren.

Differentialdiagnose
Während bei der akuten Epididymitis die Durchblutung mittels Farb-Duplex-Sonographie häufig darstellbar ist, fehlt sie in der Regel bei der Torsion. Dadurch können diese beiden zur echoarmen Organvergrößerung führenden, different zu behandelnden Krankheiten bei rechtzeitiger Sonographie unterschieden werden.

Abb. 189

Abb. 190

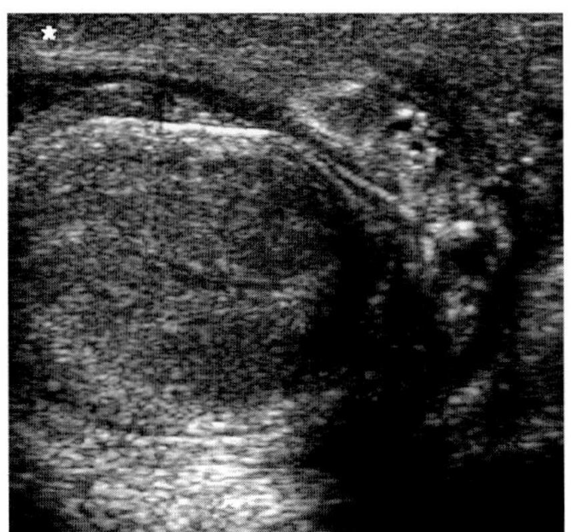

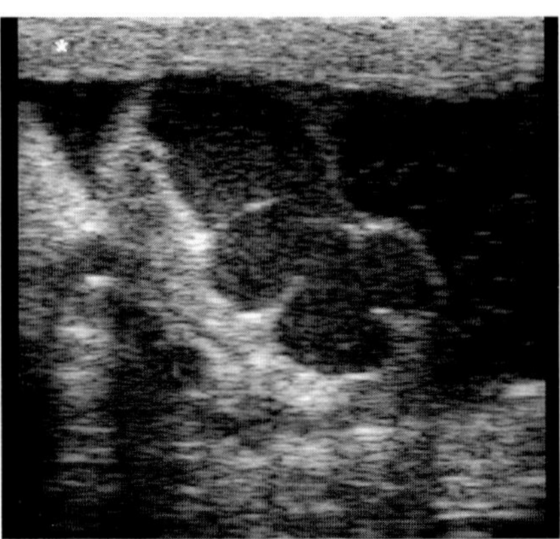

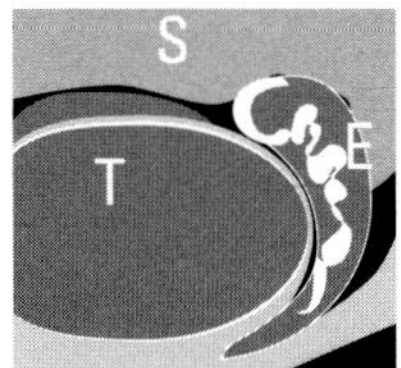

Abb. 189: Zustand nach Epididymoorchitis, jetzt chronische Epididymitis. Hoden (T) inhomogen, umgeben von verdickter Tunica albuginea. E = inhomogener Nebenhoden; S = verdickte Skrotalhaut.

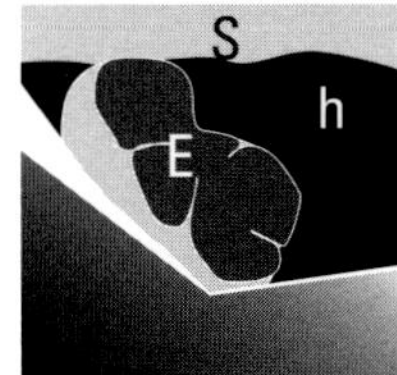

Abb. 190: Spermatozele. Nebenhodenkopf (E) von zystischen, nicht echofreien Hohlräumen eingenommen. Ausgeprägte Hydrozele (h). S = Skrotalhaut.

■ **Hydrozele**

Die beiden Blätter der Tunica vaginalis sind durch echofreie Flüssigkeit auseinandergedrängt, die im Fall eines entzündlichen, hämorrhagischen oder sehr proteinreichen Ergusses auch Reflexe aufweist (Hämatozele, Pyozele) (Abb. 187 und 190).

■ **Hodentrauma**

Blutungen in die Hodenhülle oder in die Tunica vaginalis sind ganz zu Anfang echofrei, dann jedoch stärker reflexogen, septiert und bekommen durch Abraum echofreie Areale. Es herrscht somit eine unregelmäßige, bizarre Echostruktur vor. Geht dieses Trauma mit einer Hodenverletzung einher, so können eine Kontureinziehung bis zur groben Unterbrechung seiner Gestalt, eine Fragmentierung des in der Hämatozele gar nicht mehr recht abgrenzbaren Hodens oder inhomogene parenchymatöse Kontusionsherde beobachtet werden (Abb. 191).

Fokale Veränderungen

■ **Fokale Veränderungen im Hoden**

Im Hoden findet man glatt begrenzte, manchmal septierte, manchmal echohaltige, meist echofreie **Zysten** (Abb. 192). Haben sie eine starke Wand und enthalten Reflexbänder oder reflexstärkere Anteile, ist an eine **Dermoidzyste** zu denken. Unscharf begrenzte Raumforderungen im Rahmen einer Orchitis machen einen **Abszeß** wahrscheinlich.

Bei blanden **Verkalkungen** findet man in der Peripherie des Hodens oder in den Hodenhüllen starke, grobe Reflexe mit Schatten (Abb. 193).

Abb. 191

Abb. 192

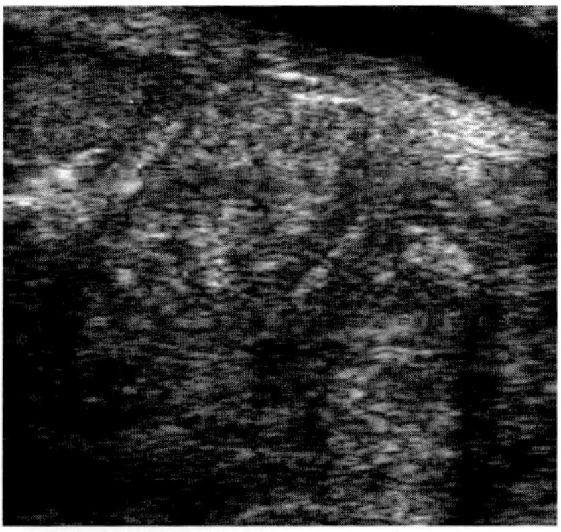

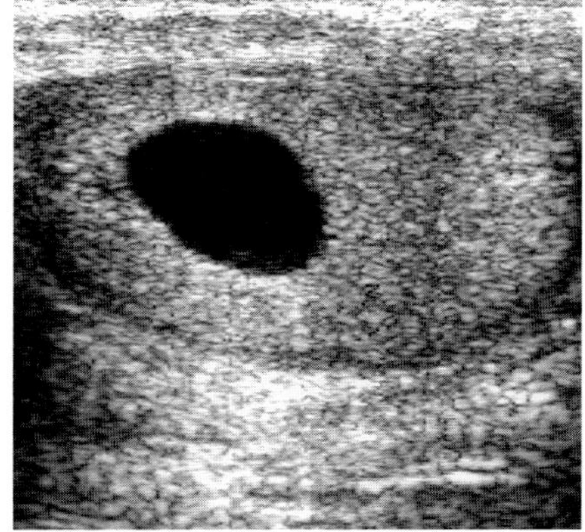

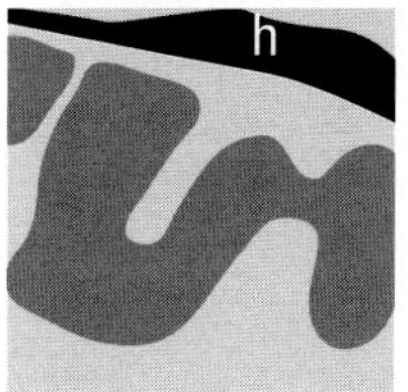

Abb. 191: Hodentrauma. Die Hodengestalt ist zerstört; echoarme und echoreiche Areale wechseln in einer inhomogenen Binnenstruktur. Die Hodenhülle ist verdickt. h = Hydrozele oder echofreie Blutung.

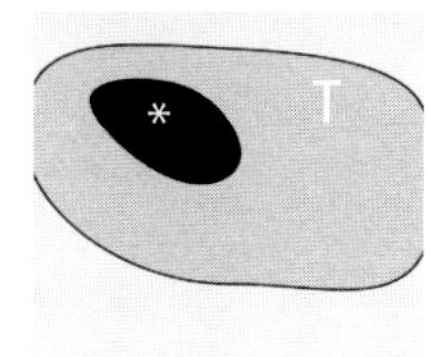

Abb. 192: Hodenzyste (*). Glatt begrenzte echofreie Raumforderung im Hodenparenchym (T).

Hodengeschwülste sind meist glatt begrenzt und schwächer reflexogen als der Hoden (Seminomtyp). Manchmal wachsen sie flächig, diffus oder multifokal oder sie durchsetzen den ganzen Hoden und das Skrotum. Einen aus echostärkeren, -schwächeren und zystischen Anteilen gemischten Aufbau haben embryonalzellige Mischtumoren (Abb. 194 und 195).
Metastasen in den Hoden ähneln eher dem Seminomtyp. Die diffuse oder herdförmige Infiltration durch ein malignes Lymphom ist ebenfalls eher reflexschwach und homogen.

■ Fokale Veränderungen im Nebenhoden

Man findet fokale Veränderungen zumeist im Rahmen einer chronischen Epididymitis (s. o.). Zystische, manchmal multiple oder septierte Herde zeigt die Spermatozele. Selten ist der Nebenhoden Sitz von gutartigen, noch seltener von malignen Geschwülsten und Metastasen.

■ Varikozele

Im Samenstrang findet man bei der Varikozele tubuläre echofreie Strukturen, die beim Valsava-Manöver oder beim stehenden Patienten deutlicher werden (Abb. 196).
Durch Farb-/Duplex-Sonographie läßt sich der Befund auch hämodynamisch nachweisen und der Erfolg einer Operation beweisen.

■ Skrotalhernie

Bei ausgeprägter Leistenhernie ist der deszendierte Darm an seiner Peristaltik, das Omentum an einer gemischt echogenen Struktur in eine Hydrozele eingebettet erkennbar und vom kaudal gelegenen Hoden abgrenzbar.

Skrotum

Abb. 193

Abb. 194

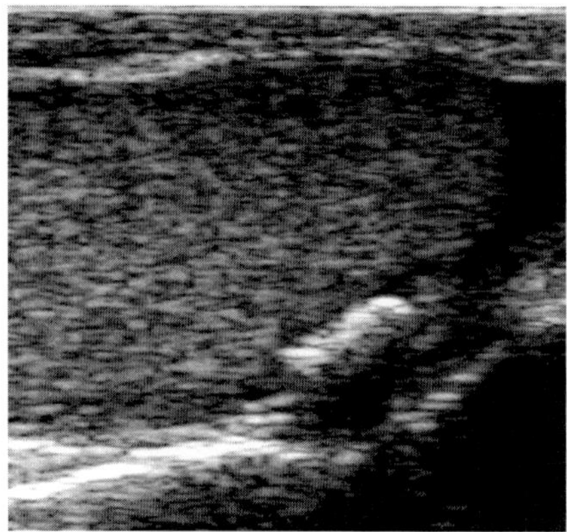

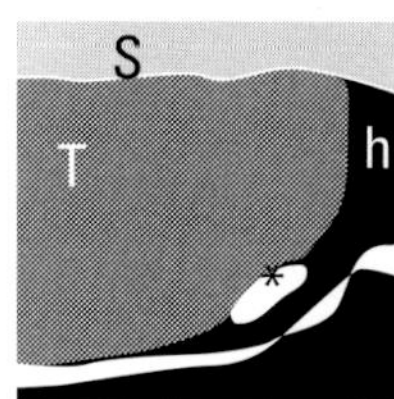

Abb. 193: Verkalkung der Tunica albuginea (*). T = Hoden; h = Hydrozele; S = Skrotalhaut.

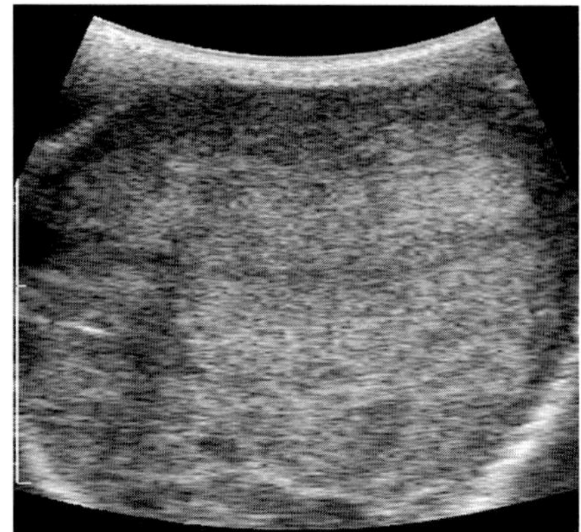

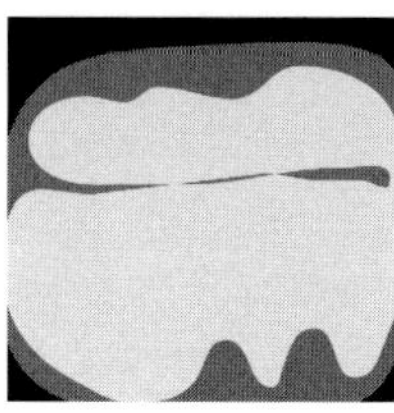

Abb. 194: Seminom. Etwas inhomogener Tumor, der den gesamten Hoden ausfüllt.

Abb. 195

Abb. 196

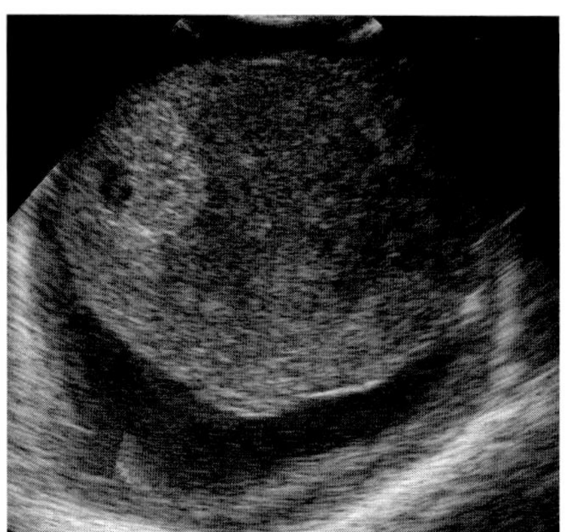

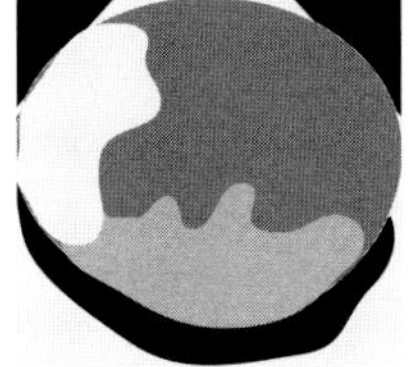

Abb. 195: Mischtumor. Aus Anteilen unterschiedlicher Echogenität zusammengesetzter großer Tumor.

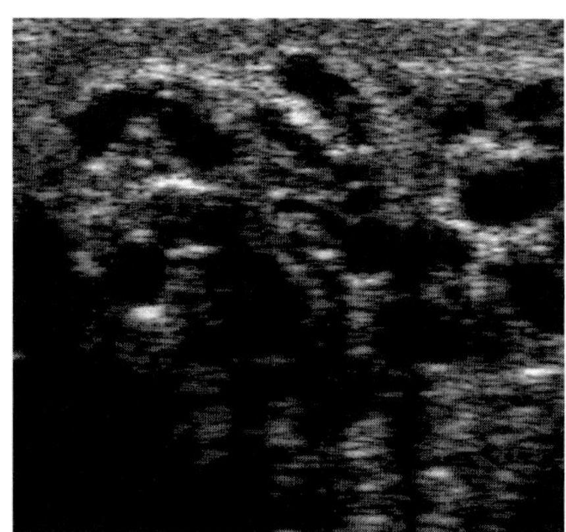

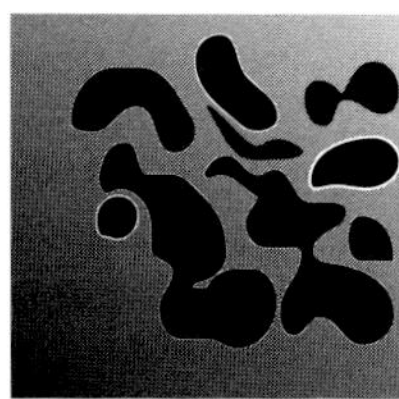

Abb. 196: Varikozele. Im Verlauf des Samenstrangs ineinander übergehende ektatische tubuläre Strukturen.

Schema 88

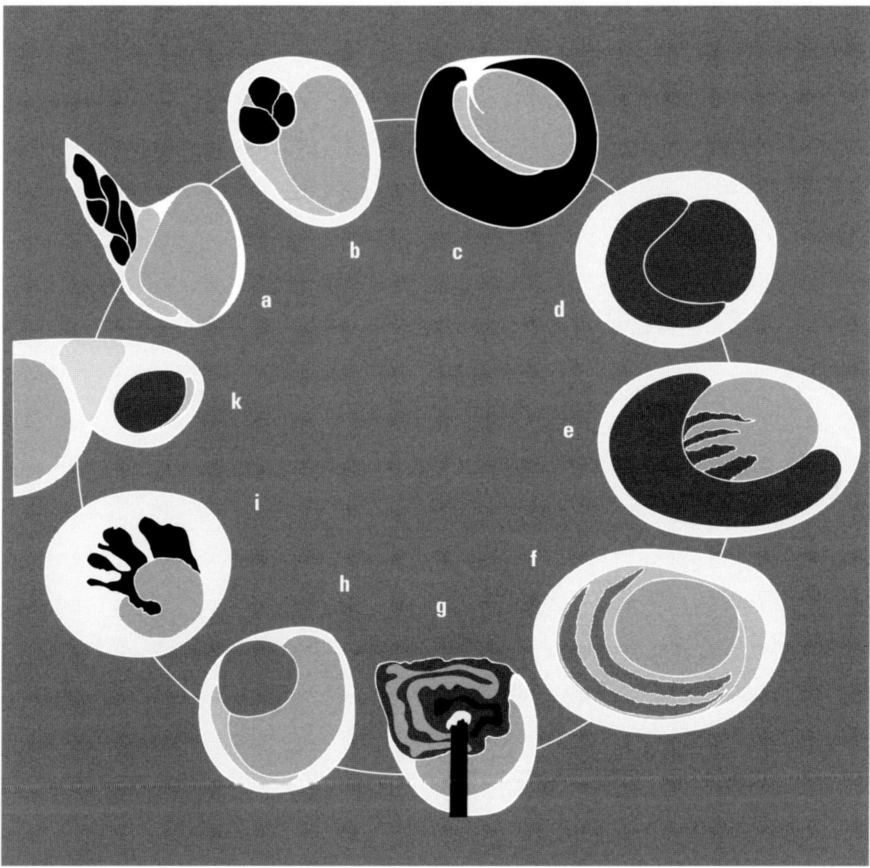

Schema 88: Skrotum

a) Varikozele: Im Samenstrang tubuläre Strukturen, im Stehen noch erweiterbar, durch Farb-/Duplex-Sonographie als venöse Strukturen identifizierbar.

b) Spermatozele: Im Nebenhoden manchmal septierte zystische Raumforderung.

c) Hydrozele: Hoden und Nebenhoden schwimmen in einem meist echofreien, manchmal fein- oder grobdispers mit flottierenden Reflexen angefüllten Hodensack.

d) Torsion: Der Hoden reflektiert schwach und ist schmerzhaft vergrößert, manchmal auch der Nebenhoden. Seine Durchblutung ist (farbkodiert nachweisbar) aufgehoben.

e) Akute Epididymoorchitis: Der Nebenhoden ist echoarm vergrößert. Der Hoden meist nur partiell, streifig oder tumorförmig echoarm mitverändert. Palpationsschmerz.

f) Chronische Epididymitis: Hodenhüllen und Nebenhoden sind von manchmal zwiebelschalenartig angeordneten, gemischt reflexiven Strukturen verdickt.

g) Hodentumor vom Mischtyp: Unregelmäßig strukturierter und begrenzter Tumor, oft mit zystischen Anteilen.

h) Hodentumor vom Seminomtyp: Glatt begrenzter, manchmal jedoch landkartenartig den Hoden durchsetzender, relativ homogen reflexschwacher Tumor.

i) Hodentrauma: Die Hodenhüllen sind verdickt, manchmal bizarr strukturiert, das Skrotum ist von irregulären, verschieden reflexogenen Strukturen durchzogen. Der Hoden ist, wenn rupturiert, in seiner Kontur unterbrochen und in seiner Struktur inhomogen.

k) Hodenatrophie: Der Hoden ist klein und reflexschwächer als üblich.

Penissonographie

Zur Differenzierung von Verhärtungen und Tumoren, zur Analyse der Urethra nach retrograder Füllung, vor allem aber im Rahmen der Impotenzabklärung haben sich die B-Bild- und die Duplex-Sonographie etabliert.

Stellenwert

Die Hodensonographie ist die primäre und meist einzig erforderliche morphologische Methode. Sie bildet alle relevanten Veränderungen unübertroffen genau ab. Durch die Farb-Duplex-Sonographie sind bedeutsame Zusatzinformationen über vaskuläre Prozesse zu erhalten. Ob sie auch bei der Tumordiagnostik hilft, ist noch unsicher. Die Hodensonographie erspart in vielen Fällen die früher obligate diagnostische Exploration. Auch der sonographische Generalist sollte sie bei unklarem Tastbefund, unklaren Beschwerden, Gynäkomastie usw. im Vorfeld häufiger einsetzen.

Mamma

A

Anatomie

Die Mamma ist aus dem Parenchym der Milchdrüse und dem Stroma zusammengesetzt. Die Milchdrüse einer geschlechtsreifen Frau besteht aus 15–20 Milchlappen. Jeder Lappen hat einen gemeinsamen segmentalen Milchausführungsgang (mit einem Milchsack), der an der Mamille endet. In der Peripherie teilt sich der Milchausführungsgang in eine Vielzahl von Milchgängen, an deren Enden sich die Milchläppchen befinden. Das Stroma besteht aus Fettgewebe und Kollagenfasern, das einzelne Milchlappen umschließt und eine verschieden breite Subkutanschicht bildet. Neben Fettgewebe enthält diese Schicht fibröse Septen (Cooper-Ligamente), die wichtig sind für die Brustform.

N

Normalbefund

Die Mamma variiert in Größe, Form, Echomuster und Architektur. Es gibt keinen einheitlichen Normalbefund, bedingt durch zyklusabhängige Veränderungen, die Laktation und schließlich die allmähliche altersbedingte Involution, d.h. Ersatz der Drüsengewebe durch Fettgewebe.

Bei der juvenilen Mamma ist die Subkutanschicht vom Drüsenparenchym scharf getrennt. Im Parenchym wechseln echoärmere Drüsenläppchen und echoreicheres Stroma („getigertes Muster", Abb. 197).

Die laktierende Brust hat ein vergröbertes, mitteldichtes Muster von starken Echos, die gleichmäßig angeordnet sind. Daneben sind oft breitere Milchgänge mit echoärmerem Inhalt (Milch) sichtbar.

Der Typ der echoreichen Mamma junger Frauen, die geboren haben, ist durch feines, gleichmäßiges Parenchymmuster bei gut erkennbarer Subkutanschicht charakterisiert.

Der Aufbau der teilinvolvierten Mamma ist komplex, die medialen Anteile sind in der Regel früher durch Fettgewebe ersetzt als die lateralen, im echodichten Parenchym bilden sich „Fettgewebsinseln", die oft mit einem „Herdbefund" verwechselt werden (Abb. 198).

Bei der Involution ist das Drüsenparenchym vollständig durch Fettgewebe ersetzt und bereitet durch seinen sehr gleichmäßigen Aufbau der schmalen Bindegewebssepten und das typische Erscheinungsbild des Fettgewebes meist keine Schwierigkeiten (Abb. 199).

Milchgänge sind in der Regel in der retromamillären Region sichtbar. Gelegentlich lassen sie sich jedoch weit in die Peripherie verfolgen und dominieren das Erscheinungsbild der Mamma – oft bei Frauen, die lange gestillt haben.

U

Untersuchungstechnik

Die Untersuchung wird in der Rückenlage der Patientin mit über den Kopf gestreckten Händen durchgeführt. Die ganze Brust wird zuerst in zwei Ebenen untersucht. Danach wird von der Mamille aus radiär untersucht, vom Zentrum in die Peripherie entlang der Milchgänge. Dank dieses systematischen Untersuchungsganges wird jede Stelle der Mamma mindestens dreifach dargestellt. Ein

Abb. 197

Abb. 198

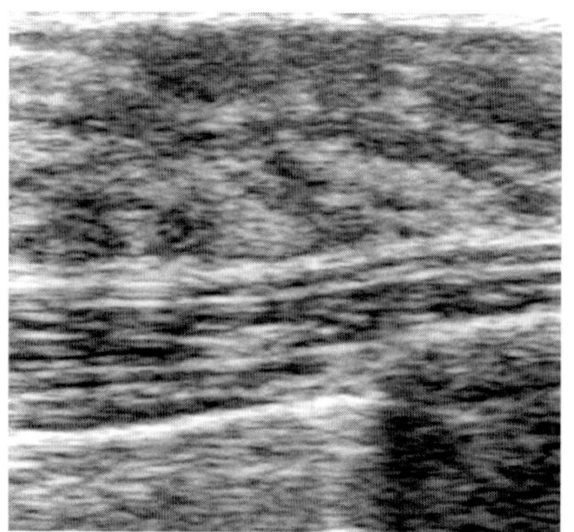

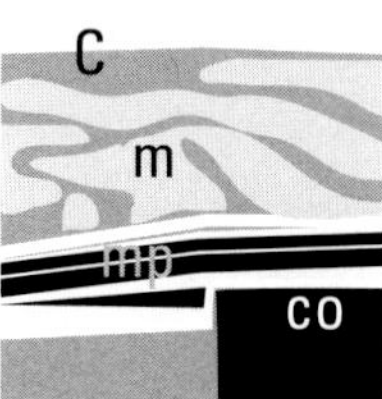

Abb. 197: Echoreiches „tigerfellartiges" Drüsengewebe (m) der jungen und/oder bisher nicht graviden Frau. L = Lunge; co = Rippenschatten. Man beachte die Stufenbildung der echoreichen Rippenkontur gegenüber dem echoreichen Pleuraspalt. mp = Musculus pectoralis; Haut (C) gut abgrenzbar.

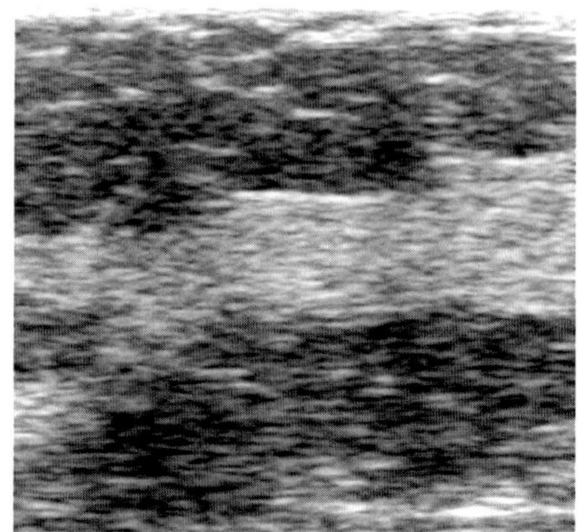

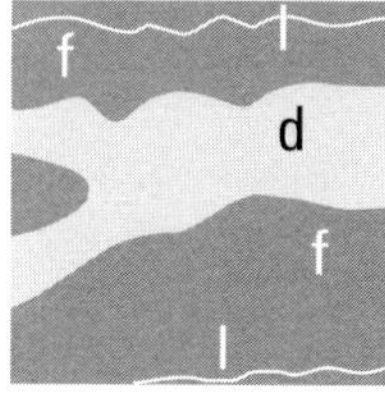

Abb. 198: Mamma der mittelalten Frau mit echoreichem Drüsengewebe (d), echoreichen Cooper-Ligamenten (l) und echoarmem Fettkörper (f).

Abb. 199

Abb. 200

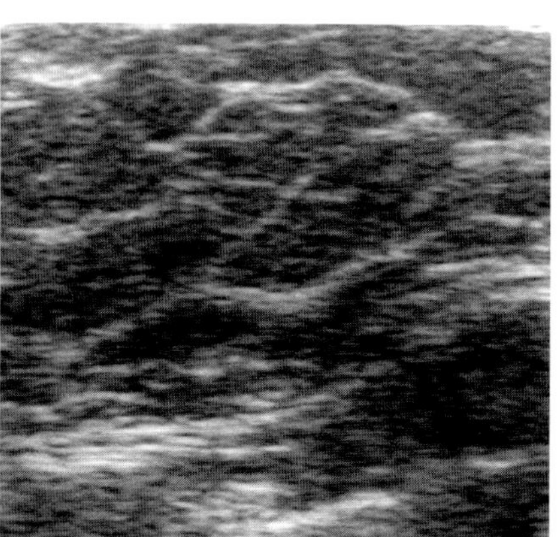

Abb. 199: Involutionsmamma. Echoreiches Drüsengewebe nicht mehr erkennbar. Das echoarme Organ ist durchzogen von Bindegewebssträngen und Drüsenresten.

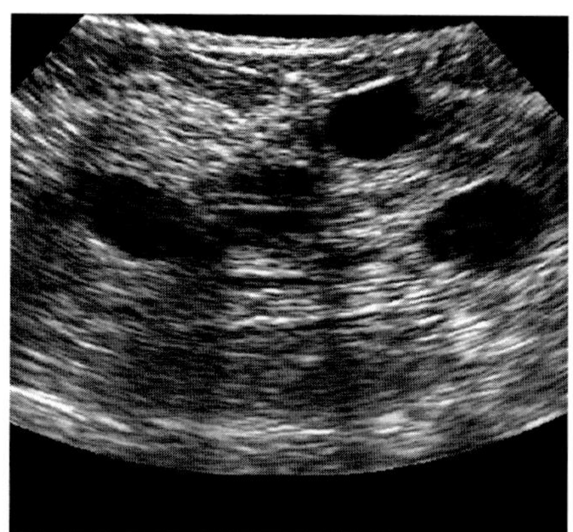

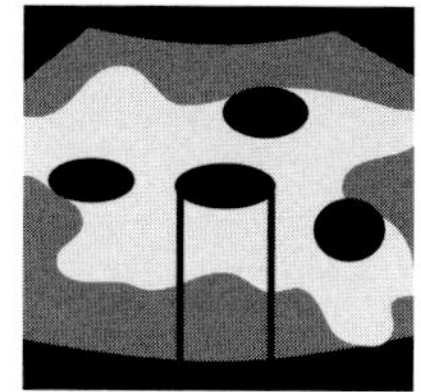

Abb. 200: Zystische Veränderungen in einer nicht rückgebildeten Brust mit echoreichem Drüsengewebe. Tangentialschatten an einer zentral liegenden Zyste.

integraler Bestandteil der Untersuchung ist auch eine Prüfung der Kompressibilität der einzelnen fokalen Befunde. Anschließend werden axilläre, supra- und infraklavikuläre, pektorale und parasternale Lymphknoten gesucht. Verdächtige Herdbefunde können unter sonographischer Sicht punktiert werden. Die Farbdoppler-Technik läßt in fraglichen Bezirken eine vermehrte Durchblutung erkennen. Die Methode ist jedoch zu unsicher, um die feingewebliche Untersuchung verdächtiger Befunde zu ersetzen.

Allgemeine sonographische Pathologie

Das Echomuster der Mamma ist inhomogen und ungleichmäßig; die Abgrenzung der diffusen Veränderungen, die zur Fibrosierung, Verkalkung und Zystenbildung führen, kann in weniger ausgeprägten Fällen schwer sein. Bei den fokalen Veränderungen ist das Karzinom von morphologisch ähnlichen benignen Raumforderungen zu unterscheiden.
Generelle Ultraschallphänomene sind Schallschatten beim Mammakarzinom, aber auch bei Mastopathie, sklerosierender Adenose, Verkalkungen und Narben.

Zysten und gelegentlich glatt konturierte Fibroadenome verursachen Tangentialschatten, sog. bilaterale Randschatten, wie manchmal die Cooper-Ligamente.
Eine dorsale Echoverstärkung wird bei Zysten, größeren Milchgangektasien und gelegentlich auch bei Fibroadenomen beobachtet.
Gut deformierbar sind Zysten, Lipome und Fettgewebsnekrosen; relativ gut herdförmige Mastopathiebezirke.
Schlecht deformierbar sind sklerosierende Adenose, Fibrosklerose, Fibroadenom und das Karzinom.

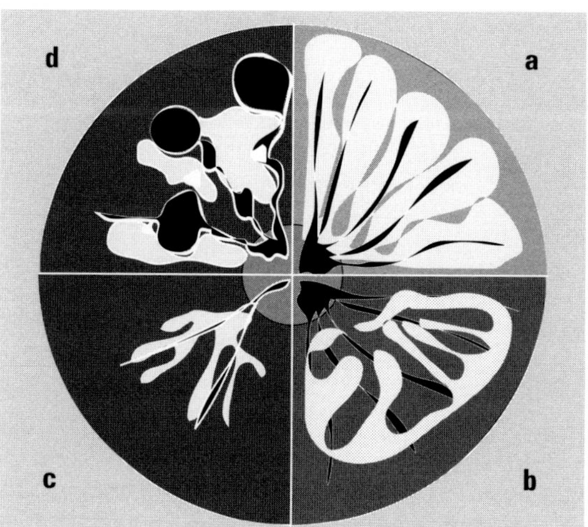

Schema 89: Diffuse Veränderungen
- **a)** Juvenile Mamma mit ausgeprägtem echoreichen Drüsengewebe
- **b)** Beginnende Involution mit Rückbildung des Drüsengewebes
- **c)** Involutionsmamma mit echoarmem Fett und spärlichem Drüsengewebe
- **d)** Mastopathie mit Gangektasien, Zysten, echoreichen Narbenfeldern und Verkalkungen

Schema 89

B

Spezielle sonographische Befunde

Diffuse Veränderungen

Die **Mastopathie**, die Proliferation der intraduktalen Endothelzellen, kann diffus, mit dem Befall beider Organe, wie auch als Herdbefund erscheinen. Sonomorphologisch findet man Milchgangektasien, typische Zysten und blumenkohlartige Raumforderungen in Duktektasien oder Zysten (Papillome). Letztere sollten punktiert werden, um ein intraduktales Karzinom auszuschließen. Daneben sieht man zusammenhängende, echoreiche Areale, die derber zu tasten und auch sonomorphologisch vom übrigen Parenchym abgrenzbar sind (Abb. 200 und 201).

Das sonographische Bild der **sklerosierenden Adenose** und **Fibrosklerose** kann verwirren. Hinter gemischt echogenen Gebieten treten Schallschatten auf (die auch bei Malignomen beobachtet werden). Die Differentialdiagnose erfolgt histologisch.

Eine **Mastitis** erzeugt eine unscharf abgegrenzte, bei der Palpation schmerzhafte, diffus oder fokal echoarme Drüse. Dabei bereitet die Mastitis der stillenden Frau klinisch keine Schwierigkeiten. Ein Abszeß läßt sich frühzeitig erkennen.

Fokale Veränderungen

Lipome sind scharf begrenzt und manchmal echoreicher als das umliegende Fettgewebe, öfter jedoch gleich echogen und schwer erkennbar.

Das **Fibroadenom** ist der wichtigste benigne Tumor der Mamma. Vor allem bei jüngeren Frauen wird es in Mehrzahl gefunden. Es handelt sich um rundliche Raumforderungen mit schwachen bis mittelstarken gleichmäßigen Echos. Sie sind glatt begrenzt. Ihre Form ist oval oder gezackt. Sie sind breiter als tief. Manchmal entstehen ein Tangentialschatten und eine geringe Schallverstärkung (Abb. 202).

Das **Cystosarcoma phylloides** ist ein nicht immer gutartiger, schnellwachsender Tumor. Es ist größer und rundlicher als das Fibroadenom, ansonsten wie dieses glatt begrenzt und echoarm.

Typische Zeichen der **Mammakarzinome** sind:

- rundliche oder ovale Form, die Tiefe oft größer als die Breite
- unscharfe Kontur (Krebsfüßchen)
- schwache, inhomogene, oft vergröberte Echos
- Schallschatten, sichtbar in mehreren Ebenen
- asymmetrisch entspringender Schallschatten
- gelegentlich sichtbarer Mikrokalk
- fehlende Kompressibilität (Abb. 203 und 204).

Fettgewebsnekrosen und **Hämatome** sieht man nach Trauma oder postoperativ, manchmal auch ohne Vorgeschichte. Die Fettgewebsnekrose ist ein echoarmes, unscharf begrenztes Gebiet, gelegentlich mit dorsalem Schallschatten. Sie ist rein morphologisch schwer von einem Malignom unterscheidbar.

Die vielseitigen Erscheinungsformen eines Hämatoms reichen von der echofreien bis zur echoreichen, meist komplexen Raumforderung.

Brustimplantate sind, wenn intakt, glatt begrenzte Zysten. Bei Ruptur und Ermüdung treten Veränderungen an Form, Kontur und Inhalt auf. Sofern ein Karzinom die Indikation zur Implantation war, sollte die Umgebung nach echoarmen Rezidiven abgesucht werden.

Abb. 201

Abb. 202

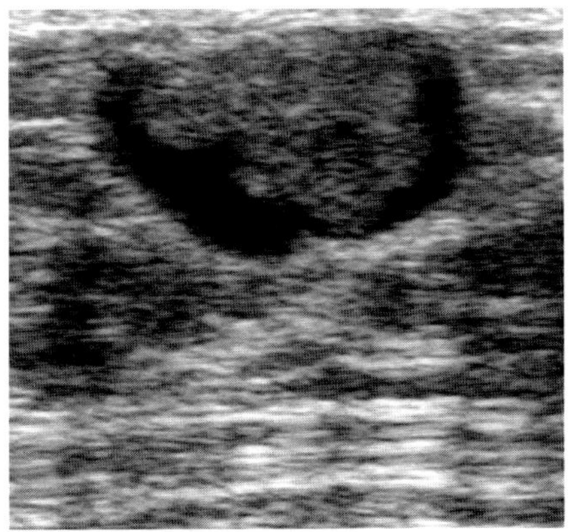

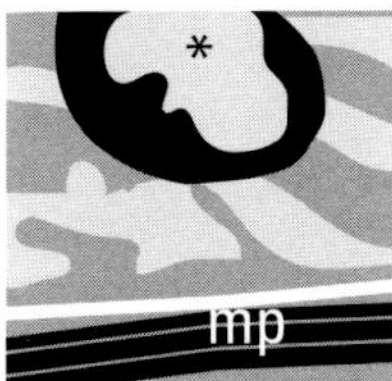

Abb. 201: Zyste mit polypoidem Inhalt (*) in einer jugendlichen Mamma. mp = Pektoralismuskel.

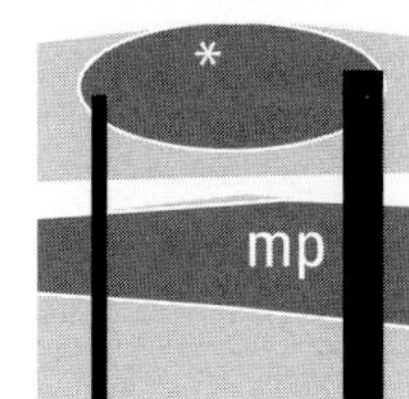

Abb. 202: Echoarmer ovaler Tumor, glatt begrenzt mit Tangentialschatten: Fibroadenom. mp = Pektoralismuskel.

Abb. 203

Abb. 204

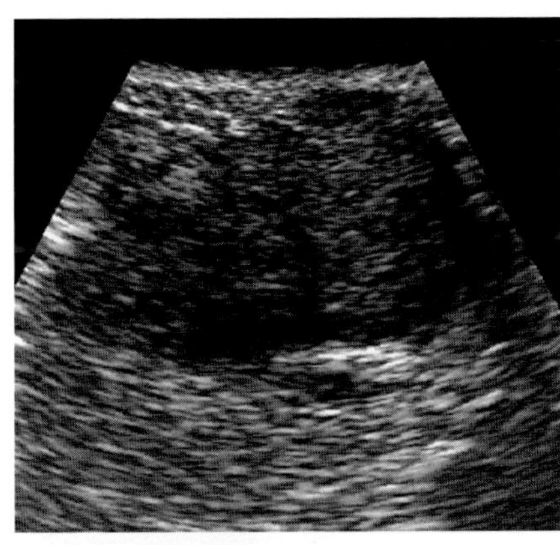

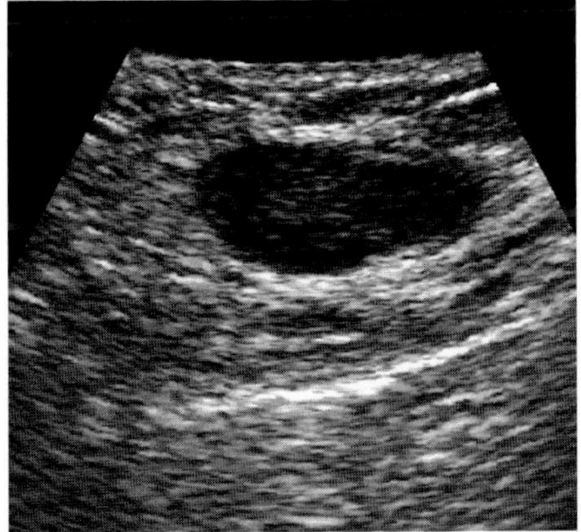

Abb. 203: Echoarmer unscharf begrenzter Tumor (*), rundlich, nicht oval: Mammakarzinom.

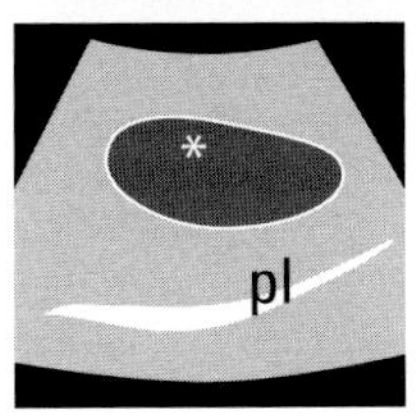

Abb. 204: Lymphknotenmetastase in der medialen kaudalen Axilla: echoarmer, ovaler Tumor (*). pl = stark echogener Pleuraspalt.

Schema 90

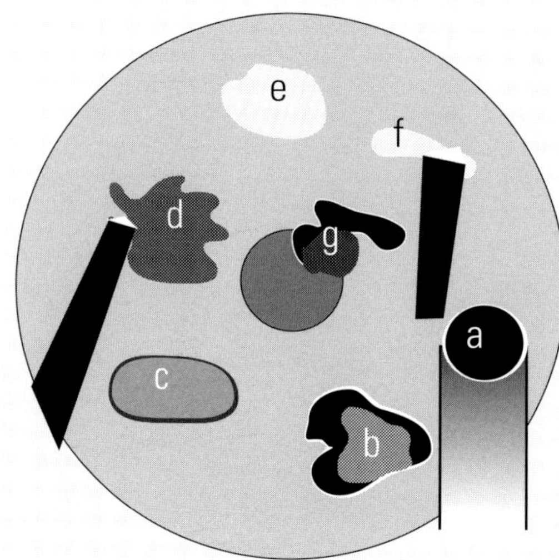

Schema 90: Herdförmige Veränderungen

a) Zyste mit Schallverstärkung und Tangentialschatten

b) Zyste mit Vorsprüngen und echoarmem, polypoidem Inhalt

c) Glatt begrenztes, ovales, echoarmes Fibroadenom

d) Unscharf und unregelmäßig begrenztes Karzinom mit asymmetrischer Verkalkung

e) Echoreicher, glatt begrenzter Tumor (Lipom)

f) Echoreiche Narbenplatte mit Verkalkung

g) Duktektasie durch intraduktales Karzinom

S Stellenwert

Die wesentliche Frage an die Sonographie ist die Beurteilung bekannter (getasteter oder röntgenologischer) Vorbefunde. Als primäre Suchmethode hat sie sich nicht durchgesetzt, obwohl ihre Genauigkeit und Empfindlichkeit bei der Entdeckung des Mammakarzinoms inzwischen sehr gut sind. Ihr Aufwand verbietet ein flächendeckendes sonographisches Screening.

Schilddrüse

Topographie

T

Schema 91

Schema 92

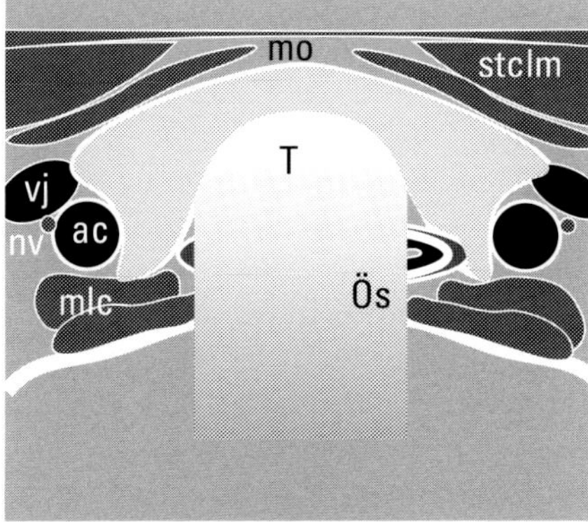

Schema 91: Schilddrüsenquerschnitt vor der Trachea (T). Dorsal der Ösophagus, meist links gelegen (Ös), sowie die Muskelgruppen des M. longus colli (mlc). Lateral die großen Halsgefäße und der Nervus vagus (nv): vj = V. jugularis interna, ac = A. carotis communis. Ventral der M. sternocleidomastoideus (stclm) und M. omohyoideus (mo).

Schema 92: Schilddrüsenlängsschnitt mit der sich nach kaudal verjüngenden „Faustkeilform". Kraniale und kaudale Venen V. thyreoidea superior (vts); V. thyreoidea inferior (vti). Ventrale Halsmuskulatur (stclm) und dorsal der geschichtete Ösophagus (Ös).

Die beiden Lappen der Schilddrüse liegen lateral und ventral der Trachea, der Isthmus ventral. An der Trachea kann man die stark reflektierenden, partiell verknöcherten Knorpelspangen vom echoarmen Knorpel unterscheiden. Dorsal, öfter links als rechts lateral befindet sich der Ösophagus – quer und längs als geschichtete, beim Schluckakt verformbare tubuläre Struktur erkennbar. Lateral der Schilddrüse ziehen die großen tiefen Halsgefäße, die A. carotis und die V. jugularis interna, dazwischen, mit hochfrequenten Schallsonden erkennbar, der N. vagus. Begleitende Muskelgruppen sind dorsal der M. longus colli, ventral der M. omohyoideus und der M. sternocleidomastoideus.

Anatomie

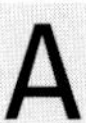

Die Schilddrüse besteht aus zwei annähernd gleichförmigen Lappen und dem Isthmus. Manchmal reicht ein Lobus pyramidalis in der Mittellinie nach kranial. Arterien und Venen sind an den Polen angelegt, wobei die untere Arterie aus dem T. thyreocervicalis, die obere aus der A. carotis externa entspringt, und die Venen in die V. jugularis interna drainieren. Zusätzlich sind inkonstant eine unpaare mittige untere Arterie (A. thyreoidea ima) und regelhaft ein kaudales Venengeflecht angelegt.
Die normalen Nebenschilddrüsen sind nicht abgrenzbar.

Schilddrüse

N Normalbefund

Größe
Das Volumen der Schilddrüse soll bei der Frau 20, beim Mann 25 ml nicht überschreiten.
Für die sonographische Messung wird eine vereinfachte Ellipsenformel angewandt (Länge x Breite x Tiefe x 0,5 = Volumen eines Lappens). Das Volumen wird mit dieser Formel grob als Summe beider Lappenvolumina ohne den Isthmus geschätzt. Da in der Praxis zwischen verschiedenen Untersuchern große Abweichungen beobachtet werden, sollte jeder Organdurchmesser in der Mitte des Organs und streng senkrecht zur Organachse bestimmt werden. Die Angabe des Volumens sollte in Grenzen, statt scheingenau in Stellen hinter dem Komma erfolgen: „Volumen zwischen 20 und 25 ml" bzw. „um 22 ml" ist exakter als „Volumen 22,24 ml"!

Form und Kontur
Die Form der Schilddrüse wird im Querschnitt als schmetterlingsförmig, im Längsschnitt als faustkeilförmig beschrieben, wobei sie sich nach kaudal verjüngt. Die Kontur ist glatt, mit Einziehungen wo Gefäße eintreten.

Echomuster
Die Schilddrüse ist stärker echogen als die benachbarte Muskulatur.

U Untersuchungstechnik

Im Längsschnitt wird zuerst die A. carotis längs dargestellt, um von ihr durch Kippung nach medial die Schilddrüse einzustellen. Auch im Querschnitt stellt man das Organ besser dar, wenn man statt von streng ventral von lateral kommt. Es wird nach subkostal verfolgt.

Abb. 205

Abb. 206

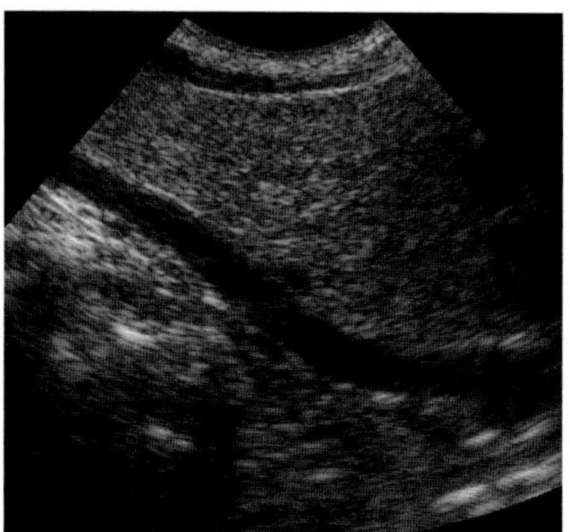

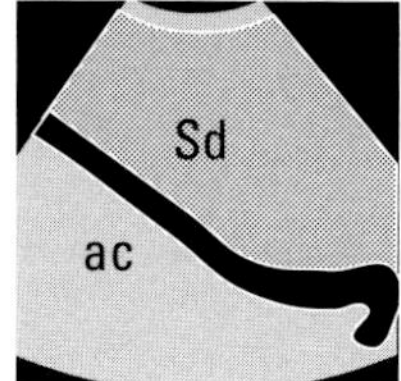

Abb. 205: Längsschnitt mit der ausgelenkten A. carotis communis (ac) hinter einer tief substernal eintauchenden Schilddrüse (Sd) mit gröberer, nicht aber knotiger Struktur.

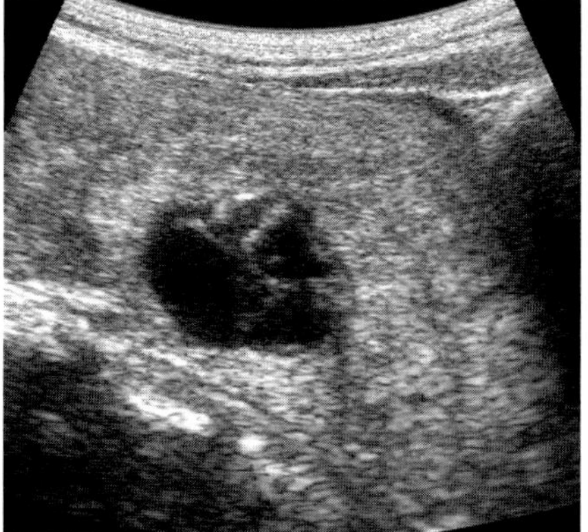

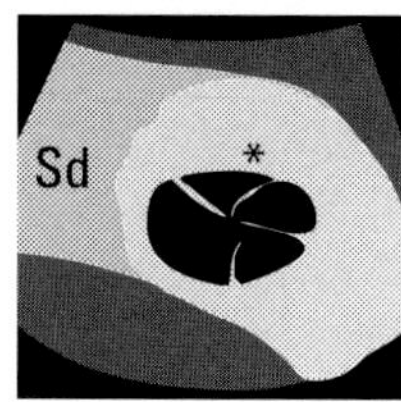

Abb. 206: Echoreicher regressiver Knoten, funktionstopographisch kalt, mit regressiver Zyste. Sd = Schilddrüse.

Allgemeine sonographische Pathologie

P

Abweichungen der Echogenität kommen als diffus oder disseminiert echoarme Schilddrüse bei Autoimmunthyreopathien vor, andererseits als unregelmäßig vergrößertes, verstärktes und vergröbertes Organ bei diffuser Struma. Herdförmige Veränderungen begegnen uns bei der Knotenstruma mit unterschiedlich echogenen Knoten, bei einigen disseminiert herdförmigen, entzündlichen Erkrankungen (subakute Thyreoiditis De Quervain und Morbus Basedow), sowie bei regressiven und proliferativen Knoten und Karzinomen. Das Spektrum reicht vom zystischen Herdbefund bis zur Verkalkung, oft in derselben Schilddrüse und am selben Knoten.

Spezielle sonographische Befunde

B

■ Struma diffusa, Struma nodosa, regressive Knoten

Die endemische **Jodmangelstruma** läßt die Schilddrüse zuerst größer, mit zunehmender Größe inhomogen werden. Sie rundet sich ab, die kaudalen Ränder tauchen nach substernal ein. Sie bleibt echoreich, mit ungleichmäßig vergröbertem Echomuster (Abb. 205).
Regressive Knoten vom zystischen Knoten bis zur Verkalkung entwickeln sich im vergrößerten Organ, häufig aber schon vor jeder Volumenzunahme. Die zystischen Knoten enthalten Septen, Debris oder Wandvorsprünge. Oft handelt es sich um echofreie Areale echoreicher oder -armer Knoten, die zugleich partiell oder komplett verkalkt sein können. Echoarme und -reiche regressive Knoten aller Größen können einen echoarmen Randsaum haben (Abb. 206, 207).
Sehr große Strumen entwickeln sich weit nach substernal und verlagern die Halsgefäße nach lateral. Die Trachea liegt dorsal, oft asymmetrisch.
In der **Knotenstruma** kann eine disseminierte Autonomie entstehen, die man sonographisch nicht erkennt (Abb. 208).

■ Autoimmunthyreoiditis

Den verschiedenen Formen der immunogenen Struma bis zur atrophischen Thyreoiditis ist die Echoarmut des Organs gemeinsam, die sich der Halsmuskulatur annähert. Dabei ist die Basedow-Struma druckschmerzhaft vergrößert; in der echoarmen Matrix bleiben starke Reflektoren durch Bindegewebssepten stehen. Manchmal ist der M. Basedow herdförmig, gefeldert echoarm, auf normal echogener Grundstruktur; manchmal entwickelt er sich in einer Knotenstruma, so daß echostarke Knoten in der echoarmen Thyreoiditis aufleuchten (Abb. 209).
Die Hashimoto-Thyreoiditis ist mittelgroß, wenn auch abgerundet. Die immunogene Atrophie führt zu einem kleinen echoarmen Organ, oft kaum mehr abgrenzbar (Abb. 210).
Beim M. Basedow läßt sich die Hypervaskularisation nicht nur hören, sondern auch farbcodiert darstellen.

■ Subakute Thyreoiditis (De Quervain)

Der Patient ist krank, die Schilddrüse sehr druckschmerzhaft, die Struktur durch verfließende, unscharf begrenzte echoarme Zonen gekennzeichnet. Die Umgebung kann echoarm mitreagieren (Abb. 211).
Bei chronischem Verlauf kann bei geringer Klinik das Bild eines in die Umgebung infiltrierenden, echoarmen, derben Tumors entstehen; wie bei den wenigen Beschreibungen einer sklerosierenden (Riedel-) Struma.

Abb. 207

Abb. 208

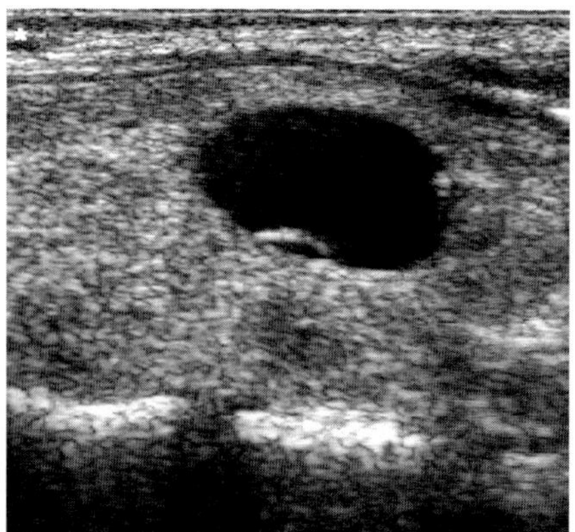

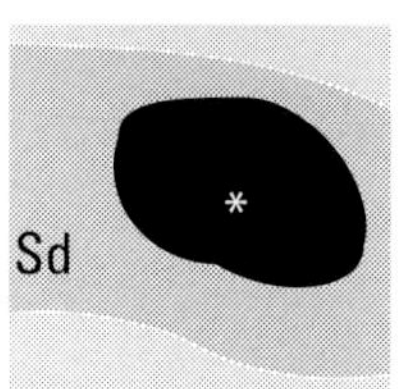

Abb. 207: Rein zystischer Knoten (*) im Längsschnitt über der linken Schilddrüse (Sd).

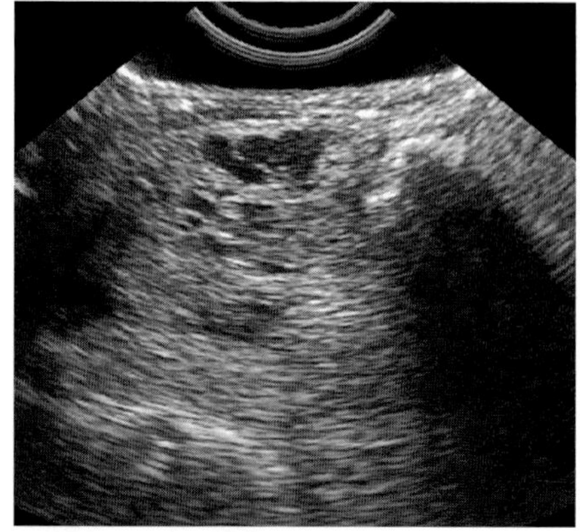

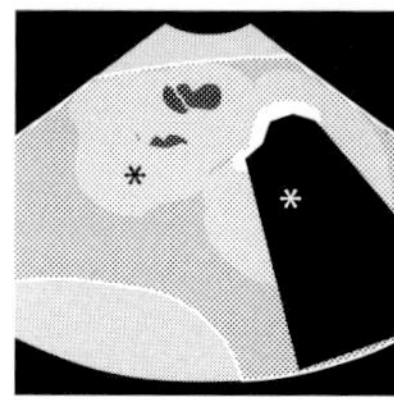

Abb. 208: Regressive Knotenstruma mit echoreichen, vergröberten Knoten. Diese enthalten Zysten oder sind verkalkt. Längsschnitt. * = Verkalkung mit Schatten.

Abb. 209

Abb. 210

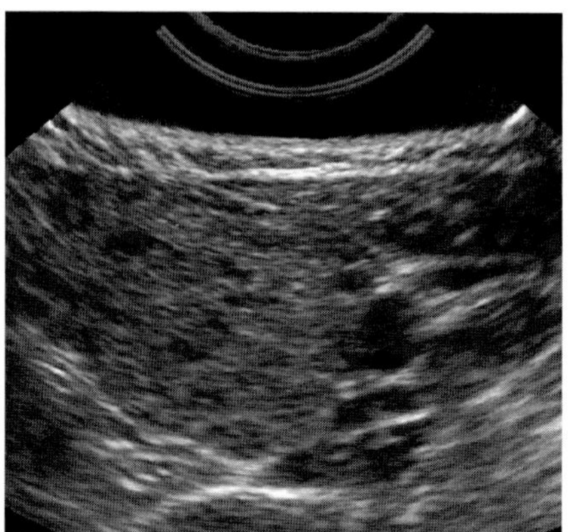

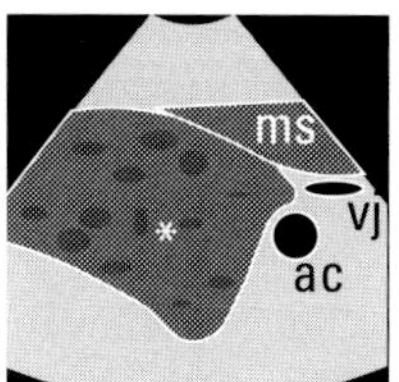

Abb. 209: Morbus Basedow im Querschnitt über dem linken Schilddrüsenlappen. Das Organ ist global echoarm und durch kleinherdige sehr echoarme Areale wabig in der Struktur. Es ist abgerundet. ms = M. sternocleidomastoideus; ac = A. carotis communis; vj = V. jugularis interna.

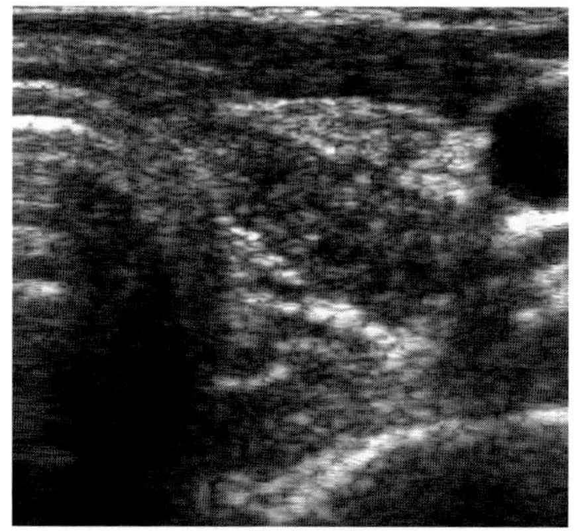

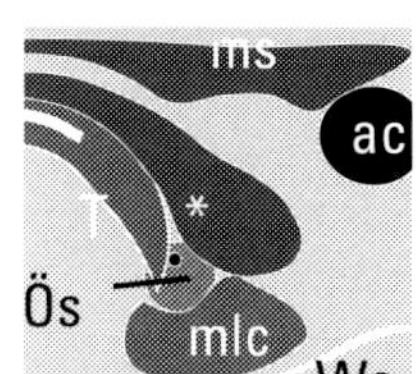

Abb. 210: Atrophische Thyreoiditis mit einem schmalen echoarmen Organrest. Trachea mit echoarmer Knorpelspange und echoreicher Verkalkung. Links dorsal paratracheal der Ösophagus (Ös), dahinter der M. longus colli (mlc). Ventral der M. sternocleidomastoideus (ms), lateral die A. carotis communis (ac). Dorsal ein Querfortsatz der Halswirbelsäule (Ws).

Schema 93

Struma diffusa mit abgerundetem, vergrößertem, normal echoreichem Organ, das allenfalls etwas vergröbert ist

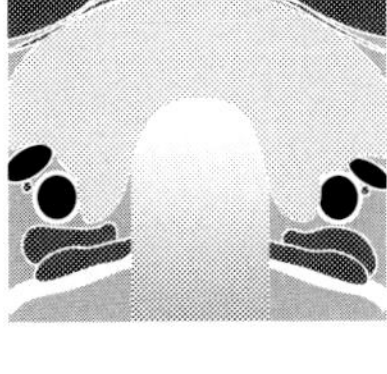

Knotenstruma mit substernalem Wachstum und zystisch degenerierten bis zu verkalkten Knoten

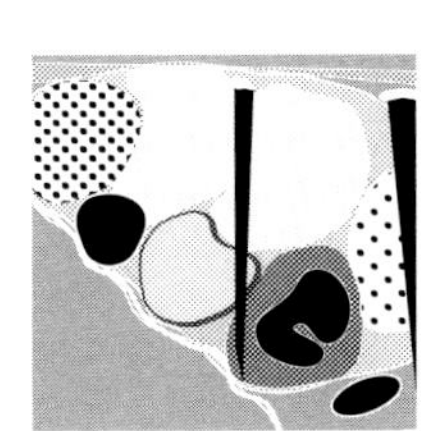

Echoarme Schilddrüse bei M. Basedow (deutlich vergrößert, ungleichmäßig, manchmal knotig) oder M. Hashimoto (homogen vergrößert)

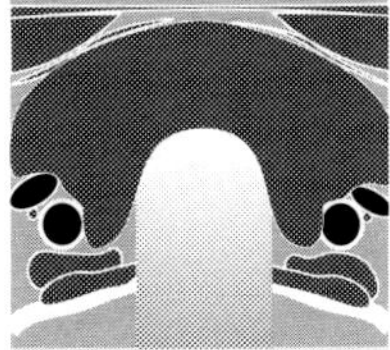

Atrophische Variante der Autoimmunthyreoiditis mit echoarm verkleinertem Organ

Subakute Thyreoiditis De Quervain mit gefelderter Echoarmut; die Areale sind unscharf begrenzt

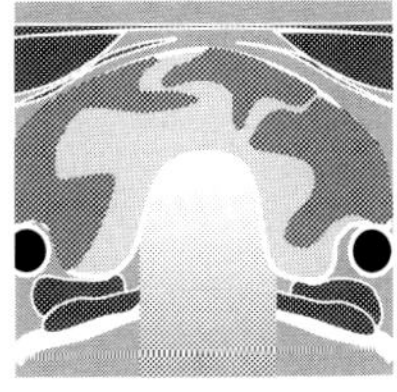

Schema 93: Diffuse Schilddrüsenerkrankungen

■ Adenome, Karzinome und andere Tumoren

Follikuläre Neoplasien (mikrofollikuläre Adenome, follikuläre Karzinome) sind echoarm oder echoreich (makrofollikuläre Adenome).

Größere Adenome haben oft eine unruhige Struktur mit zystischen Anteilen.

Endokrin aktive Adenome sind meist echoarm, farbcodiert hypervaskularisiert. Sie haben einen echoarmen Randsaum (Abb. 212).

Differenzierte Karzinome (follikuläre, papilläre, medulläre) können glatt begrenzt sein. Dann sind sie nicht von gutartigen Neoplasien zu differenzieren. Im Falle einer unscharfen und unregelmäßigen Grenze oder auch dann, wenn sie die Umgebung infiltrieren, ist ihre maligne Natur leichter zu vermuten. Manche Karzinome haben Mikroverkalkungen (Abb. 213).

Undifferenzierte (anaplastische) **Karzinome** sind rasch wachsende, die Schilddrüse durchsetzende und die Umgebung infiltrierende sehr echoarme Geschwülste.

Maligne Lymphome können die Schilddrüse in Form sehr echoarmer, oft etwas unscharf begrenzter Knoten befallen. Lymphknoten am Hals sind oft mitbetroffen als rundliche, sehr echoarme und manchmal sehr große Knoten.

Metastasen in die Schilddrüse sind als echoarme Knoten von benignen und malignen primären Tumoren nicht zu unterscheiden.

Abb. 211

Abb. 212

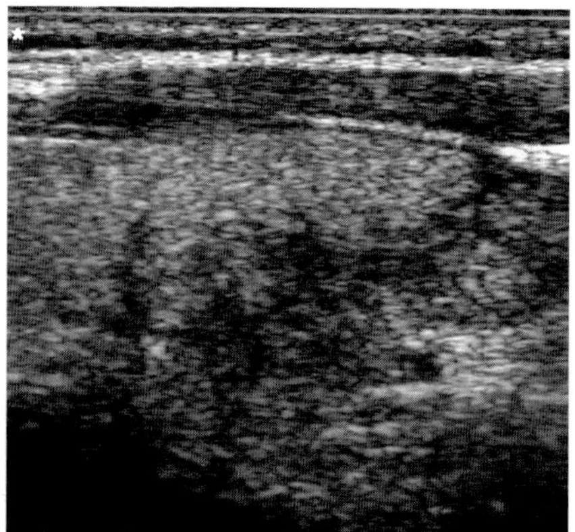

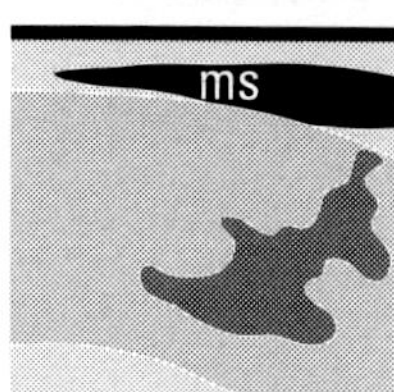

Abb. 211: Thyreoiditis De Quervain. Das sehr schmerzhafte Organ zeigt eine landkartenartig gefelderte Echoarmut. ms = M. sternocleidomastoideus.

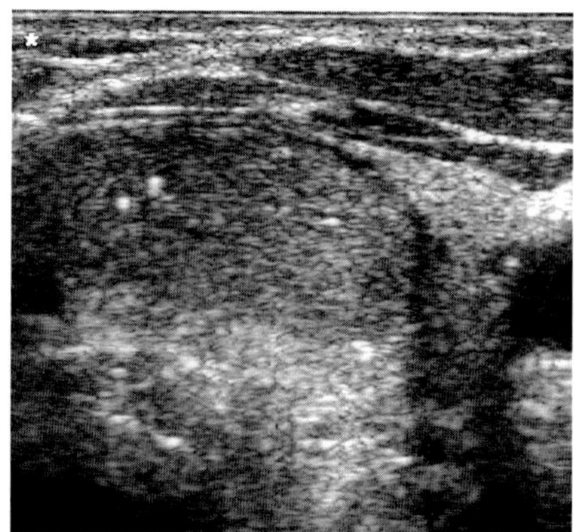

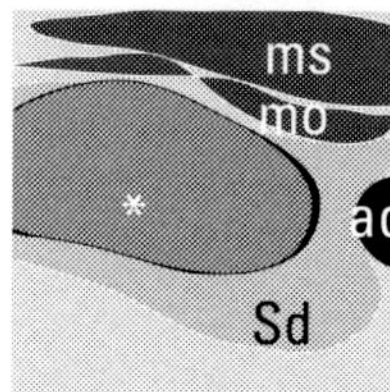

Abb. 212: Echoarmer Knoten, hier ein autonomes Adenom (*). Der Knoten ist glatt begrenzt und stellenweise von einem echoarmen Randsaum umgeben (der Gefäßen entspricht). Ventral der M. sternocleidomastoideus (ms), hinter diesem der M. omohyoideus (mo). ac = A. carotis; Sd = Schilddrüse.

Abb. 213

Abb. 214

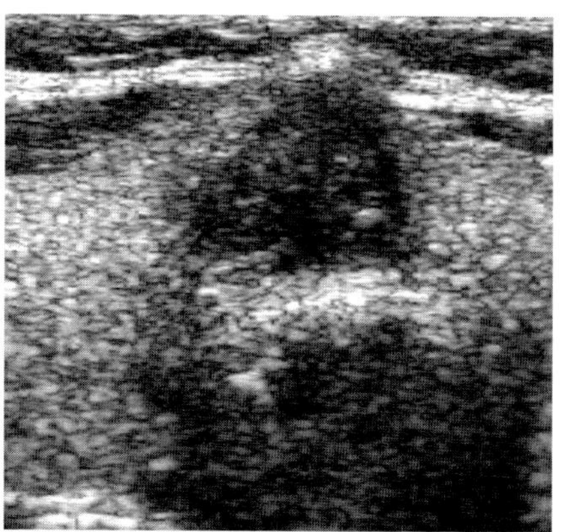

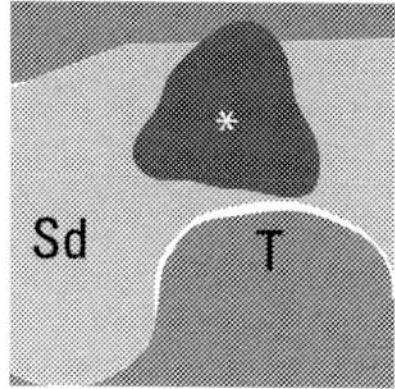

Abb. 213: Kleines echoarmes, unscharf begrenztes und die Kapsel infiltrierendes differenziertes Schilddrüsenkarzinom (*) im Querschnitt vor der Trachea (T). Sd = Schilddrüse.

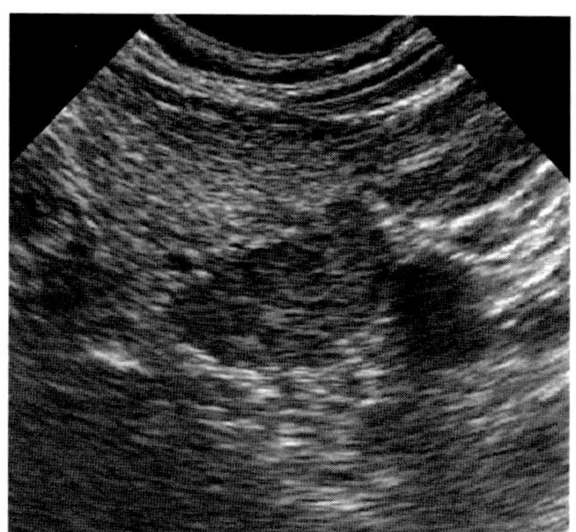

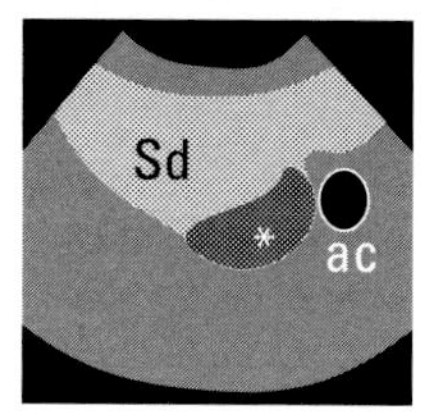

Abb. 214: Adenom der Nebenschilddüse dorsal und kaudal des linken unteren Organpols: echoarmer, glatt begrenzter, nicht ganz homogener Knoten. Sd = Schilddrüse; ac = A. carotis communis.

Schema 94

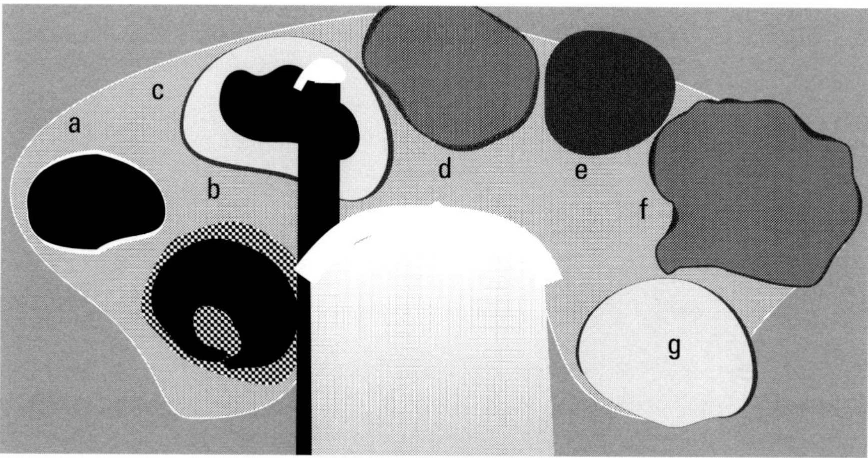

Schema 94: Differentialdiagnose der Schilddrüsenknoten
a) Zystischer Knoten ohne „solide" Anteile (regressiver Knoten)
b) Komplexer echoarmer Knoten mit zystischem Areal (regressiver Knoten)
c) Echoreicher Knoten mit zentralem echofreiem Areal (regressiver Knoten, Adenom)
d) Glatt begrenzter echoarmer Knoten mit echoarmem Halosaum (mikrofollikuläres Adenom, Karzinom, regressiver Knoten)
e) Sehr echoarmer Knoten (malignes Lymphom)
f) Unscharf begrenzter echoarmer Knoten (Karzinom)
g) Echoreicher Knoten mit Halosaum (regressiver Knoten, makrofollikuläres Adenom).

■ Adenome der Parathyreoidea

Meist aufgrund eines klinischen Verdachts werden sie an den Polen der Schilddrüse, in der Nähe der Polarterien, gesucht.
Ektope Adenome kann man im sonographisch erreichbaren Mediastinum suchen.

Parathyreoideaadenome sind echoarme, oft ovale, glatt begrenzte Knoten. Größere Adenome enthalten regressive „zystische" Anteile.
Die Adenome lassen sich manchmal von der Schilddrüse durch eine erkennbare echogene Membran abgrenzen. Dafür fehlt ihnen meist der bei vielen Schilddrüsenknoten vorhandene Halosaum (Abb. 214).

Stellenwert

S

Neben der Klinik und der elementaren Labordiagnostik ist die Sonographie die primäre und in den meisten Fällen ausreichende bildgebende Methode zum Ausschluß einer Schilddrüsenerkrankung.
Bei diffus echoarmem Organ, vor allem bei Hypo- oder Hyperthyreose werden im Labor die Antikörper bestimmt. Die Szintigraphie wird zur funktionstopographischen Beurteilung von Knoten und beim Verdacht auf disseminierte Autonomie in der endemischen Struma eingesetzt.
Die, im negativen Fall wiederholte, Feinnadelpunktion klärt die Natur kalter Knoten.

Thorax und Lunge

Thorax und Lunge

T

Topographie

Die Lunge wird von der Thoraxwand umgeben, die aus dem Weichteilmantel (Binde-, Fett-, Muskel- und Lymphgewebe), den knöchernen Strukturen (Rippen, Sternum, Wirbelsäule) und der Pleura parietalis besteht.

A

Anatomie

Die Thoraxwand setzt sich aus der Haut und den Hautanhangsgebilden, dem Weichteilgewebe (Fett- und Lymphgewebe, Muskulatur), dem in der Regel symmetrischen Skelettsystem (Knorpel und Knochen des Thoraxskelettes), dem subpleuralen Bindegewebe und der Pleura parietalis zusammen. Die Mammae und Axillae werden in einem eigenen Kapitel abgehandelt. Die Lunge wird von der Pleura visceralis ummantelt.

N

Normalbefund

Lage, Ausdehnung, Form und Kontur der Thoraxorgane sind durch die typische Schichtung des Weichteilgewebes, der Knochen, der Pleura und Lunge vorgegeben. Aufgrund der hohen akustischen Impedanzsprünge sind im Normalfall lediglich die Begrenzung der Knochen und der lufthaltigen Organe (Trachea, Bronchien, Alveolen) beurteilbar. Die Beschreibung des Echomusters und der Architektur bezieht sich somit in der Regel auf den pathologischen Befund (z.B. Pleuraerguß, Tumor).

Schema 95

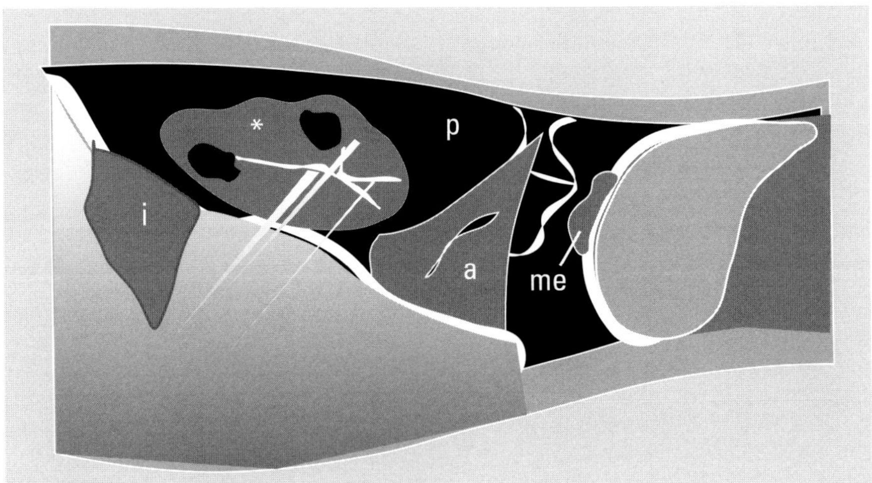

Schema 95: Thoraxbefunde.
p = Pleuraerguß mit Septen; * = Pneumonie mit Abszessen und Aerogramm, mit konvexen Konturen; i = Lungeninfarkt; a = Atelektase mit konkaven Konturen; me = Metastase im Diaphragma.

U

Untersuchungstechnik

Die Thoraxwand sowie die thoraxnahen Lungenanteile werden in der Regel mit höherfrequenten Schallköpfen (5–10 MHz) untersucht. Bei der Untersuchung der Lunge via subkostalen und parasternalen Zugangsweg sind handliche Konvex- oder Sektorschallköpfe (3,5 MHz) mit kleiner Apertur und besserer Tiefeneindringung hilfreich. Die Untersuchung kann am liegenden, stehenden oder sitzenden Patienten, je nach Fragestellung, durchgeführt werden. Es ist keine spezielle Vorbereitung notwendig.

P

Allgemeine sonographische Pathologie

Seitenvergleichende Beurteilungskriterien: Lage, Größe, Form, Kontur, Echomuster und Architektur.
Pathologische Befunde der Thoraxwand:
- Entzündliche Veränderungen wie z. B. Abszesse, benigne und maligne Tumoren, Metastasen, Lymphadenopathie
- Traumata: Hämatom, Fraktur (Dislokation), osteolytische oder osteoplastische Knochendestruktionen.

Pathologische Befunde der Pleura:
- Pleuraerguß (Punktion), serös oder exsudativ (mit oder ohne solide Anteile oder Septen)
- Hämatothorax
- Chylothorax
- Empyem
- Pleuraschwarte
- Pneumothorax (funktionelle Untersuchung)
- primäre (Mesotheliom) und sekundäre (Metastasen) Tumoren der Pleura.

Spezielle Lungenbefunde:
- Pneumonie (Diagnose und Verlauf, Punktion, ggf. Abszeßdrainage),
- Atelektase
- Karzinom
- Metastasen (ultraschallgezielte transthorakale Punktion)
- Lungenembolie
- Lungeninfarkt.

B

Spezielle sonographische Befunde

Diffuse Veränderungen

■ Pleuraerguß

Kleine Pleuraergüsse (> 10 ml, z. B. kleine atemverschiebliche umschriebene Ergußmengen bei Pleuritis) lassen sich in Exspiration im Recessus costodiaphragmaticus dorsal und lateral am sitzenden Patienten nachweisen und punktieren. Eine grobe Einteilung in ausgedehnte, mäßiggradige und geringe Ergußmengen ist ausreichend.
Es gibt sonographische Hinweise auf die Art und Zusammensetzung eines Pleuraergusses: Das häufig durch eine Herzinsuffizienz bedingte Transsudat ist echofrei und die Pleura glatt begrenzt. Echogene Anteile und Septen sprechen für das Exsudat, ebenso eine Verdickung oder Auflagerungen auf der Pleura. Eine sichere Unterscheidung von Transsudat, Exsudat, Blutung oder chylöser Flüssigkeit ist nicht möglich (Punktion!). Beim traumatisierten Patienten können ein Hämatothorax, Hämatoperikard sowie Zwerchfellrupturen erkannt werden (Abb. 215–217).

Abb. 215

Abb. 216

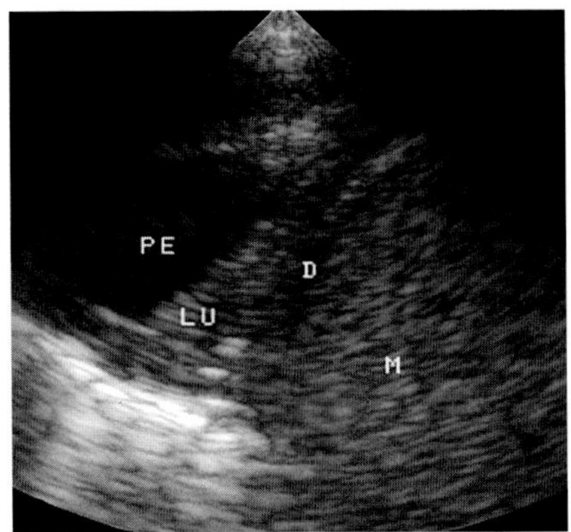

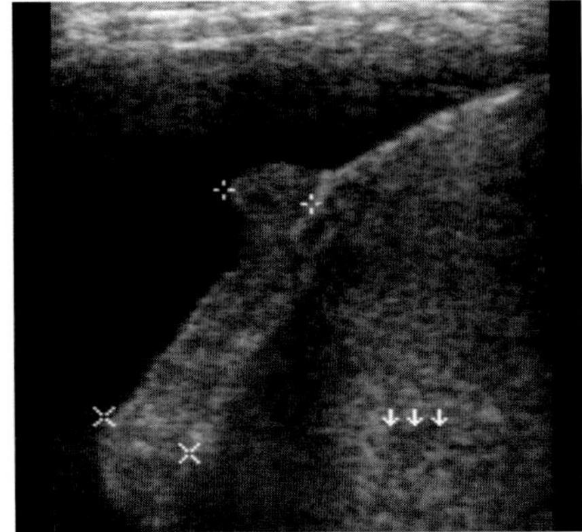

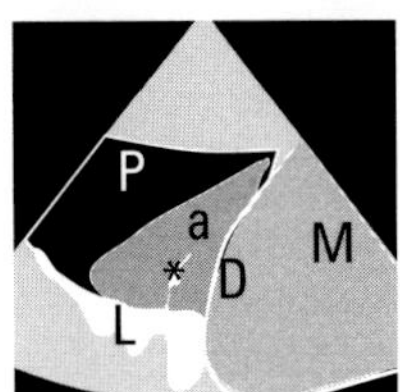

Abb. 215: Atelektatischer Lungenabschnitt (a) in benignem Pleuraerguß (P). Längsschnitt über Milz. D = Diaphragma; L = Lunge. In der Atelektase ein Aerobronchogramm (*).

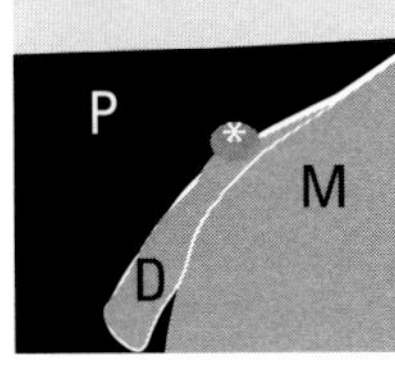

Abb. 216: Pleuraerguß (P) mit einer tumorösen Absiedlung am Diaphragma durch ein malignes Lymphom (*). M = Milz; D = Diaphragma. Längsschnitt.

Abb. 217

Abb. 218

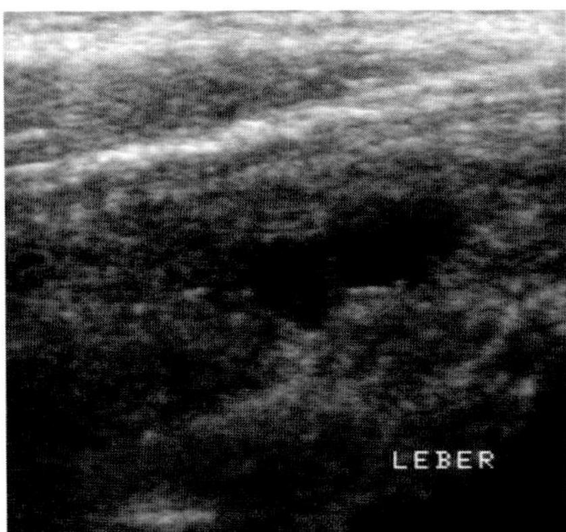

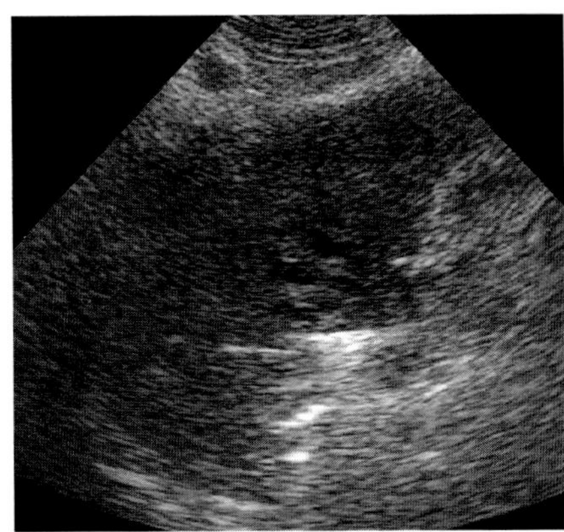

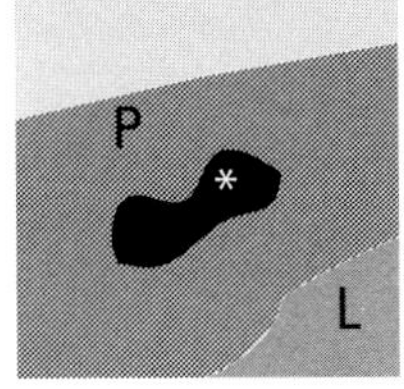

Abb. 217: Entzündlicher Pleurerguß (Empyem, P) mit Schwartenbildung und Restabszeß (*). L = Leber.

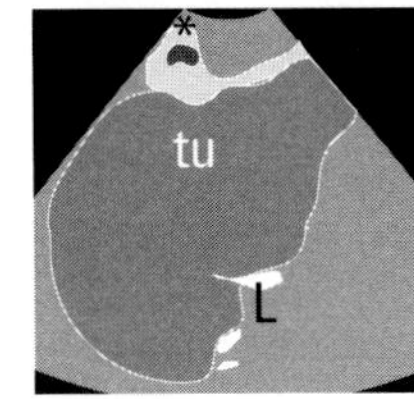

Abb. 218: Pleuramesotheliom. Den Pleuraspalt ausfüllender, in die Lunge (L) und die Thoraxwand infiltrierender unscharf begrenzter echoarmer Tumor (tu). * = Metastase in der Thoraxwand.

Fokale Veränderungen

■ Pleuraschwarte

Vom Pleuraerguß ist die nicht form- und lagevariable, schwächer echogene, aber nicht ganz echofreie Pleuraschwarte abzugrenzen. Bindegewebige (verkalkte) Anteile sind stark echogen.

■ Lungenkarzinom

Lungenkarzinome erscheinen häufig rund, oval oder polyzyklisch, schwach bis mittelstark echogen und infiltrieren die Umgebung (mit sonographisch darstellbaren „Tumorzapfen"). Bei Tumorinfiltration ist die Pleura nicht mehr atemverschieblich. Bei schnellwachsenden Tumoren ist die Umgebung durch ein perifokales Ödem unscharf begrenzt und schwächer echogen. Verkalkungsechos schließen einen malignen Tumor nicht aus (Abb. 218)

■ Pleuramesotheliom und Pleurametastasen

Benigne Pleuramesotheliome sind infolge ihres Fett- und Bindegewebsanteils gleichmäßig schwach echogen und scharf begrenzt mit deutlichem Eintrittsecho. Das maligne Pleuramesotheliom und Pleurametastasen haben ein eher variables Bild. Malignitätszeichen sind die unregelmäßig und oft bizarr begrenzte Pleuraverdickung mit ungleichmäßigem Echomuster sowie der begleitende Pleuraerguß. Pleurametastasen sind häufig knotig, unregelmäßig begrenzt und häufig basisbetont. Die Beurteilung des Echomusters der Pleura hängt vom Schallwinkel ab und kann somit erheblich differieren. Durch die Leber oder Milz hindurch erkennt man den Befall des Zwerchfells (Abb. 218 und 219).

■ Pneumonische Infiltrationen

Periphere pneumonische Infiltrate lassen sich durch den häufigen Begleiterguß einfach darstellen, wogegen die Bronchopneumonie durch ihre zentrale Lage häufig nicht gesehen wird. Anfangs ist das betroffene Areal (z. B. Segment) schwächer echogen mit relativ gleichmäßigen Echos (leberähnlich) und unscharfer Begrenzung zur Umgebung. Häufig sind Luftstraßen und Flüssigkeit in den Alveolen und Bronchien in variabler Ausprägung zu beobachten. Im Verlauf der Pneumonie wird das Echomuster als Zeichen der Konsolidierung und Wiederbelüftung eher grob und ungleichmäßig (Abb. 220). Bakterielle Pneumonien (besonders durch Staphylokokken) neigen zur anfangs echofreien, unregelmäßig und unscharf begrenzten Abszedierung. Im weiteren Verlauf grenzen sich diese Areale deutlicher ab und das umgebende Lungengewebe zeigt eine stärker echogene Umgebungsreaktion (Abkapselung).

■ Atelektasen

Atelektasen sind schmal und spitzwinklig, ihre Begrenzung ist glatt und konkav eingezogen. Das Echomuster ist mittelstark echogen mit Lufteinschlüssen, abhängig von dem begleitenden Erguß und Schallwinkel. Während der Inspiration flottieren die atelektatischen Lungenbereiche und werden besser belüftet, was zu einer deutlichen Verkleinerung oder zum Verschwinden der Atelektase führen kann. Eine sekundäre pneumonische Infiltration einer Atelektase ändert ihr Erscheinungsbild (Volumenzunahme): Ihre Begrenzung wird konvex, ist weniger atemvariabel,

Abb. 219

Abb. 220

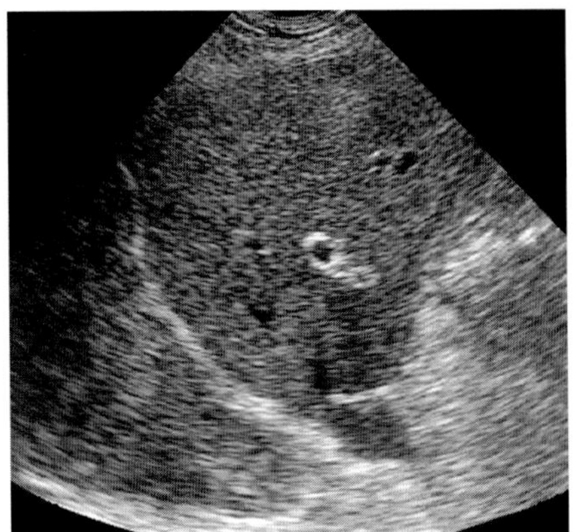

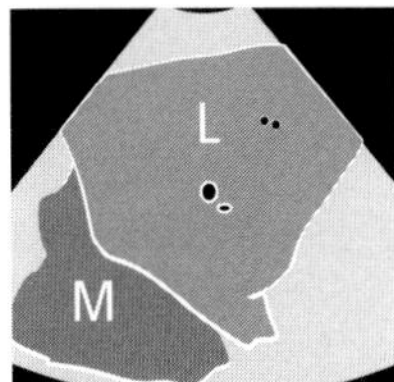

Abb. 219: Pleurametastase eines Nierenkarzinoms. Kranial und medial der Leber (L), oberhalb des Zwerchfells eine echoarme Raumforderung im Pleuraspalt (M), die das Diagphragma vorwölbt.

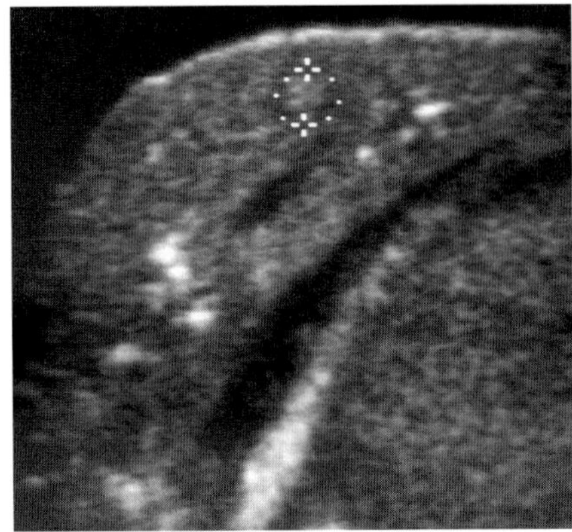

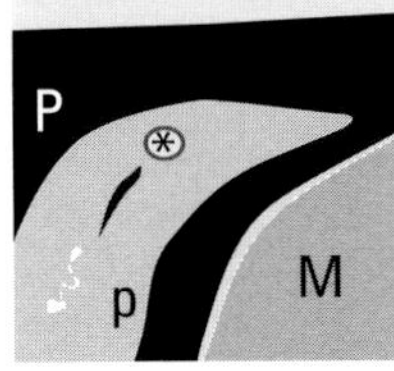

Abb. 220: Pneumonie (p) durch stenosierendes Bronchialkarzinom mit einer kleinen peripheren Lungenmetastase (*). Im konsolidierten Lungensegment periphere Gefäße und luftgefüllte Bronchien. P = Pleuraerguß; M = Milz.

Abb. 221

Abb. 222

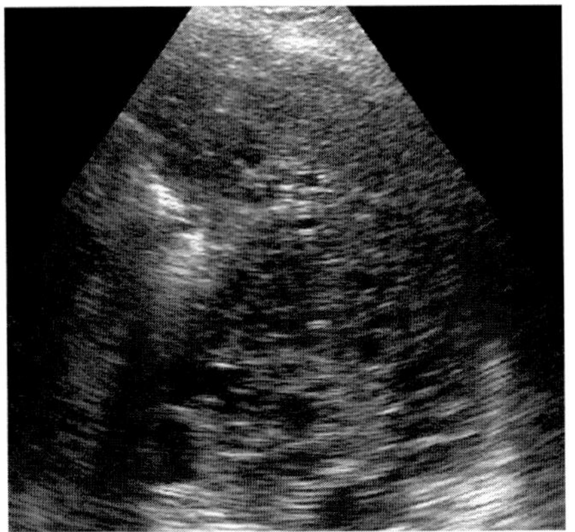

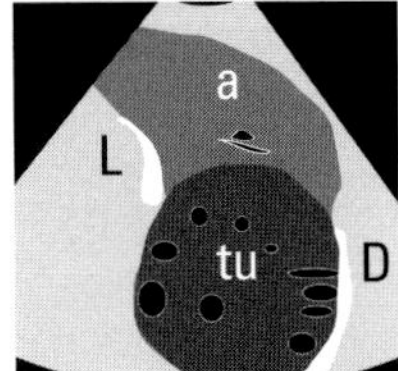

Abb. 221: Durch einen atelektatischen Lungenabschnitt mit erkennbaren Gefäßen (a) wird ein zentrales großes Bronchialkarzinom (tu) mit kleinzystischen Anteilen erkennbar. L = Lungengrenze; D = Diaphragma.

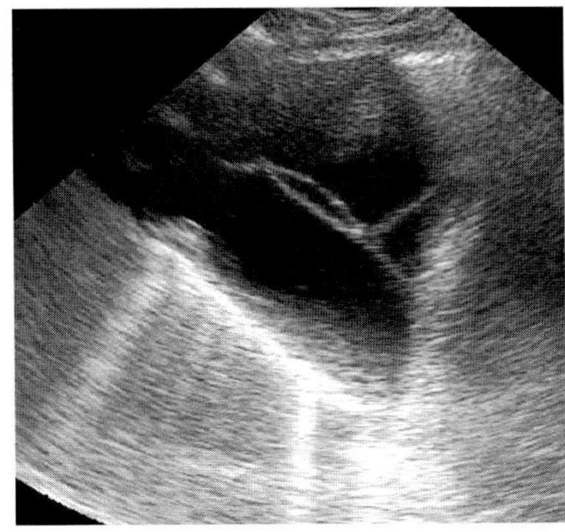

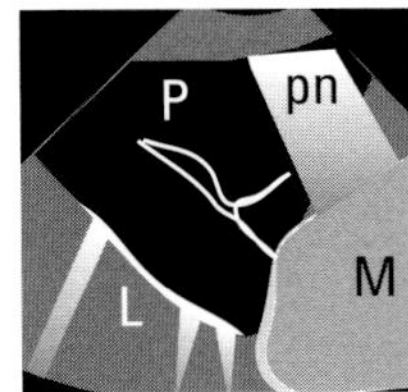

Abb. 222: Pneumothorax. Ein septierter Pleuraerguß (P) (malignes Exsudat) verdrängt die reflektierende Luftgrenze der Lunge (L) nach medial. Kometenschweifartefakte kennzeichnen einzelne Luftblasen. Lateral im Sinus phrenicocostalis eine Luftgrenze mit Wiederholungsechos, die Luft im Pleuraspalt (pn) entspricht. Milz (M) überlagert.

häufig starr und schwächer echogen. Obturationsatelektasen treten meistens bei stenosierenden Prozessen auf (Bronchialkarzinom, Sekret). Im Unterschied zur Kompressionsatelektase fehlt der Pleuraerguß oder ist nur gering ausgeprägt. Die Abgrenzung von Kompressionsatelektasen zu anderen Infiltraten und Konsolidierungen der Lunge (Infarkt und Pneumonie) kann schwierig sein (Abb. 215 und 221).

■ Lungenembolie und Lungeninfarkt

Sonographisch lassen sich flüssigkeitsgefüllte Alveolarräume schon nach wenigen Minuten nachweisen. Diese frühen herdförmigen Veränderungen sind unscharf begrenzt, reversibel, oft multipel. Im Verlauf grenzen sie sich deutlicher ab, da sich das zentrale Infarktareal demarkiert und die Randzonen wieder durchblutet werden. Ihr Echomuster wird stärker echogen, gröber und ungleichmäßig. Es treten weniger Luftstraßen als beim pneumonischen Infiltrat auf – außer bei sekundärer Infektion. Farbdopplersonographisch ist der Infarkt weniger, die Pneumonie dagegen mehr durchblutet. Ein begleitender Pleuraerguß ist in der Regel klein: Die Lungengrenze ist im Unterschied zur Kompressionsatelektase bikonvex.

■ Pneumothorax

Luft im Pleuraraum läßt sich sonographisch indirekt über verschiedene Kriterien nachweisen. Das pleurale Reflexband ist durch die Luft im Pleuraspalt verbreitert und die Atembewegung der Lunge und Atemverschieblichkeit der Pleura läßt sich nur eingeschränkt nachweisen (Seitenvergleich!). Als weiteres Kriterium können die luftbedingten subpleuralen Wiederholungsechos fehlen. Die Methode der Wahl bleibt die Röntgenuntersuchung (Abb. 222).

Stellenwert

Der Wert der Thoraxsonogaphie liegt einmal in der Ergänzung der Thorax-Übersichtsaufnahme und des CT. Vor allem bei schwerkranken, schlecht mobilisierbaren Patienten und zur Abklärung von Atemnot, sowie auffälligem umschriebenem Auskultationsbefund ist sie brauchbar. Sodann zur gezielten Punktion und Drainage von Prozessen der Pleura oder pleuranaher Lungenabschnitte, wenn diese bronchoskopisch nicht erreichbar sind. Zum dritten stellt sie primäre oder sekundäre herdförmige Veränderungen am Weichteilmantel und Rippendestruktionen dar.
Vor allem auf Intensivstationen leistet die Thoraxsonographie einen zunehmenden Beitrag.

Mediastinum

T

Topographie

Das Mediastinum wird von der knöchernen oberen Thoraxapertur umgeben und besteht aus soliden Organen sowie Binde-, Fett- und Lymphgewebe. Alle oberhalb der Herzbasis gelegenen venösen und arteriellen Gefäße können sonographisch dargestellt werden und dienen als Leitstrukturen (Aortenbogen mit seinen Abgängen, zentrale Lungenstrombahn, Vena cava superior mit ihren Zuflüssen).

A

Anatomie

Da Lymphadenopathien den häufigsten pathologischen Befund des Mediastinum darstellen, ist es sinnvoll, dieses entsprechend den einzelnen Lymphknotenstationen in sechs sonographisch ausreichend darstellbare Kompartimente oder Regionen einzuteilen:

Supraaortalregion: Region oberhalb des Aortenbogens mit Ausnahme des zwischen der Trachea und der Wirbel-

Schema 96 säule gelegenen Raumes. Definition durch suprasternale Darstellung des gesamten Aortenbogens mit sämtlichen Abgängen der großen supraaortalen Gefäße. Darstellung der V. anonyma und der V. brachiocephalica mit ihrer Einmündung in die V. cava superior.

Rechte Paratrachealregion: Region ventral und rechts lateral der Trachea zwischen T. brachiocephalicus (kraniale Begrenzung) und dem rechten Hauptbronchus (kaudale Begrenzung). Definition durch suprasternale Darstellung des T. brachiocephalicus, der V. brachiocephalica, der Aorta ascendens und der rechten Pulmonalarterie.

Aortopulmonales Fenster: Region zwischen Aortenbogen, T. pulmonalis, linker Pulmonalarterie und linkem Hauptbronchus. Definition durch suprasternale Darstellung des gesamten Aortenbogens und der Pulmonalarterie.

Prävaskularregion: Region zwischen den großen Gefäßen (Aorta ascendens, V. cava superior, T. pulmonalis) und dem Sternum. Definition durch rechts und links parasternale Darstellung zumindest der Aorta ascendens und des T. pulmonalis im gesamten Verlauf.

Subkarinalregion: Region zwischen Karina und Dach des linken Vorhofes. Definition durch rechts und links parasternale Darstellung der Aorta ascendens, der rechten Pulmonalarterie und

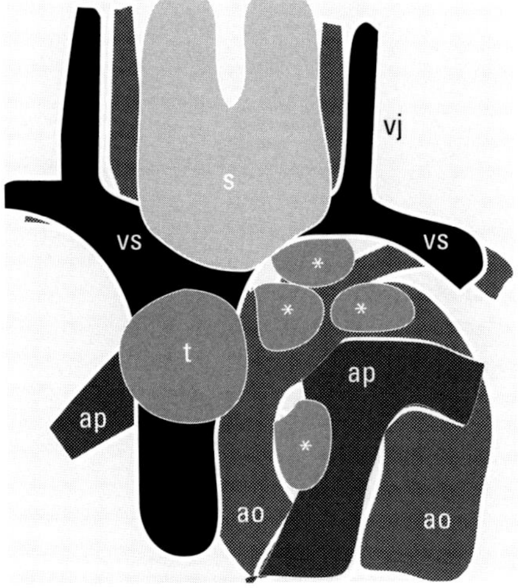

Schema 96: Mediastinum von suprasternal. Schematische und idealisierte Darstellung der häufigsten sonographischen Befunde: Substernal vor die großen Gefäße reichende Struma (s); ventral liegender Tumor (z. B. Thymom, t); zwischen den Gefäßen liegende echoarm vergrößerte Lymphknoten (*). vs = Vena subclavia; vj = Venae jugulares; ao = Aorta ascendens und descendens; ap = A. pulmonalis.

des linken Vorhofes in zwei Ebenen (in strenger Seitenlage).
Perikardialregion: Region ventral und beidseits des Herzens. Definition durch rechts und links parasternale Darstellung des rechten Vorhofes, des rechten und linken Ventrikels sowie des perikardialen Fettgewebes.

Normalbefund

N

Das zwischen den Gefäßen gelegene mediastinale Fett- und Bindegewebe ist normalerweise gleichmäßig stärker echogen. Normale mediastinale Lymphknoten sind länglich-oval, bis 20 mm lang und vom umgebenden Fett- und Bindegewebe sonographisch aufgrund fehlender Impedanzunterschiede schwer abgrenzbar. Der Thymus liegt kaudal der Schilddrüse im vorderen Mediastinum als zungenförmiges Organ. Seine Größe und seine – anfangs der Schilddrüse gleiche – Echogenität nehmen mit dem Lebensalter ab, so daß er bei Erwachsenen schließlich nicht mehr von den umgebenden Strukturen (Fett- und Bindegewebe) abzugrenzen ist.

Untersuchungstechnik

U

Das Mediastinum wird sowohl mit 3–3,5 MHz-Schallköpfen (Tiefeneindringung) als auch mit höherfrequenten Schallköpfen (5–7,5 MHz; halsnahe Anteile des Mediastinum), untersucht. Für den supra- und parasternalen Zugang sind handliche und kleine Schallkopfauflageflächen (Konvex- oder Sektorschallkopf mit kleiner Apertur) notwendig. Die suprasternale Untersuchung des Mediastinum erfolgt am liegenden Patienten mit leichter Erhöhung des Oberkörpers (z.B. durch Kissen), aber retroflektiertem Kopf. Der Schallkopf wird direkt oberhalb des Manubrium sterni in der Fossa jugularis aufgesetzt. Da das Bronchialsystem und die Trachea weit dorsal liegen, kann das Mediastinum gut eingesehen werden.
Der parasternale Zugangsweg erfolgt in strenger Rechts- oder Linksseitenlage, da nur in dieser Position durch die Mediastinalverschiebung ein ausreichender Zugang möglich ist.

Allgemeine sonographische Pathologie

P

Entzündlich und tumorös veränderte Lymphknoten sowie primäre Mediastinaltumoren weisen eine schwächer echogene Binnenstruktur im Vergleich zur Umgebung auf. Der pathologische Befund kann nach Lage (entsprechend den Gefäßverläufen), Größe (bei pathologischen Veränderungen nimmt insbesondere der Breitendurchmesser der Lymphknoten zu), Form mit Abrundung der Kontur, Echomuster und Architektur (Verlagerung und Infiltration der umgebenden Gefäße) charakterisiert werden.

B Spezielle sonographische Befunde

Im vorderen Mediastinum findet man seltene primäre Tumoren wie Thymome und Teratome, sowie von der Schilddrüse und Nebenschilddrüse ausgehende Raumforderungen (Struma, Knoten, Tumoren). Wesentlich ist die Suche nach pathologisch veränderten Lymphknoten. Diese liegen entlang der Gefäße als abgerundete und vergrößerte, echoarme Raumforderungen. Die Unterscheidung in maligne Lymphome (gut begrenzt, meist sehr echoarm, fischzugartig, manchmal jedoch verbackene und infiltrierende, dann auch echogenere Tumormassen), Metastasen (echoarm, manchmal unregelmäßig begrenzt) und entzündliche Lymphome (echoarm, glatt begrenzt, untereinander abgrenzbar) ist im Ansatz möglich, jedoch unsicher.

Abb. 223

Abb. 224

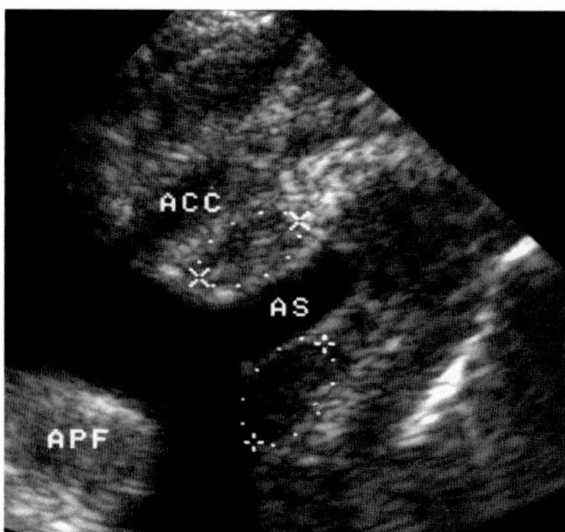

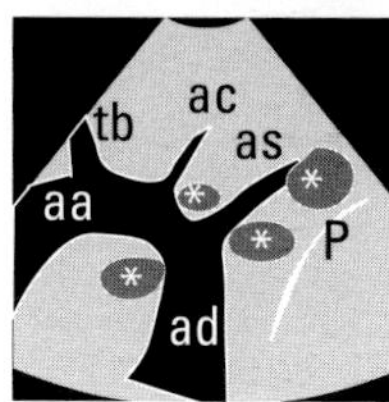

Abb. 223: Mediastinalsonographie bei Lymphombefall durch M. Hodgkin (suprasternaler halbsagittaler Querschnitt). Zwischen den Gefäßabgängen und im Fenster zwischen Aorta und A. pulmonalis (aortopulmonales Fenster) liegen echoarme Raumforderungen. aa = Aorta ascendens; ad = Aorta descendens; tb = Truncus brachiocephalicus; ac = A. carotis und as = A. subclavia. Pleura erkennbar an echostarker Luftsichel (P).

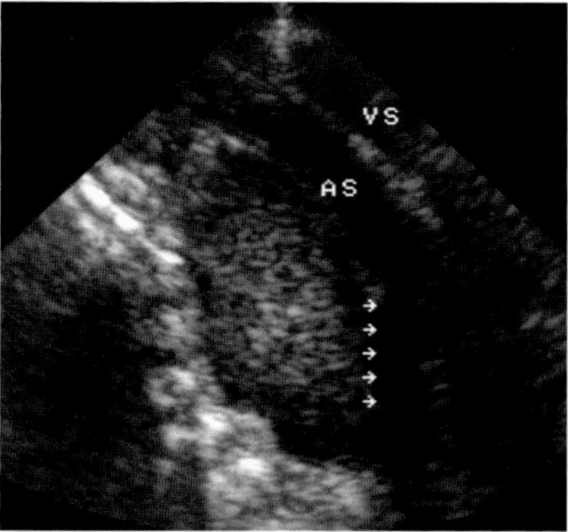

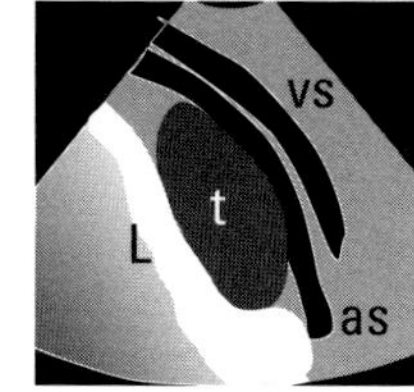

Abb. 224: Metastase eines malignen Tumors (t) in der Paratrachealregion zwischen Lunge und der Vena (vs) und Arteria subclavia (as), von supraklavikulär geschallt. L = Lunge.

S Stellenwert

Die Röntgenthoraxaufnahme hat ihre unbestrittene Stellung in der Primärdiagnostik von Lungen- und Thoraxerkrankungen. Die Computertomographie nimmt weiterhin eine unanfechtbare diagnostische Spitzenposition ein, da sie alle mediastinalen Kompartimente erfassen und darüber hinaus weitere Informationen über pathologische Veränderungen im Lungenhilus,

Lungenparenchym und in den benachbarten Knochen liefern kann. Der praktische Wert der Sonographie in der Abklärung mediastinaler Erkrankungen wird erst verständlich, wenn man das anatomische Verteilungsmuster der klinisch relevanten mediastinalen Tumoren berücksichtigt, die sich in den gut zugänglichen Regionen am häufigsten manifestieren (Paratrachealregion, aortopulmonales Fenster). Die Indikationen für die Mediastinalsonographie sind:

— Abklärung von unklaren radiologischen Befunden (Röntgenthoraxaufnahme, CT)
— Staging und Restaging von Hodgkin- und Non-Hodgkin-Lymphomen
— Verlaufskontrolle von Tumoren unter Therapie
— Feinnadelpunktion unter sonographischer Kontrolle
— Routineuntersuchung bei entzündlichen mediastinalen Erkankungen (Tuberkulose, Sarkoidose, Mukoviszidose u. a.) auch zur Dokumentation des Krankheitsverlaufes
— Zusatzuntersuchung bei unauffälligen röntgenologischen Thoraxbefunden (Tumor- und Metastasensuche)
— Abklärung von pathologischen Prozessen der großen mediastinalen Gefäße.

Sachwortverzeichnis

A

B

C

Sachwortverzeichnis

Sachwortverzeichnis

N

O

P

Sachwortverzeichnis

R

S

Sachwortverzeichnis